老年冠心病的介入诊断与治疗

主　编　马　路　江梦溪
编　委（按姓氏笔画排序）
　　　　干卓坤　马　路　王　庆　王鸿燕
　　　　王鲁宁　牛绍莉　卞　宁　尹玉霞
　　　　田海涛　华　参　江梦溪　许如意
　　　　李　晶　吴超联　张海军　陈　睿

科学出版社
北　京

内 容 简 介

本书系统介绍了老年冠心病介入诊疗的路径、造影技术、PIC相关药物的应用及老年冠心病各种情况在介入治疗中的策略（如慢性冠脉综合征、心肌梗死患者的再灌注治疗、急性冠脉综合征患者及高危患者等），详细阐述了老年患者不同血管病变的介入治疗（如左主干病变、分叉血管病变、血管慢性完全闭塞病变、血管钙化、静脉桥血管病变、冠状动脉弥漫病变、血栓性病变及再狭窄病变等）。此外，还介绍了老年患者PCI的基本流程与规范、技术操作与方法及各种并发症的处理。在书末配有8项PCI手术视频的二维码，扫描二维码可以观看手术视频，帮助读者动态、直观地了解和学习老年PCI的诊疗技术。

本书知识丰富，紧密结合临床，实用性较强。可供介入科、心内科、老年科及全科医师参考阅读。

图书在版编目（CIP）数据

老年冠心病的介入诊断与治疗/马路，江梦溪主编.—北京：科学出版社，2020.10

ISBN 978-7-03-057247-9

Ⅰ.①老… Ⅱ.①马… ②江… Ⅲ.①老年人－冠心病－诊断 ②老年人－冠心病－介入性治疗 Ⅳ.① R541.4

中国版本图书馆CIP数据核字（2020）第187586号

责任编辑：马 莉 郭 颖／责任校对：郭瑞芝
责任印制：赵 博／封面设计：龙 岩

版权所有，违者必究。未经本社许可，数字图书馆不得使用

科 学 出 版 社 出版
北京东黄城根北街16号
邮政编码：100717
http://www.sciencep.com

北京画中画印刷有限公司 印刷
科学出版社发行 各地新华书店经销

*

2020年10月第 一 版 开本：787×1092 1/16
2020年10月第一次印刷 印张：14 1/4 插页：1
字数：330 000
定价：128.00 元
（如有印装质量问题，我社负责调换）

主编简介

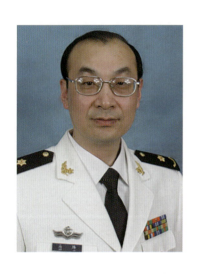

马 路，男，1960年4月出生，北京朝阳中西医结合急诊抢救中心心血管病中心副主任兼心内一区主任，主任医师、教授。北京中医药大学硕士生导师，老年心血管专业医学博士（导师王士雯院士），中西医结合专业博士后（导师陈可冀院士），国家药品监督管理局心血管化学药物、中药及民族药物审评专家。参加进口药物氯吡格雷、利伐沙班、阿哌沙班、生物素化依达肝素、伊伐布雷定、阿利吉仑、奥普力农、MK-0859片、他达拉非片等，国产维拉帕米迟释片、马来酸左旋氨氯地平/阿托伐他汀钙片、重组人肝细胞生长因子裸质粒注射液、果糖二磷酸钠颗粒等，国家创新药注射用盐酸椒苯酮胺，注射用灯盏细辛及血塞通注射液等50余种中药的评审。从事中西医结合工作30年。临床擅长心血管疾病、睡眠障碍及疑难杂症的中西医结合治疗，冠心病的介入治疗，心力衰竭的干细胞治疗。主持军队、省部级课题7项。主编、参编著作3部。发表论文80余篇。获军队医疗成果二等奖一项，三等奖两项。

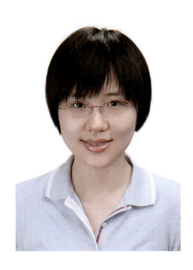

江梦溪，女，首都医科大学药学院教授，博士生导师。主要从事心血管药理及代谢性疾病的机制研究，多项研究成果发表于 *Journal of Hepatology*、*Nature Communications* 等期刊。

序 Foreword

随着经济的快速发展、生活水平和医疗水平的提高，人均寿命延长，我国已经步入老龄化社会，全国65岁以上老年人已达2.2亿，冠心病是严重威胁老年人健康和生命的常见病和多发病，冠心病介入治疗已成为和药物治疗、外科治疗并立的治疗方式，由于其相对于外科治疗创伤小的特点，在老年冠心病的治疗中起着独特的重要作用。老年冠心病患者往往临床情况复杂，常有心肌梗死（MI）病史、左心室射血分数（LVEF）减低或存在慢性心力衰竭；常合并其他多种疾病如肾衰竭、脑卒中、肿瘤等。冠脉介入诊疗的风险高，老年冠心病患者介入诊疗及介入治疗前后的用药均有一定的要求和许多有别于非高龄患者的处理方法。近年来老年冠心病介入诊疗的试验研究逐渐增多，包括冠脉完全闭塞病变的PCI（CTO-PCI）的研究，为老年冠心病的介入诊疗增添了循证医学的证据，也催生了该书的编纂。该书编者曾师从我国著名老年心脏病学专家王士雯院士和中西医结合心血管病专家陈可冀院士，早年也曾随我学习冠心病的介入诊疗技术，多年默默在老年心血管病领域辛勤工作，注重临床，注重实际，科学务实。该书实用性、操作性强，也强调科学性和规范性，结合近年来国内外老年冠心病的临床研究成果，可作为我们对老年冠心病患者进行介入诊疗的参考。

马长生 教授
中华医学会心血管病学分会候任主任委员
国家心血管临床医学研究中心主任
首都医科大学心脏学系主任
首都医科大学附属北京安贞医院心脏内科中心主任、主任医师

前言 Preface

设备、材料的更新和手术技术的进步，极大地提高了冠心病介入治疗的安全性和有效性，临床研究结果也证实了高龄患者经皮冠脉介入手术（PCI）的成功率与非高龄患者相似，但高龄患者的血管病变支数相对较多、病变程度严重（包括钙化、病变弥漫等），住院期间的心血管事件的发生率、远期死亡率、PCI相关的并发症和出血事件明显增加。老年冠心病介入诊疗的安全性和有效性取决于手术和药物治疗的规范性，取决于遵循循证医学证据和个体化的治疗原则。近年来老年冠心病介入诊疗的试验研究逐渐增多，根据病变特点而创新的手术方法越来越多，手术经验越来越丰富。包括冠脉完全闭塞病变的PCI（CTO-PCI）的研究、分叉病变的PCI的研究等，为老年冠心病的介入诊疗增添了循证医学的证据，这些均是本书的主要内容及关注点。本书适合介入科医师、心内科医师、老年科医师和全科医师阅读。

本书的编写得到解放军总医院第六医学中心（原海军总医院）干部心血管内科全体医师通力协助和北京朝阳中西医结合急诊抢救中心心血管病中心三个病区医师、护士的大力支持，廉鸿飞医师为本书视频的剪辑付出了辛勤劳动，在此一并表示感谢。

马　路　主任医师、教授
江梦溪　教授、博士生导师

目 录

第一章 概论 ·· 1
  一、心血管系统老化的基本概念 ··· 1
  二、老年心脏病的流行病学 ·· 3
  三、老年冠心病 ·· 5
  四、老年冠心病介入治疗概述 ··· 9
  五、冠心病的干细胞介入治疗 ··· 11

第二章 放射线损伤的防护及造影剂肾损伤的预防 ······················ 14
  一、X线成像原理及放射线损伤的防护 ·· 14
  二、导管室设施及工作规范 ·· 15
  三、造影剂分类及造影剂致肾损伤 ·· 16
  四、造影剂肾损伤的危险因素及肾功能评估 ································ 17
  五、老年患者造影剂肾损伤的预防策略 ······································ 18

第三章 介入诊疗路径与冠状动脉造影 ······································· 20
  一、介入诊疗路径及穿刺技术 ··· 20
  二、常规压迫止血及特殊止血措施 ·· 23
  三、数字减影技术与冠状动脉造影 ·· 25
  四、老年冠心病冠脉病变特点及造影分析 ··································· 32
  五、老年患者冠状动脉造影的并发症及其防治 ···························· 37

第四章 冠状动脉血流储备及其他冠状动脉显影技术 ··················· 40
  一、冠状动脉血流储备的理论基础 ·· 40
  二、冠状动脉血流储备的测量 ··· 42
  三、冠状动脉血流储备测量的意义 ·· 44
  四、冠状动脉血流储备测量的解读 ·· 45
  五、血管内超声显像 ·· 45

六、OCT及血管镜 ………………………………………………………………… 53

第五章　老年冠心病PCI相关药物的运用 ………………………………………… 56
　　一、血小板的活化及常用抗血小板药 …………………………………………… 56
　　二、介入手术前后抗血小板药物的运用 ………………………………………… 59
　　三、围术期抗凝药物的使用 ……………………………………………………… 60
　　四、硝酸酯类的使用 ……………………………………………………………… 62
　　五、PCI无复流的抢救用药 ……………………………………………………… 63

第六章　老年慢性冠脉综合征的介入诊疗策略 …………………………………… 64
　　一、慢性冠脉综合征的定义 ……………………………………………………… 64
　　二、慢性冠脉综合征的诊断及危险评估 ………………………………………… 66
　　三、慢性冠脉综合征的治疗策略 ………………………………………………… 68
　　四、稳定型心绞痛诊治策略及指南推荐 ………………………………………… 70

第七章　老年STEMI患者的再灌注治疗策略 ……………………………………… 72
　　一、心肌梗死的概念及诊断标准 ………………………………………………… 72
　　二、STEMI再灌注治疗的总体策略 ……………………………………………… 73
　　三、STEMI溶栓治疗 ……………………………………………………………… 74
　　四、STEMI介入治疗（PCI） ……………………………………………………… 76
　　五、急诊CABG …………………………………………………………………… 82

第八章　老年NSTE ACS的介入治疗策略 ………………………………………… 83
　　一、NSTE ACS的总体治疗原则 ………………………………………………… 83
　　二、NSTE ACS患者的危险分层 ………………………………………………… 83
　　三、NSTE ACS患者治疗策略的选择 …………………………………………… 84
　　四、NSTE ACS介入治疗前后的药物应用 ……………………………………… 84
　　五、NSTE ACS介入治疗指南与适应证 ………………………………………… 86

第九章　高危患者的介入治疗策略 ………………………………………………… 87
　　一、高龄患者的PCI ……………………………………………………………… 87
　　二、糖尿病患者的PCI …………………………………………………………… 87
　　三、肾功能不全患者的PCI ……………………………………………………… 88
　　四、女性患者的PCI ……………………………………………………………… 89
　　五、心源性休克患者的PCI ……………………………………………………… 89
　　六、血液病患者的PCI …………………………………………………………… 89

第十章　PCI基本流程及规范 …… 91
一、PCI的基本流程 …… 91
二、PCI的操作规范 …… 97
三、PCI的效果评价 …… 99

第十一章　导引导管和导引导丝的选择及操作 …… 100
一、导引导管 …… 100
二、导引导管的选择 …… 105
三、特殊情况的选择原则 …… 106
四、导引导丝 …… 106
五、导丝的改进与应用 …… 112

第十二章　球囊导管的临床应用 …… 114
一、球囊扩张导管的基本结构与分类 …… 114
二、球囊扩张导管的性能及主要评价指标 …… 114
三、球囊扩张导管的临床应用 …… 116
四、预扩张与后扩张 …… 116
五、球囊扩张的操作方法 …… 117
六、药物涂层球囊的临床应用 …… 118

第十三章　冠状动脉支架的选择及置入技术 …… 122
一、冠状动脉支架的分类及特性 …… 122
二、支架置入冠状动脉的技术要领 …… 124
三、DES的临床应用 …… 127
四、生物可降解支架的临床应用 …… 130
五、BVS优势 …… 131

第十四章　血栓抽吸及远端保护 …… 135
一、远端保护装置及抽吸导管 …… 135
二、远端保护装置的临床应用 …… 135
三、血栓抽吸导管的分类及操作技术 …… 137
四、保护装置的临床选用原则 …… 137

第十五章　老年患者PCI中的循环支持 …… 139
一、主动脉气囊反搏 …… 139
二、体外膜肺氧合 …… 142

三、左心室辅助装置 ………………………………………………………… 143

第十六章　老年患者左主干病变的介入治疗 ……………………………… 146
　　一、左主干病变的定义及病变特点 ………………………………………… 146
　　二、左主干病变的治疗策略 ………………………………………………… 146
　　三、左主干病变的介入技术及器械选择 …………………………………… 148
　　四、左主干病变介入诊疗注意事项 ………………………………………… 150

第十七章　老年患者分叉病变的介入治疗 ………………………………… 151
　　一、分叉病变分型及介入治疗策略 ………………………………………… 151
　　二、介入治疗前的准备和器械选择 ………………………………………… 159
　　三、支架置入术式及选择策略 ……………………………………………… 160
　　四、分叉病变的介入疗效判断 ……………………………………………… 166

第十八章　老年患者慢性完全闭塞病变的介入治疗 ……………………… 168
　　一、CTO介入治疗的意义 …………………………………………………… 168
　　二、CTO介入治疗的适应证和禁忌证 ……………………………………… 168
　　三、CTO介入治疗策略及器械选择 ………………………………………… 169
　　四、CTO病变介入操作技巧 ………………………………………………… 172
　　五、CTO病变的常用介入技术 ……………………………………………… 174
　　六、并发症的防治 …………………………………………………………… 175
　　七、CTO介入治疗现状 ……………………………………………………… 176

第十九章　老年患者钙化病变的介入诊疗及冠状动脉旋磨术 …………… 177
　　一、钙化病变的定义及临床意义 …………………………………………… 177
　　二、钙化病变的介入治疗策略 ……………………………………………… 177
　　三、冠状动脉旋磨术的适应证和禁忌证 …………………………………… 178
　　四、冠状动脉旋磨术的设备和器械 ………………………………………… 179
　　五、冠状动脉旋磨术的操作流程及注意事项 ……………………………… 179
　　六、冠状动脉旋磨并发症的预防及处理 …………………………………… 182

第二十章　老年患者静脉桥血管病变的介入治疗 ………………………… 184
　　一、静脉桥血管病变的特征及临床意义 …………………………………… 184
　　二、静脉桥血管病变的再次血运重建策略 ………………………………… 184
　　三、静脉桥血管病变的介入治疗技术 ……………………………………… 185
　　四、并发症的预防及处理 …………………………………………………… 187

第二十一章　老年患者冠状动脉临界病变的介入治疗 ……… 189
一、临界病变的评价及临床意义 ……… 189
二、临界病变的介入治疗策略 ……… 189
三、临界病变的介入注意事项 ……… 191

第二十二章　老年患者冠状动脉弥漫病变和长病变的介入治疗 ……… 193
一、弥漫病变和长病变的定义和特征 ……… 193
二、弥漫病变和长病变的临床意义 ……… 193
三、弥漫病变和长病变的处理方法 ……… 194
四、弥漫病变和长病变的介入注意事项 ……… 197

第二十三章　老年患者血栓性病变的介入治疗 ……… 198
一、冠状动脉内血栓性病变的定义和检测 ……… 198
二、冠状动脉内血栓的常见原因和发病机制 ……… 198
三、冠状动脉内血栓性病变的药物治疗 ……… 199
四、冠状动脉内血栓性病变的介入治疗 ……… 200
五、血栓性病变介入治疗的注意事项 ……… 202

第二十四章　再狭窄病变机制与防治 ……… 203
一、再狭窄病变的定义与发病机制 ……… 203
二、再狭窄病变的相关危险因素 ……… 205
三、再狭窄病变的类型 ……… 205
四、再狭窄病变的治疗 ……… 206

第二十五章　老年患者PCI并发症及处理原则 ……… 210
一、急性冠状动脉闭塞 ……… 210
二、慢复流或无复流 ……… 210
三、冠状动脉穿孔 ……… 211
四、支架血栓形成 ……… 212
五、支架脱落 ……… 213
六、周围血管并发症 ……… 213

参考文献 ……… 216

视频目录（扫描二维码观看视频） ……… 217

第一章

概 论

随着科学技术的快速发展，生活水平的不断提高，加之社会保障体系及医疗保健的持续改善，人均寿命显著延长，中国已进入老龄化社会，是世界上老年人口最多的国家。随着年龄的增长，人体各个器官的解剖结构和生理功能都会出现衰老的改变，心血管系统的老龄化改变是心血管疾病发生的先导，心血管疾病是老年人最常见的病症，也是65岁以上老年人死亡的第一病因。老年患者心血管疾病的发生机制、临床表现等与年轻患者有许多不同之处，且老年心血管疾病的致残率及病死率高，因而，亟须采取有效的针对性的防治措施。

一、心血管系统老化的基本概念

随着年龄增长，老年人心血管系统的形态和功能都会发生一系列衰老性改变。

老年心血管系统因其做功效能和对外界负荷的反应能力降低，且常有不同病因的多种心血管疾病同时存在，因此了解老年心血管系统的特点，对处理老年心血管疾病十分重要。

正常人体的生理变化受个体的各种行为因素，如体力活动水平、膳食、饮酒、吸烟等习惯的影响，且老年人往往患有多种疾病，这在研究老化性改变的过程中，将衰老性的改变区分出来十分困难。但是采取严格筛选受试对象、严格除外任何心血管疾病（如高血压、冠心病）等方法，仍可发现心脏和血管老化本身，确有特有的结构和功能上的改变。

（一）心脏构型的老龄化改变

老年人心脏构型最明显的改变是左心室肥厚，伴有室间隔肥厚。心脏质量20～80岁约增加10%。30～80岁左心室后壁厚度增加25%，心脏重量的增加主要是心肌细胞体积的增大，而非数目的增加。由于心肌细胞体积增大，引起心室壁肥厚及向心性肥大。由于神经末梢分布、毛细血管分布的相对不足及毛细血管血液与心肌细胞物质交换距离增大等原因，常可使心肌细胞收缩力下降，心肌顺应性下降，构成了老化的心脏泵血功能改变的形态学基础。而室间隔增厚可能呈现肥厚型心肌病的某些特征，亦有重要的临床意义。

老年人心脏主动脉瓣和二尖瓣叶的厚度随年龄增长呈进行性增加，特别是沿瓣膜关闭的周缘部分尤为明显，胶原沉积、类脂物积聚、病灶性营养不良性钙化侵袭主动脉瓣和二尖瓣的瓣叶与瓣环，引起主动脉瓣、二尖瓣狭窄和关闭不全。二尖瓣后瓣尖可见轻度黏液样变，但钙化常侵及瓣环区域，极少累及游离缘造成瓣叶间粘连。这种变化少见于肺动脉瓣、三尖瓣，可能是右侧心腔瓣膜的机械运动小于左侧之故。主动脉瓣是损害最早且最重的瓣膜，主动脉瓣的老年性特发性扩张也是主动脉瓣关闭不全最常见的原因。

老年人的冠状动脉扭曲和扩张，冠状动脉侧支的数量和大小也可随年龄的增长而增加。尽管普遍认为动脉粥样硬化是一个病理过程，但动脉中层的钙化则是与年龄增长有关的退行性改变。

心脏整个传导系统的老化表现为窦房结起搏细胞数目减少，房室结随老龄出现脂肪浸润和纤维组织增生，His束中浦肯野细胞数目减少，代之以结缔组织。这些变化可引起病态窦房结综合征、房室传导阻滞和束支部分阻滞的发生。

老年人心包胶原束随年龄增长变直，心包变厚并出现僵硬，使老年人左心室舒张期顺应性降低。

（二）心脏细胞的老龄化改变

老年人有功能的心肌细胞数量减少（坏死或凋亡），心肌萎缩，可以使心脏外形略变小，但是由于心包下脂肪含量的增加、心内膜增厚等原因的影响，老年人的心脏有的反而增大。随着心肌细胞的减少，心肌细胞体积的增大，核增大而不规则，线粒体数量减少，高尔基复合体破碎，溶酶体膜破坏，这些细胞超微结构的改变影响心肌细胞的能量代谢、物质合成和利用、异物清除等功能，伴随着脂褐素沉积，引起心脏的棕色萎缩。

除了心肌细胞的改变，老化的心脏还可出现结缔组织、心肌间质的退行性改变。细胞外间质脂褐素沉积增加，心肌间质胶原的分泌与合成增加，心肌间质胶原纤维增多，因交联而形成较为稳固、不易降解的大分子结构，从而引起心内膜和心肌弥漫性纤维化，心肌的僵硬度增加，顺应性降低，从而影响心脏的舒缩功能。

在高龄的老年人中，还可发现心肌细胞的淀粉样变，发生于心房、心室、腱索及瓣膜的淀粉样变也已证明与充血性心力衰竭和心房颤动有关。

（三）心脏血管的老龄化改变

人的血管在20岁左右发育完全，而后发育状态维持相对稳定。直至中年期，随着年龄增长，血管开始发生一系列退行性改变，表现为血管壁僵硬度增加、顺应性降低及动脉壁增厚等一系列病理表现。在细胞和分子水平，老化的血管内膜表现为内皮细胞功能紊乱、细胞凋亡、细胞通透性改变和胞内氧化产物聚集；中膜表现为平滑肌细胞肥大，平滑肌细胞从中膜迁移至内膜，并在内膜下大量增殖，分泌活性物质，诱导并促进内皮细胞功能失调、血管的炎性改变及重塑；外膜表现为细胞外基质胶原增加、弹性纤维减少和断裂、钙沉积等。

伴随年龄的增长，血管内皮调节血管张力和通透性、对炎症的反应、血管新生等功能发生重要变化。内皮衍生的介质如一氧化氮（nitric oxide，NO）减少、内皮素-1增加，使内皮介导的血管扩张作用受损。同时金属蛋白酶机制活性变化、Ang Ⅱ、转化生长因子-β、细胞间黏附分子增多，促使内膜增厚，血管僵硬度增加，顺应性减低。

随着认识的不断深入，人们逐渐意识到对血管老化研究的重要意义在于多数与老化有关的器官和组织功能障碍可能继发于血管完整性损伤与微循环系统功能障碍。据此，将"血管年龄"作为心血管事件和死亡率更为可靠的预测因子的观点逐渐形成。

以上改变对血压的影响表现为收缩压升高、舒张压减低和脉压差增大，引起心、脑、肾等重要器官病变甚至引发一系列严重后果。升高的血压在糖尿病、高脂血症等因素的共同作用下进一步促使动脉粥样硬化病变的发生。

（四）血管内环境的老龄化改变

随着年龄增长，血管内环境中纤维蛋白原，凝血因子Ⅴ、Ⅷ、Ⅸ、Ⅻa，以及VWF增加而无抗凝血因子增加，血小板在血液循环中的运转时间缩短，血小板的寿命缩短，新生的血小板增多，新生的血小板富含开放管道系统，故其黏附、聚集、释放功能活跃。此外，老年人血小板的磷脂成分与年轻人不同，血小板膜上的磷脂成分异常，其胆固醇/磷脂增高，导致血小板聚集功能亢进，血栓烷A_2产生增加；另外，老年人血小板钙增多，促血小板聚集蛋白增高，纤维蛋白及黏附蛋白-纤维连接蛋白的水平随年龄增长而增多，可能是体内血小板聚集性增高的原因之一。

（五）心脏功能的老龄化改变

随着年龄增长所带来的一系列心脏形态学的改变，心脏的功能也出现相应变化。超声心动图是衡量心脏结构和功能的重要检查手段。目前主要以多普勒E/A（E峰：左心室舒张早期快速充盈峰；A峰：左心室舒张晚期充盈峰）的值来衡量左心室舒张功能。E/A随年龄增长而显著下降，即使在一个明显健康无高血压的老年人群中，左心室舒张功能障碍的患病率也明显增加。左心室舒张功能的下降可引起左心房增大，从而增加心房颤动的风险。

目前已经证实心排血量（CO）随着年龄增长而逐渐下降，其值等于每搏输出量（SV）和心率（HR）的乘积。但在生命过程中，CO是在自主神经与体液因素共同调节下，由心率、心肌收缩力、前后负荷及冠状动脉供血等多种因素相互作用而共同决定的，在老龄时期上述因素均发生改变，因此使CO的影响因素十分复杂。超声心动图以射血分数（EF）来衡量心肌的收缩功能，虽然年龄增长可引起心肌收缩力的下降，但由于老年人的心脏可与年龄增长相适应地产生收缩期的延长，从而使射血时间得以维持，提高静息的EF值，故健康老年人心脏收缩功能在EF值上的体现不明显。当细胞间质胶原含量进一步增多，心肌收缩功能进一步下降时，可以出现EF值的下降。心脏的衰老伴有HR的降低，收缩和舒张期延长，可以导致CO的减低，且在运动或应激时，不能满足组织代谢的需要，甚至发生呼吸困难。

以上功能的改变具有复杂的机制，包括心脏心肌重构、神经体液因素及相应的细胞分子机制。

此外，心脏还有电生理功能。随着年龄增长，窦房结内起搏细胞数目减少、结缔组织增多；心率减慢；His束的传导性下降；房室结脂肪与结缔组织浸润；动作电位复极相延长均可引起传导系统自律性、传导性和兴奋性产生相应变化。

二、老年心脏病的流行病学

随着我国人均寿命的延长，老年疾病尤其是心血管病的发病率和死亡率随年龄增长而增加。据《中国心血管病报告2018》显示：我国心血管病患病率及死亡率仍处于上升阶段。心血管病死亡占城乡居民总死亡原因的首位：农村为45.50%，城市为43.16%，高于肿瘤及其他疾病。报告中推算我国（不含港澳台地区）2018年心血管病现患人数2.9亿。其中脑卒中1300万，冠心病1100万，肺源性心脏病500万，心力衰竭450万，风湿性心脏病250万，先天性心脏病200万，高血压2.45亿。

我国常见的老年心血管病包括高血压、冠心病、肺源性心脏病、心律失常、心脏瓣膜病、心力衰竭、老年性心肌病、老年性主动脉瘤、心包疾病等。其中几类常见疾病的流行病学情况如下。

（一）老年高血压

根据《中国老年高血压管理指南2019》，老年高血压的定义为：年龄≥65岁，在未使用降压药物的情况下，非同日3次测量血压，收缩压≥140mmHg和（或）舒张压≥90mmHg，可诊断为老年高血压。2012～2015年全国高血压分层多阶段随机抽样横断面调查资料显示：我国≥60岁的老年人高血压患病率为53.2%，可见50%以上的老年人患有高血压。而在年龄≥80岁的高龄人群中，高血压的患病率接近90%。2015年的统计资料显示，高血压控制率为18.2%，可见我国老年高血压防控仍然任重道远。

（二）冠心病

冠心病多发于中老年人群，男性多于女性。65岁以上人群发病率为967.8/10万。《中国卫生和计划生育统计年鉴（2017）》数据显示：2016年我国城市和农村居民冠心病死亡率继续保持上升趋势，2016年冠心病死亡率城市为113.46/10万，农村为118.74/10万，男性冠心病死亡率高于女性。2016年急性心肌梗死（AMI）死亡率城市为58.69/10万，农村为74.72/10万。2017年我国（不含港澳台地区）冠心病介入治疗总例数为753 142例，较2016年增长13%，冠状动脉介入治疗平均置入支架1.47枚。ST段抬高型心肌梗死患者中直接PCI比例为42.2%，较2016年（38.91%）进一步提升。

（三）心律失常

随着年龄增长，室性期前收缩、持续性多形性室性心动过速和心室颤动等各种异位心律失常和传导失常的发生率也相应变化。截至2010年，全球心房颤动患者估测约3350万，40岁以上者心房颤动患病的终身风险为男性26%和女性23%。我国13个省和直辖市自然人群中29 079例30～85岁人群的流行病学调查显示，心房颤动年龄校正后患病率为0.65%，随年龄增长患病率增加，在>80岁人群中高达7.5%。2010～2017年射频消融术（RFCA）年增长率为13.2%～17.5%，2017年RFCA达13.39万例。心房颤动RFCA手术比例逐年增加，2015年、2016年、2017年心房颤动RFCA占总RFCA手术的比例分别为21.0%、23.1%、27.3%。

（四）肺源性心脏病

根据我国第二次对4 792 138人的调查结果显示，肺源性心脏病的平均患病率为0.45%，南方较低，如安徽仅0.15%，北方较高，如新疆阿勒泰地区哈萨克族农牧民为

2.61%。肺源性心脏病的患病率随年龄增长而增高，60岁以下为1.55%，60岁以上增加到14.98%，70岁以上达20.9%。

（五）心力衰竭

发达国家的心力衰竭患病率为1.5%～2.0%，≥70岁人群患病率≥10%。我国35～74岁成人心力衰竭患病率为0.9%，其中男性为0.7%，女性为1.0%，女性高于男性；55～64岁为1.3%，65～74岁为1.3%，均较其他年龄组明显上升；北方地区高于南方地区1倍以上。主要死亡原因依次为左心衰竭（59%）、心律失常（13%）和心脏性猝死（13%）。China-HF研究显示，住院心力衰竭患者的病死率为4.1%。

三、老年冠心病

（一）动脉粥样硬化的病因及发病机制

动脉粥样硬化是动脉硬化血管病中常见的一类，是心脑血管疾病的病理基础，全球每年约有2000万人死于动脉粥样硬化性疾病。随着药物、手术、介入等治疗方式的不断进展，冠状动脉粥样硬化病的病死率呈现下降趋势，但总死亡人数仍在增加。

1.动脉粥样硬化的危险因素　临床发现导致动脉粥样硬化的危险因素众多，主要危险因素包括高血压、血脂异常、糖尿病及糖耐量异常、吸烟、年龄、性别；次要危险因素有肥胖、缺乏体力活动、遗传、社会心理因素等。

（1）年龄、性别：动脉粥样硬化临床上多见于40岁以上的中、老年人。尸检资料表明，主动脉中脂质条纹最早可出现在3岁以下的儿童，其范围和数量随年龄增长而增加，青壮年及儿童也有早期的粥样硬化改变。故认为动脉粥样硬化的发生过程可能开始于儿童，至成年开始出现临床表现，并随年龄的增长而不断进展。男性发病较女性高，这与雌激素的保护作用有关，女性绝经后，其发病率显著上升。

（2）血脂异常：脂质代谢异常是冠状动脉粥样硬化的基础，是最重要的危险因素。大规模的人群研究证实血浆胆固醇水平与冠心病的发病率之间呈正相关关系；国外尸检报告亦证实血浆胆固醇浓度与动脉粥样硬化的严重程度呈线性相关；实验研究以胆固醇喂养动物，可引起动脉粥样硬化。随着研究的进一步深入，研究者们更深入地阐述了总胆固醇（TC）、三酰甘油（TG）、低密度脂蛋白胆固醇（LDL-C）、极低密度脂蛋白胆固醇（VLDL-C）、载脂蛋白B（apoB）增高，高密度脂蛋白胆固醇（HDL-C）、载脂蛋白A（apoA）降低都是动脉粥样硬化的危险因素。

（3）高血压：是促进动脉粥样硬化发生与发展的十分重要的因素。60%～70%的冠状动脉粥样硬化患者患有高血压，高血压病患者患有动脉粥样硬化较血压正常者高3～4倍。高血压可对动脉内皮造成直接损伤，也可通过改变渗透性，使更多的脂蛋白透过动脉壁。此外，还可通过动脉壁内膜平滑肌细胞的增生，共同促使动脉粥样硬化的病理进程。

（4）糖尿病及糖耐量异常：糖尿病患者并发动脉粥样硬化十分常见，其发病与糖类及脂质代谢异常相关。一方面高血糖可以对动脉内皮造成损伤，导致血小板聚集和内皮细胞功能改变；另一方面脂质代谢紊乱，TG升高、HDL-C降低、LDL糖基化和氧化修饰及LDL与VLDL颗粒中脂质成分的改变，均可导致动脉粥样硬化的发生。此外，糖尿病患者还伴有凝血因子Ⅷ增高和血小板功能增强，加速血栓的形成，且血小板释放的多种生长因子可影响平滑肌细胞的移行和增殖，促进动脉粥样硬化的进展。高胰岛素血症亦是冠状动脉粥样硬化的一个重要的危险因子，其在2型糖尿病患者中十分常见。

（5）吸烟：可通过多种途径导致动脉粥样硬化，包括尼古丁刺激交感神经兴奋，引起血浆游离脂肪酸和VLDL升高，HDL-C降低；脂质过氧化，使LDL氧化修饰更加易致动脉粥样硬化；动脉壁内氧合不足可导致内膜下脂肪酸合成增多、前列环素释放减少、血小板的聚集黏附功能增强等。

（6）肥胖：对动脉粥样硬化的影响，通常不是由于肥胖这一单一因素，它常合并其他危险因素，如高血压、高胆固醇血症、高三酰甘油血症等。肥胖亦可使外周组织主要是肌肉及脂肪产生胰岛素抵抗，其与动脉粥样硬化的发生相关。

（7）家族史：随着对动脉粥样硬化遗传学认识的不断深入，近几年克隆出与人类动脉粥样硬化危险因素相关易感或突变基因200余种，高血压、糖尿病、冠心病、高脂血症均有明显的遗传性。

2.动脉粥样硬化的发病机制　导致动脉粥样硬化的发病机制非常复杂，有很多学说如脂质浸润学说、血栓形成学说、血小板聚集学说、炎症学说、平滑肌细胞增殖学说等，近些年的研究多支持"内皮损伤反应学说"。几种主要的学说分述如下：

（1）脂质浸润学说：1847年，Vogel首先鉴定出胆固醇是动脉粥样斑块中的主要成分。1856年，Virchow指出血脂在动脉血管壁的聚集可导致动脉粥样硬化，提出了动脉粥样硬化发生的"脂质学说"。该学说认为，动脉粥样硬化主要是由于过多的脂质在内膜沉积而形成粥样斑块。随着研究的深入，研究者们逐渐认识到在高脂血症的条件下，血液中及血管内膜下的LDL经氧化修饰，形成氧化性低密度脂蛋白（ox-LDL）。ox-LDL可使内皮细胞的功能发生改变，渗透性增高，使过多的脂质在内膜下沉积。ox-LDL也可吸引单核细胞，并激活内皮细胞，使黏附分子、趋化因子、粒细胞-单核细胞集落刺激因子和单核细胞集落刺激因子分泌，进而刺激单核细胞迁移入内皮下，增生分化为巨噬细胞。ox-LDL可被巨噬细胞表面的清道夫受体所识别，进而被巨噬细胞吞噬，最后凋亡成为泡沫细胞。泡沫细胞大量聚集后形成动脉粥样硬化病变——脂肪斑。

（2）血栓形成学说：1841年，奥地利病理学家Carl Von Rokitansky描述了"粥瘤"的病理形态学，并提出动脉粥样硬化病变发生的"血栓形成学说"。该学说认为，动脉粥样硬化起源于动脉表面的微血栓，微血栓内包含有血小板、纤维蛋白及红细胞，这些微血栓被增生的内膜覆盖并嵌入动脉壁，粥样斑块实为机化的血栓。很多实验证明，若诱导动脉内皮损伤处血栓形成，就可以在局部发生与动脉粥样硬化相似的病变。

（3）血小板聚集学说：1949年，Ahmadsei M指出血小板在动脉粥样硬化发生中的重要作用。当内皮细胞有损伤时，血小板聚集在内皮细胞表面，聚集物可以损伤动脉壁，也可释放多种活性物质，增加血管壁的通透性，使内皮细胞出现裂隙，随后大量纤维混入形成小血栓，还可使血管内脂质容易渗入管壁而形成粥样斑块。血小板在激活时，也会释放出多种黏附因子和促炎因子，如α颗粒，加速动脉粥样硬化的形成。

（4）炎症学说：早在1856年，德国病理学家Virchow就提出动脉粥样硬化是动脉内膜炎症的观点。其存在炎症反应的基本特征，如变性、渗出和增生。1986年，Ross首次明确提出动脉粥样硬化是一种炎症性疾病，是对损伤的一种过度防御反应。很多研究已证明，炎症反应中涉及多种炎症细胞、炎性细胞因子、炎性介质、黏附分子、趋化因子、生长因子，如血小板源生长因子（PDGF）、成纤维细胞生长因子（FGF）、肿瘤坏死因子（TNF）-α和白介素（IL）-1等，均可介导斑块的生长和炎症反应的发生。

（5）平滑肌细胞增殖学说：平滑肌细胞是动脉粥样斑块的主要成分之一，其增殖在动脉粥样硬化的形成过程中发挥着重要的作用。平滑肌细胞的迁移与增殖机制十分复杂，迄今为止已知血管活性多肽、生长因子、癌基因和增殖细胞核抗原（PCNA）均参与此过程。内皮细胞损伤后，活化的血小板黏附于损伤处，释放大量生长因子，促进平滑肌细胞的增殖。部分平滑肌细胞合成细胞外基质，并摄取脂质转变为泡沫细胞；还有一部分平滑肌细胞保持增殖活性，使血管壁增厚。随着泡沫细胞增多聚集，血管壁增厚变成脂质斑块。

（6）内皮损伤反应学说：该学说指出，内皮损伤是导致动脉粥样硬化的始动因素。完整的动脉内皮细胞有调节血管张力和血管通透性、抗血栓形成、分泌多种活性物质等重要生理功能，当内皮细胞受到某些因素作用而受损伤时，上述功能紊乱和丧失，导致动脉粥样硬化的发生和发展。气囊压迫、加热、冷冻、高血脂、高血压、免疫、化学、机械等因素均可致动脉内皮细胞不同程度的损伤，使血液中的脂质和单核细胞等更易沉积在内皮下间隙，进一步形成泡沫细胞。内皮下的巨噬细胞释放生长因子；损伤的内皮细胞可以增强血小板的黏附聚集，并且活化生长因子；以及内皮细胞自身分泌的生长因子均可刺激平滑肌细胞进入内膜并增殖，促进粥样斑块的形成。

（二）冠状动脉粥样硬化的病理

冠状动脉粥样硬化病变主要累及大、中型动脉，血压较高和血流冲击较大的部位。病变发生发展过程可分为四个阶段：脂纹、纤维斑块、粥样斑块及继发改变。

1. 脂纹　为动脉粥样硬化最早出现的病理变化。肉眼可见动脉内膜表面平坦或稍微隆起，出现黄色帽针头大小的斑点或细条纹。镜下可见病灶内膜下大量泡沫细胞聚集，泡沫细胞体积大，呈圆形、椭圆形，含有大量小空泡。空泡苏丹Ⅲ染色呈橘红色，为脂质成分，来源于巨噬细胞源性、平滑肌源性。

2. 纤维斑块　由脂纹进一步发展而来，肉眼可见内膜表面出现不规则隆起斑块形成纤维帽，颜色为瓷白色，滴蜡状。镜下：病灶表面为大量胶原纤维，并出现玻璃样变，平滑肌细胞增生，分泌大量细胞外基质（形成纤维帽）。纤维帽下面为泡沫细胞、平滑肌细胞。晚期脂质（胆固醇）被埋藏在深层。

3. 粥样斑块　又称粥瘤，肉眼可见灰黄色的斑块向内膜表面隆起，向下深部压迫中膜，切面可见斑块深部黄色或黄白色粥糜样物流出，故为动脉粥样硬化。镜下可见纤维帽下胆固醇结晶、坏死崩解、钙盐沉积、斑块边缘肉芽组织增生，斑块底部出现肉芽组织、泡沫细胞和淋巴细胞；中膜因斑块压迫，平滑肌细胞萎缩，弹力纤维破坏，使中膜变薄。

4. 继发改变

（1）斑块内出血：形成血肿，斑块迅速扩大。

（2）斑块破裂：粥瘤样溃疡。

（3）血栓形成：加大斑块甚至堵塞管腔。

（4）钙化：使动脉壁变硬变脆，钙化灶还可进一步发生骨化。

（5）动脉瘤形成。

（6）动脉血管腔狭窄：弹力肌层动脉，因动脉粥样斑块导致管腔狭窄，局部出现缺血改变。

（三）老年慢性冠脉综合征

2019年欧洲心脏病学会发布了《2019 ESC慢性冠脉综合征诊断和管理指南》，提出慢性冠脉综合征（chronic coronary syndromes，CCS）的概念，既往指南将冠心病急性发作期定义为急性冠脉综合征（acute coronary syndromes，ACS），其他时期定义为稳定型冠心病，因此部分"稳定"冠心病患者缺血事件的发生风险被低估。该指南将冠心病分为ACS和CCS，其中CCS指除急性冠脉血栓形成主导的临床表现以外的冠心病的不同发展阶段，以此更好地反映冠心病动态变化的病理生理特征，强调非急性期冠心病的"稳定"只是相对的，随时有进展为ACS的风险。

该指南指出，临床最常见的CCS包括6种：①疑似冠心病和有"稳定"心绞痛和（或）呼吸困难的患者；②新发的心力衰竭或左心室功能不全且疑似冠心病的患者；③ACS后1年内无症状或症状稳定，或近期行血运重建的患者；④无论有无症状，最初诊断或血运重建后1年以上的患者；⑤心绞痛和疑似血管痉挛或微血管疾病的患者；⑥筛查时检出的无症状患者。

该指南强调CCS是一动态变化的疾病过程，其不同类型的远期心血管病风险存在差异，可以通过生活方式干预、药物治疗和血运重建加以控制，从而促进疾病稳定或好转。

对于老年人来说，因合并的疾病众多，如高血压、糖尿病、慢性肾功能不全等，CCS的患病率和死亡率也相应升高；且通常诊断、治疗不足，甚至可以表现出非典型症状，延迟正确的诊断。

（四）老年急性冠脉综合征

急性冠脉综合征（ACS）是指冠状动脉内不稳定的粥样硬化斑块破裂或糜烂继发新鲜血栓形成所导致的心脏急性缺血综合征，涵盖了ST段抬高型心肌梗死（STEMI）、非ST段抬高型心肌梗死（NSTEMI）和不稳定型心绞痛（UAP），其中NSTEMI与UAP合称非ST段抬高型急性冠脉综合征（NSTE-ACS）。临床应根据临床表现、心电图、心肌肌钙蛋白并与相关疾病相鉴别以明确诊断，系统评价患者病情，予以危险分层，立即采取常规处理（如心电监护、吸氧、镇痛）及基本药物治疗，包括抗血小板、抗凝、抗缺血治疗。然后根据诊断，评价再灌注治疗的适应证及禁忌证，尽快采取急诊再灌注治疗。STEMI患者的早期再灌注治疗至关重要，包括经皮冠状动脉介入治疗（PCI）和经静脉溶栓治疗，少数患者需要紧急冠状动脉旁路移植术（CABG）。NSTE-ACS患者不行溶栓治疗，应根据指南推荐准确危险分层，早期识别高危患者。对极高危或高危患者，指南建议采取积极的早期介入策略。

老年人的急性心肌梗死易合并心律失常、心力衰竭、休克、肺部感染、消化道出血、肾衰竭、心脏破裂、室壁瘤、左心室附壁血栓与栓塞等。且老年人易发生特殊类型的心肌梗死，如右心室梗死、心房梗死、再梗死等。以上针对老年人群的特殊之处，在治疗策略的选择上，亦应有所侧重。

四、老年冠心病介入治疗概述

根据国家卫生健康委员会冠心病介入治疗注册数据，2017年全国（不含港澳台地区）冠心病介入治疗总例数为753 142例（包括网络直报数据及部队医院数据），较2016年增长13%。2017年PCI平均置入支架数为1.47枚。ST段抬高型心肌梗死（STEMI）患者PCI比例为42.2%，较2016年（38.91%）进一步提升。世界范围内，在接受PCI治疗的患者中，≥75岁的老年患者人数超过了35%，≥85岁的人群超过11%，而这一比例正随着人口老龄化的加剧逐渐提高。老年冠心病患者合并危险因素多，病史长，病变复杂，2012年ACCF/AHA/ACP/AATS/PCNA/SCAL/STS指南总结了2012年以前冠心病介入治疗的经验，得出结论：行PCI治疗的老年患者有更高的并发症发生率和死亡率。但同时又明确指出：患者的年龄不应该成为影响PCI治疗的决定因素。

（一）老年冠心病患者PCI的风险

高龄相关的PCI并发症显著增多。≥65岁的老年患者多支病变、复杂病变比例明显增高，有研究显示：老年患者年龄每增长1岁，其冠状动脉钙化积分增长11%，而钙化病变可能使手术难度增大，指引导丝通过病变困难，球囊导管及支架扩张不完全等，直接降低手术成功率。

1.血管内皮修复功能退化 有研究显示，血管内皮损伤后的修复能力与年龄相关，随着年龄的增长，其内皮祖细胞的自我更新、自我修复能力逐渐减弱，导致血管舒缩功能均受限，对NO的反应性减弱，进而引起血管内皮及肌层的不良重构，最终导致老年患者支架术后的内皮化不良。

2.出凝血功能调节退化 需进行PCI的老年冠心病患者，血液中的Ⅶ因子、Ⅸ因子、Ⅹ因子、纤溶酶-抗纤溶酶复合物的含量往往高于低龄人群。老年PCI患者的这些变化在导致较高的支架内急性血栓风险的同时，其高龄相关的纤溶亢进也容易引发较高的出血风险。

3.药物代谢功能减退 老年PCI患者在支架术后的药物治疗过程中，如何选择合适的药物、治疗强度，需要综合考虑老年人的肝脏、肾脏的代谢水平和代谢能力，老年人的脂肪组织含量上升可能导致其对药物的反应性更敏感，进而放大副作用。老年患者的肝血流减少、肝脏P450酶的活性下降等因素直接导致药物代谢的"首过消除效应"减弱，与此同时，肾脏的清除作用也随之减弱。上述年龄相关的药物代谢影响因素会直接导致PCI术后所应用的抗凝药物、抗血小板药物清除率和代谢率下降，导致老龄患者的凝血功能障碍。

4.血流动力学稳定性下降、应激能力变差 随着年龄增长，机体的心血管稳定性逐渐下降、年龄相关的进行性的血管钙盐的沉积、弹力蛋白断裂、胶原纤维的交联及数目增多等因素均会导致血管壁硬化，并最终引发收缩压上升，左心室负荷加重，心脏能量需求增加。而心脏舒张压的下降则直接导致冠状动脉灌注不足，再加上冠脉粥样斑块引发的心脏供血不足，最终易引发心脏氧供平衡破坏。环磷酸腺苷（cAMP）合成减少引发的β肾上腺素受体功能损害、年龄相关的窦房结功能退化等，也参与了心血管系统稳定性的减弱。

5. 多发的基础疾病和年龄相关的功能退化　原有肾脏功能受损本身就与PCI术后的不良事件具有直接相关性，而高龄又是造影剂诱发的急性肾损伤的一个危险因子。表现为机体活动能力减弱、营养状况不良、对外界不良刺激感知不良的"老年虚弱证"，是老年患者PCI围术期死亡的重要原因。

（二）老年冠心病患者的PCI策略

多项研究表明，老年冠心病患者行PCI术后的临床不良事件发生率较非老年患者高，远期预后较差。老年冠心病患者PCI术后死亡率升高的主要风险来自心、肾功能的受损，无其他危险因素的高龄本身对PCI术后死亡率的影响很小。相对于年轻患者，老年冠心病患者常出现弥漫且严重的动脉粥样硬化，钙化负荷重，不稳定型心绞痛多，多支血管病变多见，复杂病变多，常合并左主干病变，陈旧性心肌梗死病史多，左心功能受累多，伴随疾病多如糖尿病、慢性肺功能受损、肾功能不全，伴发脑血管疾病和（或）外周血管病多，无症状性心肌缺血在老年人中亦多见，尤其是合并糖尿病者。老年冠心病患者对大面积心肌梗死的耐受力差，导致死亡率增加。因此老年冠心病的治疗是复杂的，无论非手术治疗还是侵入性治疗，都容易出现出血、肾衰竭、神经损伤等并发症。介入器械的改进、药物治疗的更新及PCI手术技术的进步，使得老年冠心病PCI的安全性提高，术后3年内包括心肌梗死和死亡的不良心血管事件显著减少。根据医师经验对老年患者进行筛查选择，改进PCI技术设备，改善药物治疗等因素，可降低老年PCI患者的不良事件。还有研究表明，高风险老年冠心病患者（>65岁，心力衰竭，心肌标志物阳性）接受PCI比低风险者获益更大。因此，2012年稳定型冠心病诊断和管理指南指出：治疗老年稳定性冠心病具有挑战性，但是对老年冠心病仍建议积极采用介入策略。

对冠心病的介入治疗，总的原则是参照国内外各指南推荐。其中，风险-获益评估是对患者进行血运重建决策的基础。运用危险评分可以预测心肌血运重建手术病死率或术后主要不良心血管事件的发生率，指导医师对患者进行风险分层，从而为选择适宜的血运重建措施提供参考。SYNTAX Ⅱ评分是在SYNTAX评分的基础上，新增是否存在无保护左主干病变，并联合6项临床因素（包括年龄、肌酐清除率、左心室功能、性别、是否合并慢性阻塞性肺疾病和周围血管病）的风险评估法，因此在对急性冠脉综合征治疗策略的选择上，不仅要考虑年龄因素，还应该参考全球急性冠状动脉事件注册（GRACE）预后评分进行缺血危险分层，进行血运重建策略的选择。

对于急性冠脉综合征的介入治疗，目前认为由于老年患者溶栓导致致命性和（或）致残性脑卒中随年龄增长而增加，PCI已成为老年人STEMI最主要的血运重建方式。在条件允许的情况下，老年患者应尽可能快速接受直接PCI，高效转院有助于缩短时间延搁，使更多老年患者从直接PCI中获益，尤其是对于那些存在溶栓禁忌证的老年人。由于PCI的技术要求和手术风险，以及老年患者对缺血和严重心律失常耐受性差的临床特点，老年人STEMI的直接PCI手术危险性增加，因此更需要术者娴熟的技巧和丰富的经验，手术组人员的默契配合，以及急救设备措施的完善以确保手术安全和成功。对于NSTE-ACS患者，根据临床研究和指南推荐亦应尽早给予冠脉造影和早期介入治疗。需要注意的是，认真评价PCI的风险和获益，最大限度减少不良事件和出血事件发生，尤其对于高龄患者至关重要。

对老年患者慢性冠脉综合征的介入治疗，《2019 ESC慢性冠脉综合征诊断和管理指南》也在特殊人群的治疗部分进行了特殊说明：推荐老年患者使用药物洗脱支架（ⅠA）；推荐老年患者采用桡动脉入路，以减少入路部位的出血并发症（ⅠB）；推荐根据症状、缺血程度、虚弱情况、预期寿命和合并症来做诊断和血运重建决策（ⅠC）。该指南中引入的研究表明：与金属裸支架相比，对老年患者使用DES（药物洗脱支架）与缩短DAPT（双联抗血小板治疗）相结合，与显著的安全性和有效性获益相关。除此之外，既往的指南推荐接受最佳药物治疗后仍有持续症状的CCS患者进行血运重建以改善预后，因此血运重建常作为药物治疗不佳时的二线治疗方案。FAME 2试验通过5年随访结果证实，接受PCI的CCS患者尤其是伴有冠状动脉狭窄所致的心肌缺血（血流储备分数＜0.80）患者临床获益明显且持续，且与单纯药物治疗相比，采用PCI联合最佳药物治疗者紧急血运重建比例及自发性心肌梗死发生率明显降低，因此血运重建可能会对CCS患者预后产生更广泛的影响，而这些新的证据也减少了CCS患者血运重建的限制指征。

由此可见，对于老年人，无论是ACS还是CCS，都应该综合考虑患者自身状况（尤其是心、肾功能）、心肌缺血程度等因素，在衡量风险和获益的基础上，积极通过PCI改善患者的远期预后。

五、冠心病的干细胞介入治疗

冠心病心肌梗死，尤其是大面积心肌梗死，无论采取何种治疗手段，若心肌细胞自身更新不足以修复损伤的心肌，势必发展为心力衰竭。心肌细胞的不可逆坏死是心力衰竭的始动和加速因素，而心力衰竭又可促进心肌细胞的凋亡。临床常使用介入方法进行干细胞治疗（stem cell therapy），因其可能促进血管新生，建立侧支循环和（或）导致心肌细胞再生，进而使患者获益，得到了广泛的关注和研究。

（一）目前研究的常用干细胞类型

由于造血干细胞的转分化能力低下；而骨骼肌成肌细胞与宿主细胞不能相互嵌合形成闰盘而连接，不能形成同步收缩，且骨骼肌成肌细胞与心肌细胞的电生理特性不同，存在心律失常的可能；胚胎干细胞的运用存在着伦理、道德和法律的限制，故目前研究集中在间充质干细胞、心脏自身干细胞、诱导式多能性干细胞、极小胚胎样干细胞。

1.间充质干细胞（mesenchymal stem cells，MSCs） 具有分化成心肌细胞的潜能，具有减轻左右重构，改善心功能的作用，可以从骨髓、脂肪组织、脐带及脐带血中大量获得并进行体外培养，而被广泛应用于临床研究。但MSCs临床试验突显的问题是疗效不稳定。目前采取同种异基因骨髓来源、细胞因子或药物预处理、基因修饰等方法以图获取优质高效的MSCs。基于"预处理诱导骨髓MSCs心肌定向分化"的设想，给予干细胞一系列信号因子预处理，模拟心脏胚胎发育早期局部微环境的理化特性，使干细胞定向分化为心脏前体细胞。

2. 心脏自身干细胞（resident cardiac stem cells，CSCs） 具有一定的细胞分化能力，可从活检心肌组织中分离并体外扩增，具有较大的自身移植潜力。理论上CSCs移植是最理想的心肌细胞移植方法，但有研究显示，通过冠状动脉移植CSCs虽然可以减少梗死面积并增加收缩期室壁厚度，但左心室功能并没有得到改善。CSCs移植受限于本身的数量稀少及有限的扩增手段，需要建立和完善体外大规模扩增CSCs的技术体系及优化方案。

3. 诱导式多能性干细胞（induced pluripotent stem cells，iPS） 是皮肤成纤维细胞经过病毒载体直接重组4个干细胞相关基因后传化成为具有胚胎干细胞特性的多能干细胞，从根本上规避了使用胚胎干细胞的伦理和道德争议。研究证实，iPS可分化为心房、心室和房室结样细胞。采用心脏发生形成素骨形态发生蛋白-2（bone morphogenetic protein-2，BMP-2）可使iPS发育为心肌分化潜能的阶段特异性胚胎抗原-1$^+$（stage-specific embryonic antigen-1$^+$，SSEA-1$^+$），将SSEA-1$^+$注入灵长类心肌梗死模型，20%梗死模型瘢痕被修复，分化细胞表达心室肌细胞表型。但目前iPS的诱导技术还面临诸多挑战，包括体细胞来源的多样性和转化效率的不一致性等。

4. 极小胚胎样干细胞（very small embryonic-like stem cells，VSELs） 是从小鼠骨髓和人脐带血中分离出的一种具有类似胚胎干细胞生物特性的多能干细胞。小鼠MI和急性MI患者均有骨髓的VSELs快速动员入外周血，再灌注MI小鼠模型直接心肌内注射微量VSELs对损伤心肌具有修复作用，移植前VSELs体外预分化可显著增强疗效。但目前尚无自体VSELs临床试验的报道。

（二）急性心肌梗死的干细胞治疗

最近一项荟萃分析纳入41项骨髓干细胞治疗急性心肌梗死的（RCT）研究共2732名患者，结果发现：大于12个月的长期随访中，全因死亡率、心脏源性死亡率等硬终点无明显改善，心力衰竭患病率、生活质量及MRI测定的射血分数无显著提高。而超声心动图及左心室造影等手段测定的射血分数较对照组有所提高，干细胞治疗未增加不良事件。近年来有间充质干细胞治疗AMI的相关研究。多数研究样本量小，设计方案、细胞类型、细胞数量和功能、移植时间等均有相当的不同。在临床获益上并未能提供充分的证据，未来还需要更加科学、规范的临床试验探索干细胞治疗对于AMI患者的有效性。

1. 干细胞治疗的时机　一项纳入31项研究2035名患者的荟萃分析显示，心肌梗死后4~7天进行骨髓干细胞移植疗效最为显著；另一项研究显示，心肌梗死后5~7天与3~4周经冠脉注射自体骨髓单核细胞的疗效无显著差异，与对照组相比患者心功能未得到明显改善。

2. 干细胞治疗的剂量　Quyyumi等在STEMI介入治疗8天后，经冠脉输注3个数量级的CD34$^+$骨髓干细胞（5×10^6，10×10^6，15×10^6），结果发现：6个月时，数量较多的两组较对照组和低剂量组的心肌灌注改善与心肌梗死面积缩减更加明显。

(三)慢性心力衰竭的干细胞治疗

目前,多采取冠脉内注射和心内膜心肌内注射的方式,使用间充质干细胞治疗缺血性心力衰竭,多数临床研究显示,干细胞治疗缺血性心力衰竭安全有效,可以缩小心肌瘢痕面积、逆转心室重塑、提高患者生活质量。未来有待更多、更大规模的Ⅲ期临床试验探索最佳的干细胞种类、剂量、疗程、移植途径,以及长期随访的不良反应和获益。

(四)研究的方向及展望

无论采取现有的何种方法,使用现有何种干细胞,均存在移植区域留置率较低的问题,梗死区域无移植细胞存活,边缘区留置率在移植后24小时内由8%减至小于1%,正常心肌处则约为8%。为了提高干细胞的存活、分化及留置率,研究方向集中在预处理移植区域、干细胞修饰、干细胞与生物材料联合移植、组织工程学及激活细胞保护分子机制及如何延缓干细胞衰老等问题。一代干细胞(包括骨髓、外周血来源的干细胞、不同组织来源的间充质干细胞)主要通过旁分泌机制促进心肌修复。二代干细胞(非骨髓来源,有能力分化成心肌细胞的多能干细胞)经过基因修饰和药物预处理等可能使其发挥再生潜能。生物工程学通过将干细胞与生物材料结合后移植,可以替代受损心肌发挥再生功能,应给予更深入的研究。未来临床试验应当严谨选择临床终点、患者人群、移植途径,以便科学评价疗效。

第二章

放射线损伤的防护及造影剂肾损伤的预防

绝大多数冠心病的介入诊疗要在导管室借助X线完成，并且要使用造影剂显影。遵循导管室的工作规范，特别是做好放射线损伤防护和造影剂肾损伤的防治，既是对患者及医护人员的保护，也是手术成功的保障。

一、X线成像原理及放射线损伤的防护

（一）X线的成像原理

X线是一种电离辐射，其光子能量为可见光的5000～7500倍，X线光子可程度不同地穿透人体的不同组织。光子的能量越高，穿透性越强，能量越低，穿透性越弱。X线在人体内的衰减与X线光子的能量及人体组织的化学组成、密度和厚度有关。

（二）介入诊疗中X线成像及其影响因素

X线管有阴阳两极；在电场的作用下，阴极发射电子加速向阳极移动并高速撞击阳极金属，电子能量的一小部分转换为X线。阴极电流（mA）决定阴极释放的电子数量；阴阳两极间的电压（kV）决定电子撞击阳极的速率。因此，阴极电流决定X线光子的数量，X线管电压决定X线光子的能量。X线在人体的衰减及影响成像的因素有X线管电压、X线管电量、X线光束滤过、散射及图像噪声。

（三）放射线损伤

1. 放射线损伤的确定效应　是指单次电离辐射超过阈值剂量所导致的放射线损伤。当放射线的单次电离辐射剂量超过一定的阈值就会对人体产生确定的损伤效应，如电离辐射超过一定剂量引起的皮肤损害、白内障等属于确定效应。确定效应与所接受的辐射剂量相关，并存在阈值剂量概念，确定效应的阈值剂量是指单次电离辐射致放射线损伤的剂量。人体分次接受相当于阈值剂量的X线辐射，可不出现确定效应。这一阈值剂量并不适用于累积剂量，即使患者接受多次介入性诊断和治疗的累积剂量达到或超过阈值剂量，可不出现明显的放射线损伤。

2. 放射线损伤的随机效应　放射线在自然界中呈概率分布，一些放射线损伤的严重程度与照射剂量并不相关，也呈概率分布，称之为放射线损伤的随机效应。放射线诱发的肿瘤及可遗传的基因异常属于随机效应。随机效应出现的概率随辐射剂量的增加而增加。随机效应与累积剂量有关，不存在阈值剂量的概念，因此，虽然多次接受相同剂量的电离辐射可以不引起确定效应，但并不能减少随机效应。

（四）老年患者和医护人员的防护

X线防护的原则包括辐射实践的正当化；防护水平最优化；个人剂量限值，在合理原则下获得尽量的低剂量，即遵循ALARA原则：as low as reasonably achievable。

1.设备参数的调整　现阶段使用的X线接收装置有两种类型：影像增强器和平板探测器，为减少X线对老年患者和介入人员的放射线损伤可调整电压、电流量、记录帧数等相关参数。

（1）控制X线脉冲频率。

（2）控制图像的放大倍数：X线成像系统的辐射剂量因放大倍数的增加而增加。

2.介入操作时的可控性因素

（1）减少透视及影像采集时间。

（2）使用遮光器。

（3）控制透视和摄影时的辐射剂量。

（4）调整X线接收装置和球管的位置。

（5）控制投照角度。

（6）增加与辐射源之间的距离。

（7）合理应用屏蔽防护。

（8）监测患者辐射剂量。

3.患者因素　由于成像系统根据成像的亮度自动地调节X线管的输出强度，患者体重增加，组织厚度增加导致的X线衰减可使X线管的辐射剂量呈指数增加，导致皮肤入口处照射剂量的增加；肥胖患者的散射增加，还可导致身体其他部位和医护人员的辐射。

二、导管室设施及工作规范

（一）导管室设施

绝大多数冠心病的介入诊疗要在导管室使用血管造影机。血管造影机分为影像增强器型血管造影机和数字化平板探测器血管造影系统。为了保证机器的正常使用，机房的温度应始终保持在20℃左右，湿度保持在40%～75%。

除了血管造影系统以外，导管室还应配备多导联生理记录仪（或导管工作站）、高压注射系统等主要设备，冠脉检查和治疗用设备，包括各种造影导管、导引导管、导引钢丝、支架、球囊等；生命体征监测系统、血流动力学监测系统、心电监护仪、活化凝血时间测定仪等；防护设备：铅衣等；还要配备除颤仪、麻醉机、吸引器及主动脉球囊反搏（IABP）、心电图机、临时起搏器、中心供氧系统、呼吸机等必要设备，以及抢救药品。现代化的导管室还应配备超声仪、血管内超声（IVUS）、光学相干断层扫描（OCT）、冠脉旋磨仪等设备。

急救药品包括利多卡因、肝素、硝酸甘油、地尔硫䓬（针剂）、硝普钠、腺苷、肾上腺素、多巴胺、多巴酚丁胺、阿托品、呋塞米、毛花苷C、尼可刹米、洛贝林、乌拉地尔、地塞米松、苯海拉明、吗啡、哌替啶、异丙嗪、地西泮等。

溶栓剂包括尿激酶、尿激酶原、链激酶、重组组织型纤溶酶原激活剂。
GP Ⅱb/Ⅲa受体拮抗剂：替罗非班等。

（二）导管室工作规范

1. 介入诊疗前准备

（1）向患者和（或）家属交代冠状动脉造影或PCI的目的，可能出现的并发症、风险、所需费用等问题，回答患方的疑问。

（2）取得患方签字的手术知情同意书。

（3）术前完成血常规、尿常规、大便常规及大便隐血试验、肝肾功能、血电解质、感染筛查、心电图、胸片、心脏超声等检查，必要时查凝血功能。

（4）拟行介入治疗者术前一天口服氯吡格雷300mg（如患者已经连续服用每日75mg达5日以上，可不给予负荷量），以后每日75mg；对于行急诊PCI或术前6小时以内给药者，可给予600mg负荷量；手术当日晨服阿司匹林300mg，以后每日100mg。

（5）术前备皮。

（6）术前一餐禁食。

2. 特殊患者的准备

（1）过敏体质者：既往对造影剂过敏者，术前1～2天服用泼尼松，术前给予地塞米松静脉注射。

（2）肾功能不全者：术前术后充分水化、选用等渗造影剂并减少造影剂量，可分次PCI。

（3）糖尿病患者：服用二甲双胍的患者，手术当日至术后48小时停用此药。

（4）使用抗血小板和抗凝剂的患者：服用华法林的患者，术前应停用3天，并使INR值小于1.8；对于术前使用低分子肝素的患者，继续使用。如PCI术前8～12小时接受过标准剂量的依诺肝素，则术前静脉追加0.3mg/kg依诺肝素；如PCI术前8小时内接受过标准剂量的低分子肝素，则无须追加依诺肝素，但为了预防接触性血栓，可考虑经鞘管内给予1000～2000U普通肝素；对于术前已经使用GP Ⅱb/Ⅲa受体拮抗剂的患者，应当调整肝素用量至70U/kg。

三、造影剂分类及造影剂致肾损伤

（一）造影剂分类及理化特点

理想的有机碘造影剂应符合以下条件：含碘量高，对比度大，亲水性强；溶液不带电荷，机体容易耐受；与血浆等渗或尽可能接近血浆渗透压，黏度低；价格低廉，使用方便。其中溶液不带电荷、与血浆等渗或接近血浆渗透压最为重要。

1. 有机碘造影剂根据分子结构分为离子型和非离子型两大类，每一类又有单体与二聚体之分，见表2-1。

表2-1 常用有机碘造影剂

类型	结构	化学名	商品名
离子型	单体	泛影葡胺	安其格纳芬
	二聚体	碘克酸	低渗显影葡胺
非离子型	单体	碘普胺	优维显
		碘帕醇	碘必乐
		碘海醇	欧乃派克
	二聚体	碘克沙醇	威视派克
		碘曲仑	伊索显

2.有机碘造影剂根据渗透压的不同可分为三类。

（1）高渗造影剂：代表药物为离子型有机碘造影剂泛影葡胺。其渗透压为血浆渗透压（280mmol/L）的5～7倍。高渗性是造成其毒副作用的重要因素。目前在心血管造影中已几乎不再使用。

（2）低渗造影剂：代表药物为非离子型单体有机碘造影剂，如碘海醇（欧乃派克），离子型二聚体有机碘造影剂也为低渗造影剂。其渗透压约为血浆渗透压的2倍。值得一提的是，低渗相对于高渗而言，其渗透压仍然较正常人体血浆渗透压高。低渗造影剂比高渗造影剂毒副作用明显减少，亲水性明显增加，是目前心血管领域最常用的一类造影剂。

（3）等渗造影剂：代表药物为非离子型二聚体有机碘造影剂碘克沙醇（威视派克）。其任何临床浓度都与血浆等渗，安全性高，发生造影剂肾病的概率较低。目前主要用于造影剂肾病的高危人群。

（二）造影剂急性肾损伤及其病理生理

造影剂致急性肾损伤（acute kidney injury，AKI）是指血管内注射造影剂后2～3天出现的无其他原因可解释的急性肾功能下降，血肌酐水平较基线绝对值增加0.5mg/dl（44μmol/L）；或相对于基线值增加25%以上。血清肌酐在5～7天达到峰值。若处置得当，7～10天可恢复正常。造影剂急性肾损伤是常见的住院期获得性肾功能不全的原因之一，是住院获得性肾功能不全的第三位病因，仅次于肾前性肾衰竭和肾毒性药物，占总人数1%～3%，在既往有肾功能不全的患者中约占5.5%，在既往肾功能不全合并糖尿病患者中高达50%，并且预后较差。

造影剂的肾毒性包括分子直接的化学毒性、渗透毒性等；急性肾损伤的发生与造影剂的渗透压和黏度有关，目前较认同的机制有：①造影剂对肾血流的影响；②造影剂的直接肾小管毒性；③氧化应激；④造影剂滞留。

四、造影剂肾损伤的危险因素及肾功能评估

1.常见的危险因素　①原有肾功能损害；②糖尿病伴肾功能损害；③血容量降低；

④心力衰竭；⑤利尿剂（特别是呋塞米）；⑥长时间低血压；⑦造影剂（高渗、大量、72小时重复应用）；⑧肾毒性药物；⑨高龄；⑩蛋白尿；⑪多发性骨髓瘤；⑫高胆固醇血症。危险因素具有累加效应。

2.给药前肾功能评价的方法　根据血清肌酐计算eGFR（估算的肾小球滤过率）值，作为评估肾功能的指标。

GFR估算公式：CG公式（Cockcroft-Gault equation） eGFR＝Ccr×0.84×1.73/BSA

Ccr（男性）＝（140－年龄）×体重/（72×血清肌酐值mg/dl）；Ccr（女性）＝（140－年龄）×体重（kg）×0.85/（72×血清肌酐值mg/dl）

BSA（m^2）＝0.007 184×体重（kg）$^{0.425}$×身高（cm）$^{0.725}$

全血NGAL（中性粒细胞明胶酶相关脂质蛋白）可能是早期的、敏感的急性肾损伤的标志物，NGAL也可在尿液中大量蓄积而易于检出；半胱氨酸蛋白酶抑制剂C的水平与身高、体重、肌肉量、年龄、性别无关；但其血液浓度与肾小球滤过率有关，也可作为检测指标。

五、老年患者造影剂肾损伤的预防策略

1.患者危险性评估

（1）低度风险患者：无肾功能损害病史，肌酐＜120 μmol/L（1.36 mg/dl）。

（2）高度风险患者（两项任具一项）：①肾功能损害：肌酐＞120 μmol/L（1.36 mg/dl）；②年龄＞70岁，糖尿病且伴有蛋白尿、心力衰竭、肝硬化、肾病综合征、肾毒性药物、高血压、高胆固醇血症、高尿酸血症、多发性骨髓瘤。

（3）低危患者术前充分水化即可。

（4）高危患者的处理：避免肾毒性药物；水化；服用N-乙酰半胱氨酸；减少造影剂用量；选择非离子型等渗造影剂等。

2.造影剂用量　最常见的造影剂的碘含量在300～370mg/ml。碘含量决定造影剂的对比性。对于GFR＜60ml/（min·1.73m^2）的患者，造影剂用量应该小于100ml。

造影剂计算公式：最大推荐造影剂用量＝5ml×患者体重（kg）/血清肌酐（mg/dl）。

3.合理选择造影剂　2007年ACC/AHA/SCAI指南将肾功能不全患者应用等渗造影剂作为Ia类推荐。

4.水化治疗　静脉滴注生理盐水1～1.5ml/（kg·h），从注射造影剂前3～12小时持续到术后6～24小时。对于门诊患者，术前饮水、术后给予生理盐水静脉滴注6小时，在预防造影剂致AKI方面与住院患者同样有效。

5.血液滤过　对有严重肾病需要介入诊疗的患者，血液滤过和扩容都在介入前4～8小时开始，并持续至术后18～24小时。

6.有益的中性作用药物

（1）腺苷受体拮抗剂：腺苷和茶碱、选择性腺苷A1受体拮抗剂DPCPX（8-环戊基-1,3-二丙基黄嘌呤）。

（2）他汀类药物。

（3）维生素C、前列腺素E_1。

（4）使用造影剂前后24小时给予N-乙酰半胱氨酸600mg，每日2次。

（5）多巴胺。

（6）钙离子通道阻滞剂。

7.有害药物

（1）呋塞米。

（2）甘露醇。

（3）非类固醇类抗炎药物。

（4）二甲双胍：可透析将其去除。

第三章

介入诊疗路径与冠状动脉造影

　　冠状动脉造影是最基本的冠心病介入诊断技术，是其他介入诊疗技术的基础，而介入诊疗路径的选择则是实施各种介入诊疗技术的第一步，成功地通过介入诊疗路径和高质量地完成冠状动脉造影是冠心病介入治疗成功的保障。

一、介入诊疗路径及穿刺技术

（一）桡动脉入路（图3-1）

　　1.桡动脉入路的优势　国内的研究资料显示，男性桡动脉直径为（3.1±0.6）mm，女性为（2.8±0.6）mm，一般情况下，6F的造影导管或指引导管可以安全通过。桡动脉在掌部通过掌深弓和掌浅弓与尺动脉汇合，形成侧支循环，为手掌双重供血，即使桡动脉闭塞，也不影响手部供血，安全性较好。加上桡动脉表浅，易压迫止血。其操作简便，并发症少，术后不需要卧床，尤其适用于不能平卧的患者，是目前冠脉介入诊疗最常用的路径。

　　Allen试验用于桡动脉穿刺前评价手掌是否存在双重血供及其程度。同时压迫一只手的桡动脉和尺动脉30～60秒，随后解除对尺动脉的压迫，10秒内手掌颜色恢复正常，则该试验为正常（阳性），表明有良好的双重血供。

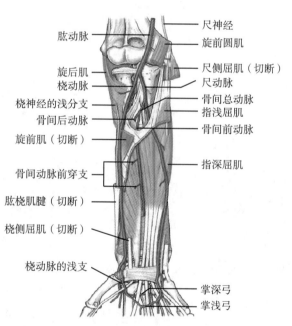

图3-1　桡动脉示意图

　　2.桡动脉入路的缺陷
　　（1）血管细小，穿刺相对困难。
　　（2）管径偏小，限制通过器械的最大直径为7F，处理复杂病变时，器械应用受到限制。
　　（3）易出现痉挛，难以耐受长时间手术操作。
　　（4）血管壁偏薄，一旦导引钢丝进入分支，容易刺破血管壁而出现血肿，严重者出现骨筋膜室综合征。
　　（5）术后过度压迫穿刺点易出现桡动脉闭塞。

3.桡动脉入路的禁忌证

（1）绝对禁忌证：Allen试验异常（阴性）；桡动静脉短路；桡动脉严重纡曲变形；末梢动脉存在阻塞性病变；需要大鞘管（≥8F）；雷诺现象；桡动脉近端存在阻塞性病变；Buerger病（闭塞性血栓性脉管炎）；桡动脉作为搭桥或透析用血管。

（2）相对禁忌证：对侧乳内动脉（internal mammary artery，IMA）介入诊疗。

4.桡动脉穿刺的操作步骤

（1）手臂外展70°且手腕过伸，充分显露桡动脉；常规消毒、铺巾，消毒范围为自肘关节上15～20cm处至掌部。

（2）摸清桡动脉走行，选择桡动脉搏动最强，走行最直的部位进行穿刺，一般距腕屈侧横纹2～3cm处，此处桡动脉表浅，搏动最强。

（3）用1%～2%的利多卡因1～2ml行局部表浅麻醉。不宜过多、过深。

（4）常规的桡动脉穿刺采用2cm的21号穿刺针，25cm长的0.019in（1in＝2.54cm）的直导丝，11cm长的6F鞘管。距茎突1cm处进行穿刺；进针方向与桡动脉走行方向一致，角度为30°～60°。见喷血后用左手固定穿刺针，右手轻柔地送入导丝。若遇阻力，强行送入导丝可穿破血管或导致局部桡动脉夹层，不能顺利置入动脉鞘管，须停止送入导丝，调整导丝方向或重新穿刺或选择其他入路。顺利送入导丝后，撤出穿刺针，用刀片沿导丝切开皮肤2～4mm，沿导丝置入6～7F桡动脉鞘；动脉内可给予硝酸甘油或维拉帕米，以减轻痉挛。

另一种方法为穿过法，穿刺针直接穿透桡动脉的前壁和后壁，然后缓慢回撤穿刺针，见动脉血喷出后固定穿刺针，导入钢丝，其余步骤同前。

桡动脉容易痉挛，推送导管时，如遇阻力，不可强行推进。此时可经鞘管给予硝酸甘油100～200μg，注射用盐酸地尔硫䓬（合贝爽）0.5～1.0mg，再继续送入导管；如桡动脉痉挛严重或造影显示纡曲严重或锁骨下动脉闭塞，可改选股动脉入路。

推进导丝时应全程透视，防止进入小分支或其他动脉。

术后即可拔除鞘管，使用特殊的压迫器压迫，6小时后可解除压力。

（二）股动脉入路（图3-2）

1.股动脉入路选择考量　急诊、复杂病变患者需要大管径鞘管或多次PCI，优先考虑股动脉入路。股动脉压力较高，容易出现穿刺部位的并发症，且穿刺后止血相对困难，需要长时间压迫或需使用封堵器械。

2.股动脉入路穿刺禁忌　①1周内曾经被穿刺过的股动脉不得作为穿刺入路；②3个月内使用过封堵器如Angioseal封堵的股动脉不得作为穿刺入路；③穿刺侧足背动脉搏动消失；④间歇性跛行；⑤髂总动脉闭塞；⑥主动脉夹层或主动脉瘤。

3.股动脉穿刺的操作步骤　采用搏动最强侧的股动脉作为血管入路，如果在1周之内曾被穿刺过，可选对侧股动脉；超过1个月的人造血管可以作为血管入路。最佳穿刺位置应位于股总动脉。若鞘管置入股浅或股深动脉，会增加血管并发症的发生风险。解剖和放射学标志有助于确定入路位置，最可靠的标志是股骨头中下1/3的结合部，此处正好对应股总动脉，并与腹股沟韧带（腹股沟韧带走行于髂前上棘和耻骨结节之间）下2～3cm处的位置相对应。不宜将腹股沟皮肤皱褶作为穿刺点标志，腹股沟皮肤皱褶容

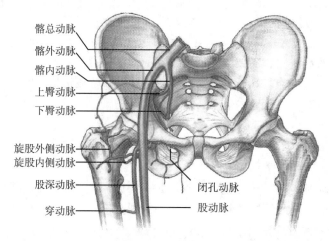

图 3-2 股动脉示意图

易误导穿刺部位。

确定穿刺部位后，采用2%利多卡因（10～20ml）进行局部麻醉。使用斜角中空穿刺针和改良的Seldinger技术经皮穿刺股动脉前壁，但不穿透后壁。搏动性血流从穿刺针流出后，送入0.035～0.038in导丝，移除穿刺针，用刀片沿穿刺点切开皮肤2～4mm，沿导丝将扩张管和动脉鞘送入股动脉。移除导丝与扩张管，回抽并冲洗动脉鞘管。

若髂总动脉扭曲，可换用长鞘。导管导丝操作要轻柔，以免血管上的斑块脱落，导致栓塞；并应注意防止导丝进入肾动脉。

（三）肱动脉入路（图3-3）

对于桡动脉和股动脉两种入路都不适合的患者，可选择肱动脉入路。其禁忌证与桡动脉入路相同。

穿刺点应选在肘关节上端2cm处，避免于肘关节前方穿刺相关的血管弯曲及血管分叉处。采用单壁（single-wall）穿刺技术，尽量一针见血，其余步骤同桡动脉穿刺技术。定位要准确，盲目穿刺易伤及邻近肱动脉的正中神经。

（四）尺动脉入路

男性和女性的尺动脉平均直径分别大于2.5mm和2.3mm，可以通过6F导管。对于大多数

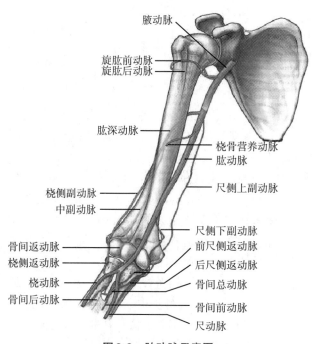

图 3-3 肱动脉示意图

患者来说，尺动脉往往较桡动脉为细，更易发生痉挛，且尺动脉紧邻尺神经，容易误伤神经，一般情况下不使用尺动脉穿刺入路。在桡动脉、股动脉穿刺有禁忌证时，可选择尺动脉入路，其禁忌证与桡动脉入路相同。

（五）经桡动脉与经股动脉介入路径对比（表3-1）

表3-1　经桡动脉与经股动脉介入路径对比

经桡动脉	经股动脉
技术有一定难度，学习曲线长	技术易掌握，学习曲线短
适合于严重主动脉病变、髂动脉病变、背痛、肥胖、心力衰竭的患者	血管直径大，适合较大器械
不需严格卧床，可以早期活动	需要严格卧床（1H/F鞘管直径）*
无须闭合设备	闭合器械昂贵
桡动脉痉挛常见，双重血供，安全性高	并发症多、可发生尿潴留、神经病变
较少顾及凝血的问题	常需考虑凝血的问题

*鞘管直径越大，需要卧床的时间越长，鞘管直径的F数就是需要卧床的小时数，若鞘管直径为6F，就需要卧床6小时

二、常规压迫止血及特殊止血措施

（一）常规压迫止血措施

桡动脉穿刺路径止血比较简单，不用考虑部分凝血酶原时间或活化凝血时间的值，拔除鞘管后对穿刺点局部压迫4～6小时，即可以去除加压绷带，也可以用专用的桡动脉止血带。

以股动脉途径进行冠脉造影后，即刻可拔管。常规压迫穿刺部位20分钟后，若穿刺点无出血，可以加压包扎并制动，并将穿刺腿制动18～24小时后可以拆除绷带自由活动。接受PCI的患者在术中追加肝素，因此在拔管前要常规监测血APTT。在APTT降到正常值的1.5～2.0倍时，才可以进行拔管。局部穿刺点压迫20～30分钟后，若穿刺点无活动性出血，再进行加压包扎并制动。股动脉拔出鞘管加压包扎后，要常规用1kg的沙袋压迫局部穿刺点4～6小时，并制动18～24小时后方可进行正常活动。若使用封堵器，患者可在平卧制动4～6小时后下地正常活动。

肱动脉拔管后的穿刺点压迫技术与桡动脉的压迫技术基本相同。穿刺点用力压迫至少10分钟以上，并不时触诊桡动脉搏动以确定远端至少存在搏动性血流，然后采用弹力加压包扎4～6小时后拆除绷带。

尺动脉穿刺后的压迫止血措施同桡动脉。

（二）特殊止血措施

所有侵入性操作均有可能发生出血并发症。除操作因素外，患者女性、高龄、高

血压、低体重、肥胖及肾功能不全可增加出血的危险;凝血功能障碍患者失血的危险性也较大。主动脉瓣关闭不全的患者因脉压比较大,外周血管搏动比较大,容易导致穿刺点愈合不良。医源性相关的出血性危险因素包括使用抗血小板药物、抗凝药物及溶栓药物。穿刺口径大的血管比口径小的血管更容易发生出血事件,股动脉穿刺出血的危险性较桡动脉、肱动脉明显增加。

1.桡动脉入路的出血并发症及止血 桡动脉穿刺点出血可导致前臂肿胀,一旦发生应尽快使用弹力绷带缠绕前臂,起到局部压迫止血效果。必要时停用低分子肝素。

如发生骨筋膜室综合征时,应立即停用低分子肝素或肝素类抗凝药,然后将患肢放平、制动,脱水治疗。严重者可切开减压或穿刺减压。

经桡动脉介入(TRI)也可能会导致颈部及纵隔血肿,这是TRI特有的并发症,但发生率极低。发生原因是导丝误入颈部较小的动脉分支后,导致远端破裂。如果经桡动脉介入治疗过程中,患者出现胸部不适、血压和心率不稳定的情况,介入医师应警惕血肿形成的可能,并应与造影剂过敏、迷走神经反射、肺栓塞和支架内血栓形成进行鉴别。一旦血肿形成,应停止抗凝和抗血小板治疗,必要时给予输血治疗。同时,密切观察患者的呼吸情况以明确气管受压,如患者呼吸困难进行性加重,应进行抢救和手术治疗。

2.肱动脉入路的出血并发症及止血 肱动脉穿刺点出血也可以导致前臂肿胀,病情较重时可引起骨筋膜室综合征。有时因肱动脉损伤也可以引起上臂肿胀。但因上臂组织比较疏松,一般不会发生骨筋膜室综合征。常规用弹力绷带包扎后,可以有效止血。

3.股动脉入路的止血 股动脉穿刺点出血并发症包括局部血肿、腹膜后血肿、假性动脉瘤破裂等。目前使用单壁穿刺技术减少了出血并发症的发生。

(1)腹膜后血肿:若穿刺位置过高,穿刺点在腹股沟韧带以上,又有动脉前、后壁穿透或损伤时,出血或血肿可上延至腹膜后引起腹膜后血肿。此时一般出血量大,早期难以发现,往往等到有血压下降(BP<90/60mmHg)而快速补液后血压仍不能维持时,才会怀疑;若有贫血貌、血红蛋白或血细胞比容降低伴穿刺侧下腹部疼痛或压痛,基本可确诊。需快速扩容(0.9%盐水、右旋糖酐Ⅳ)和配血、输血,停用抗凝药物;同时在腹股沟韧带上方高位动脉穿刺点处压迫止血。经此处理,大多数出血患者均获显效,若无效,则应请外科行动脉缝合止血。也有使用外周血管球囊堵住出血部位止血成功的报道。

(2)假性动脉瘤破裂:如果血肿在动脉穿刺处与动脉腔相通,则可形成假性动脉瘤,收缩期血流从动脉内流出到血肿腔内,舒张期可回流到动脉内。体检时局部有搏动性肿块,伴血管杂音即可诊断,血管超声多普勒有确诊价值。血肿一般多在术后数天内形成。由于此瘤壁无动脉壁组织(如中膜或外膜,故被称为假性动脉瘤),它往往不断长大甚至最终破裂。所以,假性动脉瘤一经诊断应积极处理,先用血管压迫器或手加压压迫假性动脉瘤的瘤颈部60分钟,然后加压包扎24~48小时,应确认是否压住了瘤颈部,压迫或包扎后血管杂音消失。同时,应避免压迫静脉引起静脉血栓形成和肺栓塞(观察患肢颜色不要太暗),也应避免压迫力量过大,引起下肢缺血(以足背动脉明确并稍弱为宜)或局部皮肤坏死。经压迫处理无效时,应请外科行假性动脉瘤切除和动脉修补术。假性动脉瘤的形成与穿刺部位偏低有关,一则血管口细小易损伤,二则拔管后因血管周围均为软组织不易压迫止血;也与拔管止血不当已形成了血肿有关,因为血肿启动了内部溶栓活性可溶解封堵穿刺点的血栓,易形成假性动脉瘤。预防假性动脉瘤的关键是准确的股动脉穿刺,以及拔除鞘管后的有效压迫止血和加压包扎。

穿刺部位出血也可进入邻近静脉穿刺点,形成动-静脉瘘。它和假性动脉瘤一样,多在数天内出现,有不断增大和破裂的危险,常需要外科修补,也可先试用压迫的方法治疗,效果不确定。诊断依据穿刺区域听到连续性血管杂音。经手术发现,动-静脉瘘与穿刺部位过低并同时穿透了邻近的小静脉分支有关,其预防在于准确的穿刺技术。

三、数字减影技术与冠状动脉造影

所谓减影技术就是将人体同一部位的两帧影像相减,从而得出它们的差值部分。不含造影剂的影像称为掩模像或蒙片,注入造影剂后得到的影像称为造影像或充盈像。掩模像是要去减造影像的影像,而造影像则是被减去的影像,相减后得到的影像是减影像。而冠状动脉造影血管显像就是将减影像中骨骼和软组织等背景影像消除,只留下含有造影剂的血管影像。

(一)冠脉造影的适应证

冠脉造影的主要目的是明确有无冠状动脉疾病、选择治疗方案和判断预后。

(1)有心绞痛症状的患者,尤其是药物治疗无效或者通过无创检查发现有高危因素的患者应行冠状动脉造影术。

(2)对拟行瓣膜性心脏病或先天性心脏病手术的中老年患者,也应行冠状动脉造影术。

(3)不明原因胸痛的患者。

(4)有心脏病危险因素和不典型心绞痛症状的患者。

(5)不稳定心绞痛中、高危患者需早期(发病72小时内)行冠状动脉造影,极高危濒临心肌梗死的患者需紧急(发病2小时内)行冠状动脉造影以确定治疗策略(表3-2)。

表3-2 不稳定型心绞痛(UAP)的危险分层

危险分层	标准
高危	至少符合以下一项
	持续进行性胸痛(>20分钟)
	肺水肿
	静息心绞痛伴ST段动态改变>1mm
	伴有新出现的或原有二尖瓣反流杂音增强的心绞痛
	伴有第三心音(S_3)或新出现的啰音或原有啰音增加的心绞痛
	伴有低血压的心绞痛

续表

危险分层	标准
中危	无高危因素，但符合以下条件 已缓解的持续（＞20分钟）静息心绞痛 静息心绞痛（＞20分钟，休息或含化硝酸甘油可缓解） 卧位心绞痛 伴有T波改变的心绞痛 2周内新出现Ⅲ或Ⅳ级心绞痛 病理性Q波或多个导联出现ST段压低≤1mm 年龄＞65岁
低危	无高中危因素，但符合以下条件 心绞痛发作频率、严重程度或持续时间增加 低运动负荷即诱发的心绞痛 住院前2周至2个月内新出现的心绞痛 心电图正常无变化

（二）冠状动脉造影的禁忌证

（1）不能解释的发热。

（2）未治疗的感染。

（3）血红蛋白＜80g/L的严重贫血。

（4）严重活动性出血。

（5）活动性脑卒中患者。

（6）尚未控制的严重高血压。

（7）洋地黄中毒。

（8）严重的电解质紊乱。

（9）既往有造影剂过敏但事先未使用过糖皮质激素治疗的患者。

（三）冠状动脉解剖及冠状动脉造影投照体位

1.左冠状动脉解剖　左冠状动脉发自主动脉左冠状窦，左主干直径为3～6mm，然后前行分出前降支和回旋支，前降支的主要分支为对角支和间隔支。间隔支约成90°从前降支分出，不同患者，间隔支的直径、数量和分布差异很大。对角支经过心脏的前侧面，其数量和直径在不同患者之间也有很大的差异，90%以上的患者有1～3根对角支（图3-4），仅有1%的患者没有对角支。如果在造影中没有发现对角支，应高度怀疑对角支闭塞。观察对角支起始部通常选用左肩位（左前斜60°＋头位30°）或蜘蛛位。

约有37%的患者左主干发出前降支、回旋支和中间支。约有78%的患者前降支绕过左心室心尖部至膈面。另有22%的患者前降支终止于心尖部或心尖之前，这类患者的右冠状动脉通常较为粗大。

回旋支起自左主干的分叉部，向下经过左房间沟并发出1～3根钝缘支，供应左心室游离壁。钝缘支起始部以下的回旋支远段通常更为细小。回旋支也发出1～2根心房支，这些血管供应左心房的侧面和后面。最好的投照体位为左右前斜＋足位，或后前

位，或后前位＋足位。

2. **右冠状动脉解剖**　右冠状动脉起源于主动脉根部的右冠状窦，其位置稍低于左冠状窦，右冠状动脉向下经过右房室沟走向房室交叉部。右冠状动脉的第一个分支为圆锥支。在约50%的冠脉中，圆锥支起自右冠状动脉口或开口2～3cm处，并向前、向上经过右心室流出道朝向前降支。右冠状动脉第二个分支为窦房结动脉，支配右心房或左右心房。右冠状动脉的中部通常发出1支或1支以上的中等大小的锐缘支，这些血管支配右心室前壁。右冠状动脉远端分支血管为后降支，后降支起自房室交叉部附近，向前在后室间沟中经过，并发出若干细小的下间隔支。在房室交叉部附近，右冠状动脉远端通常发出细小的房室结动脉，并向上供应房室结（图3-4）。

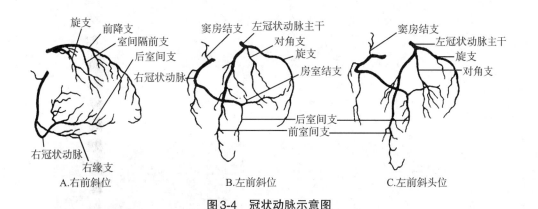

图3-4　冠状动脉示意图

3. **冠状动脉旁路血管解剖**　从主动脉至右冠状动脉远端或后降支的大隐静脉桥血管位于主动脉的右前侧壁，距离右冠状窦上方约2cm处。

至前降支的大隐静脉桥血管位于主动脉前壁，距左冠状窦上方约4cm处。至钝缘支的大隐静脉桥血管位于主动脉左前侧壁，距左冠状窦上方5～6cm处。

左内乳动脉起源于左锁骨下动脉，距左锁骨下动脉约10cm处向下发出左内乳动脉。

4. **冠脉造影的投照体位（图3-5）**　以充分暴露为原则，即使冠脉造影正常的患者，也应该进行多角度投照（图3-6、图3-7）。

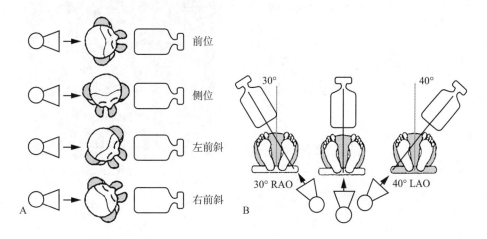

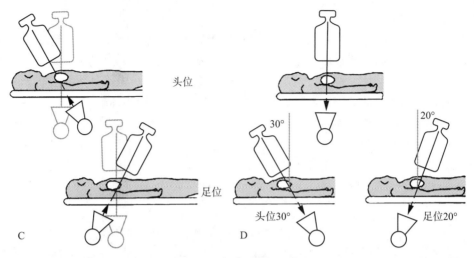

图3-5 冠脉造影的投照体位

（摘自霍勇，方唯一.卫生部心血管疾病介入诊疗技术培训教材 冠心病分册［Z］.北京：卫生部医政司，2009：016.）

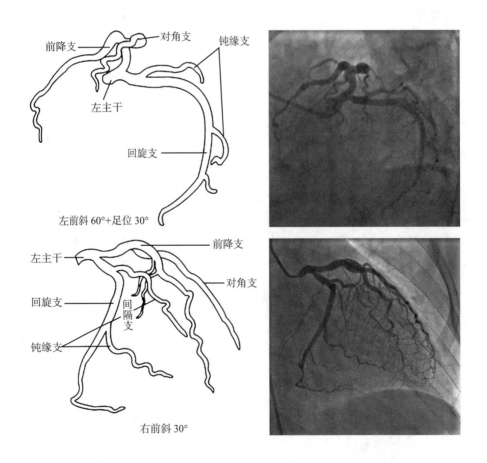

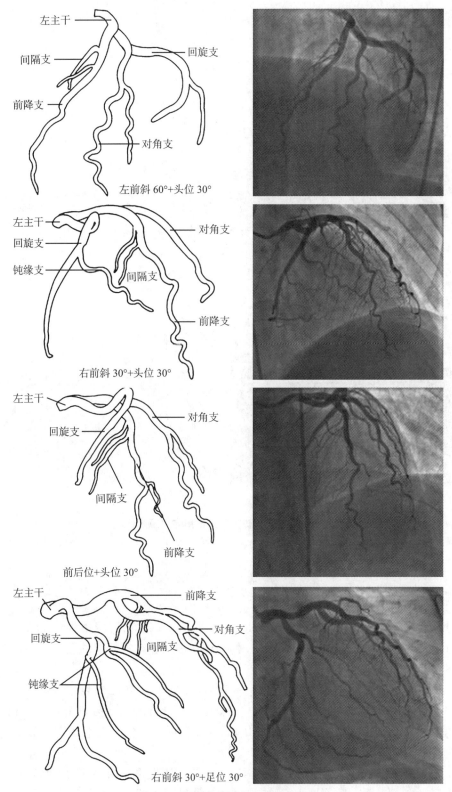

图 3-6 左冠脉造影常用体位及影像

(摘自霍勇,方唯一.卫生部心血管疾病介入诊疗技术培训教材 冠心病分册[Z].北京:卫生部医政司,2009:017.)

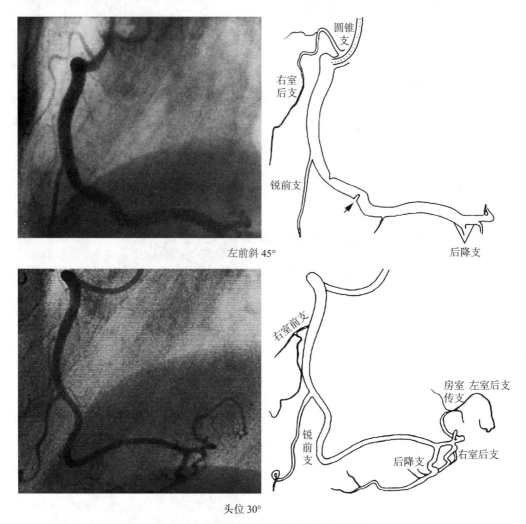

图 3-7 右冠状动脉造影常用体位及影像

[摘自 Nobuyoshi M.Experience is the best teacher [J].Catheterization and Cardiovascular Interventions,2000,49(1):85.]

(四)冠脉造影和左心室造影的操作

冠脉造影的导管包括 Judkins、Amplatz 导管,有些病变可以使用多功能管。在进行冠脉造影时,必须确保造影导管内没有任何气体,以防止空气栓塞的发生,同时需要严密观察冠脉内压力的变化。

1. Judkins 导管　根据第一弯曲至第二弯曲的长度,分为 3.5、4.0、4.5、5.0、6.0 等不同类项。常用的为 Judkins 4.0,分为左 Judkins、右 Judkins。左 Judkins 导管可自行进入或稍作调整即可进入左冠脉开口;右 Judkins 导管需要放置至右冠状窦底部缓慢顺时针旋转并回撤而进入右冠脉开口。

在进行冠脉造影时,必须严密观察冠脉内压力,当发现压力降低时,必须将造影导管撤离冠脉口。当造影导管进入冠脉口时,应"冒烟"(即轻轻少量注射造影剂,因造影剂被血流迅速冲散,类似于风吹烟雾的影像,业内习称"冒烟")观察造影管的顶端是否和冠脉同轴，严重不同轴时，应适当调整。

在行冠脉造影时，注射造影剂应当均匀中速注射。在行左冠脉造影时，每次需要4～6ml造影剂；在行右冠脉造影时，每次需要3～5ml造影剂。右冠脉细小，不宜快速注射过多的造影剂，以防心室颤动的发生。

2. Amplatz导管　当主动脉高度扩张或者冠脉开口异常时，Judkins导管不能到位，可选用Amplatz导管。Amplatz导管方向的控制性比较好，其第二弯曲可坐在主动脉根部，因此Amplatz导管可以旋转到360°的任何一点。Amplatz导管可分为左、右两大类，也可分为Ⅰ、Ⅱ、Ⅲ等种类。一般多采用Amplatz导管Ⅰ进行冠脉造影。

步骤：沿导引钢丝送入Amplatz导管至升主动脉，推送导管使之坐在Valsalva窦内，然后适当缓慢旋转即可进入左或右冠状动脉口；撤离Amplatz导管时，应当注意：推送Amplatz导管时，导管尖端朝上并有脱离冠脉口的倾向，后撤Amplatz导管时，导管尖端朝下并有深插进入冠脉的倾向。因此在撤离Amplatz导管时，应有稍向前推送的动作，然后缓慢小角度旋转Amplatz导管，安全撤出冠脉口后，再拉出体外。

3. 桥血管造影

（1）大隐静脉桥血管造影：右冠脉静脉旁路开口在前，位置最低。左前降支和回旋支静脉旁路开口于升主动脉的侧壁，左前降支静脉旁路的开口位置最低，回旋支静脉旁路最高。大隐静脉桥血管造影时通常采用右前斜30°位置，将右Judkins导管的尖端顺钟向转向升主动脉的前侧方，导管的尖端指向图像的右侧，上下移动导管，便可以进入大隐静脉桥血管-左前降支或者大隐静脉桥血管-回旋支。

右冠脉静脉旁路血管造影：当右Judkins导管进入升主动脉时很容易自动跳入静脉桥血管，此时术者感觉到导管被卡在升主动脉。如果Judkins导管不适用，可选择多功能管，取左前斜45°，将多功能管的尖端转向升主动脉的前壁，顺升主动脉的前壁推送导管便可进入右冠静脉桥血管。

（2）内乳动脉造影：左内乳动脉造影分为两个步骤。首先将导管送入左锁骨下动脉；然后将导管插入左内乳动脉。右Judkins导管是最常用的导管，完成右冠脉造影后，可直接用右Judkins导管行内乳动脉造影，第一步：取小角度右前斜或后前位，将右Judkins导管置于主动脉弓处，其尖端朝下，然后逆时针旋转，导管弹入左锁骨下动脉；第二步：如果没有阻力，可在小角度左前斜或后前位继续推送导管超过左内乳动脉开口，顺时针旋转导管使其头端向下，再将导管回撤，回撤过程中导管的头端便可落入左内乳动脉的开口。为了避免在推送过程中损伤左锁骨下动脉的可能，建议在导管进入左锁骨下动脉后，即插入导引钢丝，将导丝送至腋动脉，然后顺导丝送入导管，撤出导丝，边退导管边注射造影剂，一旦发现左内乳动脉的开口便注射造影剂，同时迅速移动造影床，紧跟左内乳动脉直到与前降支的吻合口。如果右Judkins导管找不到左内乳动脉，可选用左内乳动脉导管，此导管的尖端成90°，可钩住内乳动脉。在行内乳动脉造影时，患者常发生剧烈胸痛，疼痛常在10余秒内消失。

4. 左心室造影　常用猪尾巴导管和多功能管进行左心室造影。

在右前斜30°将猪尾导管推送至主动脉根部。缓慢适度旋转猪尾巴导管，使导管的圈向上，然后轻轻推送导管即可进入左心室。有时猪尾巴导管无法进入左心室，可沿导丝送入导管至主动脉根部，并使圈弯向上，后撤导引钢丝，造影管也可以跳进左心室。

也可以先将导引钢丝送入左心室，然后沿钢丝将导管送至左心室。

（1）体位

1）右前斜30°：观察高侧壁、前臂、心尖部和下壁室壁运动。

2）左前斜45°～60°加头位20°～30°：观察侧壁和室间隔室壁运动。

3）左前斜45°加头位30°：四腔心，可观察室间隔后1/3处的室壁运动。

4）左前斜60°加头位30°：观察室间隔前2/3、膜部室间隔和左心室流出道。

（2）左心室室壁运动异常可分为室壁运动低下、室壁运动消失、反常室壁运动等。

1）室壁运动低下：左心室壁某一壁段的运动减弱但没有完全消失，又称收缩无力或收缩低下。

2）室壁运动消失：左心室壁某一壁段的运动完全消失。

3）反常室壁运动：左心室壁某一壁段在收缩期反常膨展、突起。

（3）左心室造影的并发症：①心律失常，特别是室性心动过速、心室颤动；②心肌染色：多为一过性，若穿孔可导致心脏压塞；③空气栓塞。

四、老年冠心病冠脉病变特点及造影分析

老年冠心病患者冠脉多呈现复杂病变，多见钙化和弥漫性病变，单纯A型病变少见。

（一）狭窄

冠状动脉狭窄是冠状动脉病理改变中最常见和最具特征性的表现。

狭窄的评估可以通过肉眼、量化冠脉造影、冠脉内超声等方式进行。冠脉狭窄可用狭窄直径减少的百分比或者狭窄面积减少百分比来表示。肉眼评估时多用直径减少百分比表示；直径狭窄50%，相当于面积狭窄75%。

大于50%的直径狭窄和大于75%的面积狭窄通常认为可以在运动中诱发血流下降，大于85%的直径狭窄可以引起静息时血流下降；如果一根血管有数个程度相同的狭窄，其对血流的影响呈累加效应。如在前降支只有一个50%的狭窄，可能临床症状不会太多，但如果有两个以上的50%的狭窄，则临床意义与90%的狭窄相同。在一条心血管上有数个不同程度的狭窄，应以最重的狭窄为准（图3-8）。如果狭窄程度相同，长管状狭窄对血流的影响大于局限性病变。

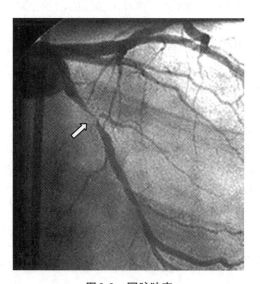

图3-8 冠脉狭窄

（引自：张博，冠状动脉造影基础与图像解析）

根据ACC/AHA的建议，冠脉病变分为A、B、C型3种（表3-3），其中B型又分为B1、B2型（仅符合一项B型病变特征的为B1型，符合2项或以上的B型病变特征的为B2型）。

表3-3 ACC/AHA冠脉病变分型建议

A型	B型	C型
局限性病变（<10mm）	长管状病变（10～20mm）	弥漫性病变（>20mm）
向心型病变	离心型病变、近段血管中度扭曲病变	近段血管过度扭曲的病变
非成角病变（<45°）	中度成角病变（>45°且<90°）	严重成角病变（>90°）
较少或无钙化病变	中度至重度钙化病变	大于3个月的闭塞病变和（或）出现桥侧支血管
非完全闭塞病变	小于3个月的闭塞病变	
非开口病变	开口病变	无法对主要分支血管进行保护的病变
主要分支血管未受累病变	需要两根导丝的分叉病变	
非血栓病变	血栓性病变	退行性静脉桥血管病变

（二）钙化（视频1.冠状动脉左主干及前降支钙化）

冠状动脉钙化是指钙质在冠状动脉管壁内或粥样硬化斑块内沉积。

冠脉造影对钙化的识别低于IVUS。一部分患者在X线下可以观察到沿血管走行的条状影，其亮度和大小反映了钙化的程度（图3-9）；冠脉造影可显示造影剂或支架以外的低密度影（图3-10）。视频显示：注射造影剂前即可见沿血管走行的低密度条状钙化影，注射造影剂后，可见造影剂在低密度条状钙化影走行的血管中流动，证实条状钙化影沿血管走行。

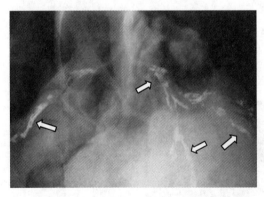

图3-9 冠状动脉钙化，其X线表现为沿血管走行的高密度条状影

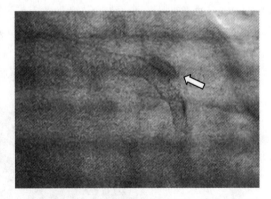

图3-10 冠状动脉外膜钙化，其造影表现为支架外低密度块状影

（三）溃疡

冠状动脉溃疡是指冠状动脉粥样硬化斑块逐渐破坏而使血管壁形成缺损。

多在急性冠脉综合征患者中发现溃疡，其造影表现为"龛影"（图3-11）。

（四）瘤样扩张

冠脉瘤样扩张也是动脉粥样硬化的结果，但也见于冠状动脉炎。在冠脉造影时表现为瘤样扩张（图3-12）。血管扩张的纵向长度＜7mm称为冠状动脉瘤，血管扩张的纵向长度＞7mm称为冠状动脉瘤样扩张。

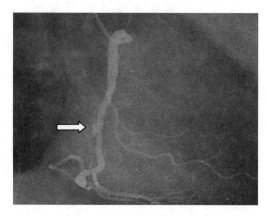

图3-11　冠脉溃疡造影表现

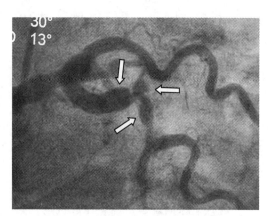

图3-12　冠脉瘤样扩张造影表现

（五）夹层

冠状动脉夹层是指冠状动脉内膜及其斑块在外力作用下或自发地发生撕裂，造影可见管腔内有被造影剂隔离的充盈缺损。

自发性夹层较为少见。在介入治疗过程中尤其是球囊预扩张病变时，经常出现冠脉夹层。有时在造影时也会发生冠脉夹层。

根据冠脉夹层的形态学不同，可分为：A型夹层，注射少量造影剂或造影剂清除后无滞留，冠脉腔内出现局限性线形透光区（图3-13）；B型夹层，冠脉管腔内出现与血管平行的条状显影；C型夹层，血管壁外造影剂滞留；D型夹层，螺旋形夹层（图3-14）。

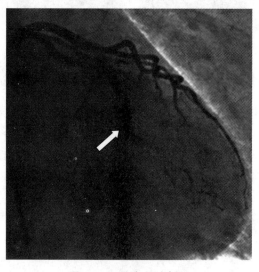

图3-13　冠脉A型夹层

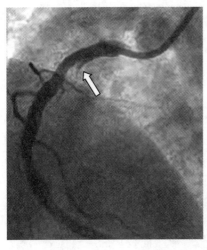 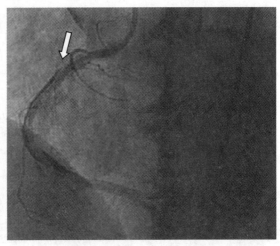

图 3-14　冠脉 D 型（螺旋形）夹层

在上述类型中，A 型和 B 型夹层预后较好，很少发生血管急性闭塞，C 型和 D 型夹层预后差，尤其是 D 型，易出现血管急性闭塞。

（六）血栓

冠状动脉血栓性病变是指急性、亚急性血栓在冠状动脉内形成。

血栓性病变最常见于急性冠脉综合征患者。其冠脉造影表现为冠脉腔内"磨玻璃样改变"或者出现充盈缺损。与 IVUS 相比，冠脉造影对较小血栓的识别敏感度较低（图 3-15、图 3-16）。

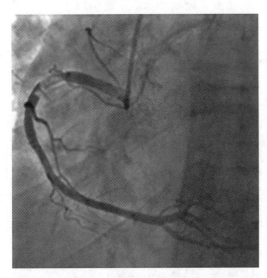 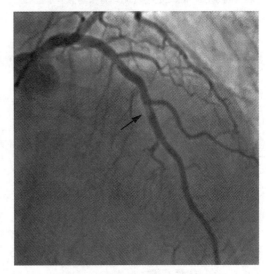

图 3-15　冠脉出现充盈缺损　　　　图 3-16　冠脉出现充盈缺损

［摘自 Dominguez-Erquicia P, Dobarro D, Raposeiras-Roubín S, et al. Multivessel coronary thrombosis in a patient with COVID-19 pneumonia［J］.European Heart Journal, 2020, 41（22）: 2132.］

（七）心肌桥（视频2.可降支近半段心肌桥）

心肌桥是指应该走行于心脏表面的冠状动脉的某一节段先天地被心肌所覆盖，覆盖在冠状动脉上的心肌称心肌桥。被心肌覆盖的冠状动脉节段称壁冠状动脉，习称"桥血管"。

心肌桥血管段由于其上肌束的压迫，在心脏的收缩期血管受压明显，在舒张期恢复正常或受压程度减轻。与冠脉痉挛不同，在注射硝酸甘油后，心肌桥血管段受压会更加明显。心肌桥多见于前降支中段，但是在对角支、回旋支和右冠脉也可以出现心肌桥。

（八）痉挛（视频3.右冠状动脉痉挛）

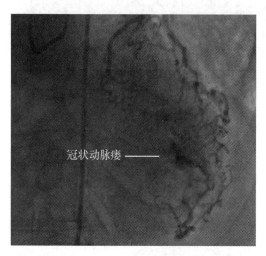

图3-17 回旋支-左心室冠状动脉瘘

冠状动脉痉挛是指冠状动脉自发或受到导管等刺激而发生的局限性或弥漫性收缩，造影显示冠状动脉某一节段不同程度狭窄，移除导管等刺激因素或冠脉内注入扩血管药物可使痉挛解除，狭窄消失。

在冠脉造影过程中经常出现冠脉痉挛，同时伴有心前区不适或胸痛症状，原因多为造影导管或其他器械刺激血管所致。当怀疑冠脉痉挛时，应冠脉内注射硝酸甘油（100～200μg），1～2分钟后再在同一投照体位进行冠脉造影。

（九）冠状动脉瘘（图3-17）

冠状动脉瘘是指冠状动脉与右侧心腔、冠状静脉（或冠状静脉窦）、肺动脉干及左侧心腔异常沟通的畸形。

大部分冠状动脉瘘患者无任何临床症状。但有一些患者可能出现心前区不适、疼痛、感染性心内膜炎、充血性心力衰竭或动脉瘘破裂。90%以上的患者存在左到右的分流：41%的冠状动脉瘘引流入右心室，26%引流入右心房，17%引流入肺动脉，3%引流入左心室，1%引流入上腔静脉。冠脉造影是证实冠状动脉瘘的唯一方法。

（十）起源异常

冠脉起源异常在总人群的发生率为0.6%～1.3%，包括左冠脉起源于肺动脉，左冠脉开口于右冠状窦（图3-18），右冠

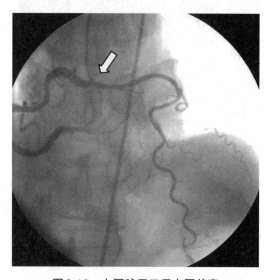

图3-18 左冠脉开口于右冠状窦

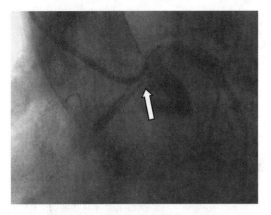

图3-19 右冠脉起源于左冠状窦

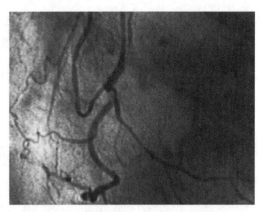

图3-20 右前斜位，起源于右冠脉的回旋支为主动脉后走行

脉起源于左冠状窦（图3-19），回旋支起源于右冠状窦（图3-20）。

左冠脉起源于肺动脉的患者大多数在早期即出现心肌缺血症状，仅有约25%的患者可以存活到青少年或成年，常伴有二尖瓣反流、心绞痛或充血性心力衰竭，主动脉造影可以发现粗大的右冠脉，同时发出侧支供应左冠脉。

左冠脉开口于右冠状窦在冠脉开口异常的患者中所占比例为1.3%，是最常见的冠脉起源异常类型之一，其可导致心源性猝死、心肌缺血和充血性心力衰竭。男性多于女性。其走行方式有4种：①沿前壁走行，左冠脉在右心室流出道之前转向前壁行走；②动脉间行走，左冠脉走行于大血管、主动脉、肺动脉间，此类型预后最差，猝死发生率最高（大于50%）；③沿室间隔走行；④沿后壁走行，左冠脉在主动脉之后沿后下方走行。

五、老年患者冠状动脉造影的并发症及其防治

（一）穿刺并发症

穿刺并发症包括穿刺部位出血、腹膜后出血、血肿、假性动脉瘤和动-静脉瘘等。其中出血和血肿是最常见的穿刺并发症；穿刺部位不当是最常见的原因，尤其是股动脉入路穿刺部位过高，穿刺点在腹股沟韧带以上，导致术后压迫止血困难，严重者可能出现腹膜后血肿。

当周围组织的血肿与动脉有异常的沟通，即形成假性动脉瘤时，体检可以在该部位扪及搏动性肿块，听诊可以闻及血管杂音，血管多普勒超声可明确诊断。如果同时穿透股动脉和股静脉，则形成动-静脉瘘。大多数动-静脉瘘可以在穿刺部听到血管杂音，血管多普勒超声显示动静脉之间有交通的通道即可确诊。

许多老年患者症状体征不明显，如老年痴呆或早期痴呆患者不能正确表达，为了避免穿刺并发症，最重要的是严格、规范、准确地进行股动脉穿刺。如果患者术后出现血压下降、意识淡漠、皮肤湿冷等症状，在排除血管迷走反射、心脏压塞等的同时，应该高度怀疑腹膜后血肿的可能，部分患者可能出现腰痛。极个别老年患者仅以血红蛋白降

低为主要临床表现，CT和超声检查可以发现腹膜后片状血肿。

如果出现假性动脉瘤，可以在血管多普勒超声引导下，压迫假性动脉瘤颈部。当穿刺点无血液流动信号时，加压包扎24～48小时。损伤较小的动-静脉瘘，其处理方式与假性动脉瘤类似，对于较大的动-静脉瘘，局部压迫往往不能使动-静脉瘘闭合，可行血管外科手术治疗。

（二）栓塞性并发症

栓塞性并发症包括血栓栓塞性并发症、动脉粥样硬化斑块栓塞性并发症和空气栓塞性并发症。

造影导管和导引钢丝都是异物，其表面可能形成血栓，血栓脱落则可能形成相应脏器的栓塞，其中以脑栓塞最为常见。另外，由于腹主动脉的粥样硬化斑块较大且易破碎，操作不当，使其脱落也可导致相应的脏器栓塞。

空气栓塞并发症略为常见，多是由于造影系统未充分排气所致。少量空气栓塞患者可能不出现临床症状，部分患者可能出现一过性胸闷，但是当气体量超过1ml时，空气栓塞可能会阻断血流，严重者可导致恶性心律失常，甚至死亡。

为防止栓塞并发症的发生，造影前应充分肝素化（常规经动脉给予肝素2000～3000U），如造影时间超过1小时，应追加2000U，老年人及出血高危的患者造影时间超过1小时，可追加1000U。必须在X线透视下小心轻柔地送入器械，如遇到阻力，应停止，改变方向后再次送入，切忌暴力推送。在每次送入导丝前，必须认真擦洗，使用后将其浸泡在肝素盐水中。在造影剂注射前，必须确保整个造影系统中充分排气。

（三）冠状动脉开口夹层

冠状动脉开口夹层多是由于操作不当所致（如造影导管与冠状动脉未同轴、暴力操作造影器械等），造影导管或在极个别情况下导引钢丝损伤冠脉内膜，可出现冠脉开口夹层，甚至导致血管急性闭塞。

在行冠状动脉造影时，应该密切观察冠脉压力，当出现"左心室化"压力或压力明显下降，说明导管嵌顿或导管尖端同轴性不好，此时不宜注射造影剂，以防夹层或心律失常的发生。这时应撤出导管，重新调整造影导管尖端的位置，使其与冠脉同轴。

（四）造影剂相关并发症

造影剂并发症包括过敏反应、心功能不全和造影剂肾病（contrast-induced nephropathy，CIN）。由于近年来非离子型造影剂的广泛使用，过敏反应尤其是严重过敏反应的发生率明显降低。

CIN（血清肌酐增加＞25%或者其绝对值增加超过0.5mg/dl）可明显增加住院期间和随访期间不良事件。CIN在总人群中的发病率＜1%，但是既往有肾功能不全的患者其发生率为5.5%，而肾功能不全同时合并糖尿病者，其发病率为50%。CIN预后不佳：住院期间死亡率为10%～15%，随访期间死亡率为50%～70%。CIN通常在给予造影剂后24～48小时发生，血清肌酐5～7天后达到峰值，大多数患者于7～10天恢复正常。

CIN危险积分表（表3-4）常用来对CIN进行评估，当积分＞16分时，发生CIN的危险为57.3%，透析的危险增加12.6%。

表3-4　CIN危险积分表

表现	得分		危险积分	CIN危险	透析危险
低血压	5分	累计	≤5分	7.5%	0.04%
IABP	5分				
CHF	5分				
年龄＞75岁	5分		6～10分	14%	0.12%
贫血	4分				
糖尿病	3分		11～16分	26.1%	1.09%
造影剂用量	每100ml记1分				
血清Cr＞132.62μmol/L	4分		＞16分	57.3%累计	12.6%
或：eGFR＜60ml/(min·1.73m^2)	2分：40～60				
	4分：20～40				
	6分：＜20				

目前预防CIN的措施包括：①充分水化［0.9%或0.45%氯化钠，0.5～1ml/(kg·h)，术前3～6小时开始静脉滴注，并在术后6～12小时继续使用］，或者用碳酸氢钠；②口服N-乙酰半胱氨酸；③使用等渗造影剂（碘克沙醇）

第四章

冠状动脉血流储备及其他冠状动脉显影技术

冠状动脉造影对直径狭窄＜30%或狭窄≥80%的生理功能严重程度，即狭窄对相应区域心肌血流量的影响程度可作出较为正确的判断，但对于直径狭窄30%～70%的生理功能严重程度评价的准确性受到一定程度的限制。血管内超声（intravascular ultrasound，IVUS）、光学相干断层扫描（optical coherence tomography，OCT）及血管镜则能更准确地评价血管直径和管腔截面积，但由于血管重构和微血管床的影响，正确评价狭窄对血管生理功能影响的严重程度仍受到限制。多普勒导丝可以测定冠状动脉内血流的速度，但由于大的冠状动脉狭窄或微循环功能障碍均可以使冠状动脉内血流速度降低，故多普勒参数亦不能准确评价狭窄本身对心肌血流的影响程度。冠状动脉血流储备测定是冠状动脉病变生理功能评价的较好方法。

一、冠状动脉血流储备的理论基础

冠状动脉内血流速度或流量可以准确反映心肌获得的流量。冠状动脉内压力测定是一种间接评价冠状动脉内血流的方法，ACC/AHA 2005年PCI指南推荐将冠状动脉跨狭窄压力参数作为冠状动脉病变生理功能的评价措施。

（一）冠状动脉循环和调节

1.冠状动脉血管临床解剖　冠状动脉系统由直径几毫米的较大冠状动脉到直径400μm的分支呈树枝样的较小冠状动脉，以及直径＜400μm的小动脉和毛细血管组成。正常的心外膜冠状动脉对血流并不产生明显的阻力，称为管道血管，心外膜冠状动脉的这种生理特征是测定冠状动脉血流的重要条件。直径＜400μm的动脉称为阻力血管，在生理或药物的作用下能够扩张，这对调节不同状态下的心肌血流量至关重要。人类冠状动脉阻力血管可分为两部分：①直径100～400μm的前小动脉，其张力受冠状动脉流量、扩张压力和肌源张力的控制，也受自主神经系统和内皮功能的调节；②直径＜100μm的小动脉，主要受灌注压和心肌代谢的影响。毛细血管床是由相互连接的直径约为5μm的细小血管组成的网状结构，具有扩张的性能，受其内压和邻近肌细胞的收缩状态的影响。侧支血管可将不同冠状动脉间的血管网连接起来。这种未发展的侧支血管在出生时就已存在，出生后在不同刺激作用下可以逐渐发展。心外膜冠状动脉狭窄时，侧支血管开放，到心肌的侧支血流量逐渐增加。因此，心外膜冠状动脉狭窄时，相应区域心肌的血流量包括狭窄冠状动脉的前向血流量和来自侧支血管血流量的总和，即心肌的血流量与狭窄冠状动脉的血流量明显不同。

2.心肌血流量的调节　心外膜冠状动脉正常时，冠状动脉流量等于心肌流量。由于静息状态下心肌的氧摄取能力已接近最大，因此当氧需要量增加时，氧摄取已经不能进一步增加,故冠状动脉循环只能通过增加血流量来满足心肌氧需要量的增加。

影响心肌血流量的因素如下:

(1) 自动调节:是一种当灌注压在一定范围内变化时维持血量恒定的内在机制。若冠状动脉横截面积狭窄<85%,静息冠状动脉血流量仍在正常范围,虽狭窄加重,冠状动脉微循环血管扩张,仍可维持静态血流量正常。当管腔横截面积狭窄≥75%时,充血相血流量明显降低。

(2) 血管外压力调节:心室收缩峰压力、舒张末期压力、心率和收缩力都可独立作为血管外压力来增加冠状动脉阻力,特别是有狭窄存在时,这种作用更明显。

(3) 神经调节:交感和副交感神经均影响心肌血流量,交感神经兴奋时心肌血流量增加,副交感神经兴奋时心肌血流多减少。

(4) 冠状动脉内皮:在正常状态下,内皮细胞可以释放许多血管活性物质,特别是NO。缺氧、凝血酶、血小板活性物质及剪切力增加等可以刺激NO等内皮活性物质合成和释放增加,诱发内皮下平滑肌细胞舒张,降低血管张力,增加心肌血流量。

3.血流储备的概念 当冠状动脉被阻塞几秒钟后,小冠状动脉平滑肌开始舒张,阻塞被解除时,冠状动脉血流量将有大幅度的增加,可达阻塞期间流量缺额的3~5倍,这种现象被称为反应性充血,即冠状动脉流量储备。

临床上常用的概念如下:

(1) 绝对流量储备(coronary flow reserve,CFR):即充血相与静息相的流量比值,正常时充血相的流量应是静息时的4~6倍。

(2) 相对血流储备(relative coronary flow reserve,rCFR):是狭窄冠状动脉(或支配区心肌)与邻近正常冠状动脉(或支配区心肌)最大充血相流量的比值,正常值为"1"。

(3) 分数流量储备(fractional flow reserve,FFR):即狭窄冠状动脉(或支配区心肌)的最大充血相流量或压力与假设同一冠状动脉(或支配区心肌)完全正常时的最大流量或压力比值,以正常值的分数形式表达,正常值为"1"。

(二)冠状动脉血流储备的测定原理和意义

1.多普勒导丝及血流速度测定原理 多普勒作用是指声源方向与声音频率之间的关系,即面向声源方向时频率较高,而背向声源方向时声音频率低。将能感受频率变化的压电晶体镶嵌在PTCA导丝的头端,制成多普勒导丝,将其送入冠状动脉内,感受血流频率的变化,以频谱的方式表现。血流速度改变恢复频率,导致多普勒位移。电子回路的特殊分析允许持续记录多普勒位移,根据物理公式,可以计算血流速度。

由于速度和容积流量间有直接关系,血流量等于血管横切面积和平均流速的乘积,因此,在血管的横切面积相对一定的状态下,流速的变化可以反映冠状动脉血流量的变化。

2.正常血流速度频谱 冠状动脉血流具有典型的周期性特点,即舒张期流量大,频谱高;收缩期流量小,频谱低。

正常情况下,左冠状动脉近端舒张期峰值流速为40~80cm/s,收缩期峰值流速为10~20cm/s,右冠状动脉血流速度比左冠状动脉低15%~20%;左冠舒张期、收缩期流速比值＞1.8，右冠舒张期优势不明显；正常冠状动脉CFR＞3；左前降支近端舒张期流速积分比右冠状动脉近端高。

3. FFR的评价及临床意义　FFR是在冠状动脉血管最大扩张和心肌充血状态下，通过测定冠状动脉狭窄近端和远端的压力，利用压力流量方程式计算获得的反映冠状动脉狭窄功能的流量储备指标。计算公式如下：

$$FFR = 狭窄时最大心肌血流量 / 正常最大血流量$$

利用诊断导管或导引导管经液体压力感受器测得近端正常血管的压力Pa，用压力导丝测量狭窄远端的压力Pd，心肌血流储备分数（FFRmyo）＝Pd/Pa。

FFR的优点：①狭窄特异性指标；②重复性好；③不受血流动力学参数变化的影响，心率、血压和心肌收缩力的变化对FFR没有影响；④可用于三支血管病变患者；⑤包括侧支循环的血流量，心肌的血流包括狭窄冠状动脉的前向血流量和侧支循环的血流量；⑥便于临床应用。在诊断和介入导管操作中容易进行测量，即导丝＋注射器＝FFR。

FFR的局限性：①微血管病变。微血管病变存在时，FFR被高估，FFR本身不能评价微血管病变。②冠状动脉窃血。为准确地评估由狭窄血管提供侧支的心肌区域的侧支流量储备分数，应静脉给予血管扩张剂。③冠状动脉痉挛。FFR不能评价这种现象。④中心静脉压力。中心静脉压力明显增高时，可能影响FFR测定值。

实验和临床研究证实，FFR的正常值为1，若FFR＜0.75，提示狭窄能引起严重的缺血事件，PTCA后FFR恢复，＞0.90；支架术后FFR应恢复正常，＞0.95。

二、冠状动脉血流储备的测量

（一）CFR的测量

进行多普勒血流测定时，可经诊断导管或导引导管将多普勒导丝送入冠状动脉狭窄的远端，使探头位于狭窄以远3～4cm处，调整方向获得稳定的血流速度频谱，测定基线血流参数后，冠状动脉内或静脉内给予血管扩张剂，记录药物峰作用时血流参数。值得注意的是，血管横截面积的变化对CFR的影响，提倡在测量CFR前，冠状动脉内注射硝酸甘油100～200μg。若测量rCFR，则应将Doppler导丝送入狭窄冠状动脉的远端测量最大充血状态下的平均峰值流速，再用同样的方法测量正常冠状动脉的平均峰值流速，然后计算二者比值。

（二）FFR的测量

1. 零点校正和定标　FFR通过冠状动脉内压力测量而获得，冠状动脉内压力需要用压力导丝测量。每一条压力导丝在使用前都应该进行体外零点校正和定标。这一过程完成后，将压力导丝沿诊断导管或导引导管送入冠状动脉开口处，通过上下微调导管压力换能器的高度，使导管和压力导丝测得的压力相等。若最初两条压力相差10mmHg以上，建议重新校对压力导丝。在两条压力曲线记录的压力相等或仅差1～2mmHg时，为零点校正成功。

2. FFR的测量和技术要点　零点和冠状动脉口处的压力校对成功后，操纵压力导丝通过狭窄处使感受器位于狭窄远端3～5cm管腔内，在最大充血状态下同时记录两条压力曲线及其平均压力。经导管记录的平均压是Pa，压力导丝记录的平均压为Pd，FFR = Pd/Pa。为准确记录主动脉压力，建议使用6F或7F导管；若使用大直径或带侧孔的导管，应将其后撤离开冠状动脉口，以免嵌顿血流诱发压力降低或假正常导致FFR被高估或低估。此外，从导丝上撤除导引针并关紧Y连接器。评估冠状动脉开口病变、单支多处及弥散血管病变或提示存在冠状动脉内窃血时，最好静脉内给予血管扩张剂。冠状动脉内使用血管扩张剂时，应确保药物被注射入冠状动脉，最好重复2～3次，避免使用带侧孔的导管。测量结束后，后撤导丝至冠状动脉口再次校对两条压力曲线相等。

（三）最大充血相的诱发药物和常用药物

CFR和FFR都应该在微血管床最大扩张（心肌最大充血）状态下完成。

1. 冠状动脉内给予罂粟碱　冠状动脉内注射罂粟碱被认为是诱发冠状动脉最大扩张和心肌最大充血的金标准。常用剂量为左冠状动脉12～15mg，右冠状动脉8～10mg，快速注射，作用高峰在给药后30～60秒，持续时间也为30～60秒。其副作用有QT间期延长和T波变化，偶可见多形性室性心动过速发生。由于罂粟碱与离子型造影剂合用易发生浑浊，故应与真正的非离子型造影剂合用。

2. 冠状动脉内给予腺苷或三磷酸腺苷　腺苷通过血管平滑肌腺苷A2受体产生血管扩张作用，其不依赖于心肌代谢的需要。冠状动脉内注射腺苷是非常安全的，允许在几分钟内重复使用。ATP有与腺苷类似的性质。腺苷的常用剂量为每次左冠状动脉20～40μg，右冠状动脉15～20μg，给药后10秒钟作用达高峰，充血相仅持续5～15秒，30秒作用消失，常不能达到稳定状态。偶有房室传导阻滞发生。一部分人不能获得最大充血状态，有高估FFR的可能性。

目前临床上采用逐渐增量的办法，右冠状动脉每次给予40μg，左冠状动脉每次给予60μg。如果FFR在临界值附近，用量可每次增加20～30μg，至最大用量每次150μg。ATP在体内降解为腺苷后发挥血管扩张作用，而并非通过ATP的内皮依赖性血管扩张或作用于嘌呤P2受体起作用。尽管如此，研究证实ATP诱发血管最大扩张的药物剂量并不需要增加，而是与腺苷相同，作用达高峰和持续时间及其药物的不良反应也类似于腺苷。

3. 静脉内应用腺苷或ATP　通过中心静脉输注腺苷可在1～2分钟获得稳定的最大充血状态，几乎在所有患者的所有冠状动脉均能获得最大充血相，并可测得很理想的压力曲线。其作用在停药后1分钟内消失，因此便于重复使用。常用剂量为140～180μg/（kg·min），一般需要给药3～6分钟，很少诱发明显的房室阻滞，输注期间血压会降低10%～15%，患者可有类似心绞痛样胸痛。应注意，有阻塞性肺疾病的患者不宜使用腺苷。ATP可以作为腺苷的替代品，较少发生胸部不适。其用法、用量、作用达峰时间和消失时间及注意事项均与腺苷相同。

4. 静脉内给予双嘧达莫　双嘧达莫0.56mg/kg输注4分钟，可诱发持续的充血效应，但许多患者不能获得最大充血相。提高剂量至0.75mg/kg，尽管可使绝大部分患者获得最大充血相,但往往伴有明显的低血压和其他副作用。用药后充血作用可持续20分钟,故也不利于在短期内重复使用。

(四)正常值和临界值

1. CFR和FFR的正常值和范围　CFR可反映冠状动脉微血管床的最大扩张能力,基于其生理学特征,CFR的正常范围应在3～6。

根据FFR的定义,在任何一个患者和任何一个冠状动脉,FFR的正常值都应该是1,健康志愿者的FFR为0.94～1.0。

2. 临界值和可靠性　临界值是指判断血管的狭窄使狭窄血管生理功能受影响的严重程度的分界值。动物和临床研究证实FFR＜0.75,即当狭窄使心肌最大血流量减少至正常的75%以下时,可导致严重的心肌缺血,提示狭窄有明显的血流动力学意义。

以FFR≥0.75判断心肌有无缺血的敏感度、特异度、阳性预测值、阴性预测值和准确度分别为88%、100%、100%、88%、93%,换句话说,FFR＜0.75的患者均有心肌缺血发生,而FFR≥0.75时,仅有12%的患者可能有心肌缺血发生。

研究发现,狭窄面积＞70%、最小管腔直径(MLD)＜1.8mm、最小管腔面积(MLA)＜4.0mm^{2}和病变长度＞10mm是FFR＜0.75的最佳预测值。

三、冠状动脉血流储备测量的意义

冠状动脉血流测量可有效用于冠状动脉生理功能的评价,技术上安全可行,在评价冠状动脉临界病变的严重程度、介入治疗的近远期疗效和研究冠状动脉微循环等方面有重要作用;当冠状动脉狭窄远端多普勒导丝测得的CFR＜2.0、rCFR＜0.8、狭窄段P/D＜1.7(狭窄近、远端流速比值)、DSVR＜1.8(舒张、收缩流速比值)或压力导丝测得的FFR＜0.75时,提示该狭窄有血流动力学意义,可引起明显的心肌缺血,有助于决定临界病变治疗策略的选择;冠状动脉血流参数也有助于评价介入术后即刻和中远期疗效。

2005年ACC/AHA PCI治疗指南中建议:在有心绞痛、冠脉造影显示直径狭窄30%～70%的临界病变的患者,多普勒导丝和冠状动脉内压力测定可用于评价狭窄生理功能的严重程度,并可代替无创性张力试验(ⅡaB);用于评价PCI是否成功,以生理功能的恢复程度预测发生再狭窄的风险(ⅡbC);用于评价有心绞痛但冠脉造影无明显"罪犯"病变的患者(ⅡbC)。

1. 评价冠状动脉临界病变的血流动力学意义:多因素分析显示CFR是预测临界病变患者临床事件的唯一独立危险因素。

2. 评价PCI治疗的近远期疗效:FFR是PCI患者术后各种事件的明显独立预测因素;建议支架术后即刻FFR应恢复大于0.95。

3. 评价单支血管多处的"罪犯"病变。

4. 评价侧支循环血流量:球囊阻塞血管时测定远端的冠状动脉边缘压(Pw),可反映侧支循环的血流量,Pw/Pa＝0.30为其临界值。

5. 指导多支血管病变的介入治疗;判断多支病变的"罪犯"血管是对医师的一个挑战,FFR可作为判断指标。FAME研究比较了根据血管造影和根据FFR测定值决定多支血管病变PCI策略的结果，1年随访发现FFR引导的PCI患者有较低的主要不良心脏事件（MACE）发生率，而两组死亡、心肌梗死、CABG和再次PCI的发生率类似。

6. 评价分叉病变"坐牢"分支的血流动力学意义：分支病变在主支置入支架后，被"禁闭"的分支血流量的减少程度可以通过测定FFR值来评估。研究提示，主支支架后分支QCA直径狭窄＜75%时，FFR均＞0.75；狭窄＞75%时，也只有20%有血流动力学意义。因此提示，分叉病变分支是否需要介入处理可通过测量FFR确定。

7. FFR与IVUS的比较：一般来说，FFR更适用于确定临界狭窄病变的功能意义评价，而IVUS更适用于病变的解剖特点、血管大小、斑块位置和支架释放的理想性评价。

四、冠状动脉血流储备测量的解读

1. 梗死相关动脉的FFR　心肌梗死后，由于心外膜或阻力冠状动脉不适当的收缩、远端血管床的栓塞、阻力血管的顿抑、微血管的部分闭合及心肌肌块的减少，可导致FFR被高估。急性心肌梗死后，因为梗死区微血管床的阻力必然存在不均一性和可变性，因此FFR的预测能力在理论上有些受限。但是，心肌梗死恢复期残余存活心肌的FFR仍是狭窄存在时最大流量与无残余狭窄时最大流量的比值。研究提示，梗死相关动脉的FFR≥0.75可以排除可逆性心肌缺血（敏感度为85%，阴性预测值为87%），FFR＜75%常可提示（但不总是）残余心肌缺血（敏感度为81%，阳性预测值为77%），介入处理后心功能会得到一定程度的恢复。

2. 左心室肥厚患者的FFR　左心室肥厚时，血管床的增加与肌块的增加并不成比例，导致心肌血管床的正常血流储备降低。用0.75的FFR临界值可能并不适合于判断左心室肥厚时有无心肌缺血，也许FFR的临界值更高。因此，左心室肥厚时，FFR的意义解读应慎重。

3. 静态或运动诱发冠状动脉痉挛　FFR不能反映静态、运动或情绪负荷期间血管张力改变相关的缺血产生的状态，然而大多数由血管张力引起的心肌缺血状态对内科治疗都有高度的反应性。

五、血管内超声显像

冠状动脉造影技术利用造影剂充填的管腔轮廓的改变间接反映冠状动脉壁上的病变，对管腔狭窄程度的判断依赖邻近正常的参照血管，而动脉粥样硬化病变常为弥漫性，被作为参照的血管节段的冠状动脉往往存在粥样硬化病变，加上在病变的发生发展过程中血管本身常以重构的方式发生扩大（正性重构）或挛缩（负性重构），因此冠状动脉造影技术无论在定性还是在定量评价冠状动脉粥样硬化病变方面均存在方法学上的局限性。

血管内超声（intravascular ultrasound，IVUS）是近年来发展起来的新型的超声显像技术，其研究始于20世纪60年代，直到80年代中期才取得较大进展，90年代初应用于临床，解决了常规冠状动脉造影的不足，它对冠状动脉血管可360°横截面显像，研究表明，冠状动脉内超声可以清晰显示血管腔形态、血管壁及粥样硬化斑块形态学特征；可以精确测量血管腔径及截面积；了解粥样斑块形态及性质比冠状动脉造影具有明显的优越性，离体及在体研究均显示IVUS评价管壁斑块的组成成分与病理组织学组成成分的高度一致性。首次实现在活体上对冠状动脉进行定性、定量显像。其特点为直观、准确，被认为是诊断冠心病新的"金标准"。

（一）仪器和成像原理

IVUS主要由带微型换能器探头的导管和成像系统组成，超声导管主要有两种设计类型，即机械旋转型和电子相控阵型，机械旋转型导管的缺点是如果在弯曲的血管段，驱动轴的不均匀转动将导致图像的变形，以及连接晶体的导线产生的声影引起图像回声的失落。电子相控阵型导管的缺点是图像分辨率较机械探头稍差，在导管周边存在超声的死区。

IVUS导管顶端带有微型化的压电晶体超声换能器，即探头（probe），当受到交变电场激发时快速振动发出超声波。超声波在超声介质中呈束状传播，当遇到具有不同声阻抗（acoustic impedance）的两种介质的界面时产生散射（scattering）和反射（reflection），反射的超声波碰击压电晶体时产生电信号，传递到图像处理系统。根据超声波在探头与界面之间的往返时间和在介质中的传播速度可以计算出探头与反射界面的距离。由于组织的性质不同，对超声的吸收和反射不同，不同组织之间存在声学的界面，因此可以根据接收到的超声信号的强弱以不同灰阶的形式显示出来，据此判断病变的性质和程度，这是IVUS二维超声显像的基本原理。由于单一的换能器发出的超声呈扇形，因此需要多个环形排列的换能器才能进行360°的图像成像。另一种方法是旋转换能器或旋转导管顶端的反射镜。血管内超声多普勒检查则是利用多普勒原理计算超声波回声的频率变化（即频移）来探测移动物体如血流的速度。

目前所用的IVUS仪器基本结构相似，由超声导管（ultrasound catheter）、导管回撤系统（pullback system）和超声主机（imaging console）3部分构成。

1.*超声导管* IVUS导管的种类有很多，一般可以根据靶血管来选择超声导管的外径和频率。超声导管的直径多为2.6～3.5F（0.87～1.17mm），适合于冠状动脉或周围血管（如腹主动脉）的成像需要，用于冠状动脉内的超声导管直径多为2.6～3.2F（0.87～1.07mm）。超声导管的核心部件是安装于导管顶端的压电晶体换能器。一般来说，换能器发放的超声频率越高，其分辨率（resolution）越高，但穿透力（penetration）就越低。用于冠状动脉内显像的超声探头的频率较高（20～45MHz），适合于近距离成像。轴向（axial）和侧向（lateral）的分辨力（resolution）分别为100～120μm和200～250μm，探测深度为8～20mm，其分辨率和穿透力取得较好的平衡，能对冠状动脉病变提供高质量的图像。频率过高时血液中红细胞的大量散射可能产生较多的伪差，同时声束的穿透力减低；而频率较低的晶体其分辨力随之下降，一般只用于心腔内和主动脉内的超声显像（9MHz）。

根据超声导管晶体换能器的构成不同，IVUS导管主要分为两种：机械旋转型（mechanically rotating transducer）和电子相控阵型（electronically switched multi-element array transducer）（图4-1）。

（1）机械旋转型：机械旋转型探头利用外置的马达和驱动轴旋转安装于导管顶端的单一压电晶体换能器，旋转速度通常为1800转/分，可以每秒30帧的速度成像。目前所应用的机械旋转型超声仪器主要为美国波士顿科学（波科，Boston Scientific）公司的

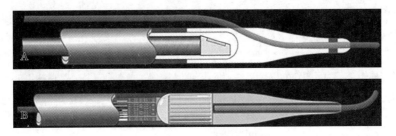

图 4-1　IVUS 导管模式图

A. 机械旋转型；B. 电子相控阵型

iLAB、ClearView 和 GALAXY 2 系统，波科公司的 IVUS 导管（Atlantis SR Pro）与 iLAB 成像系统配套，操作更方便（图 4-2、图 4-3）。带有超声换能器的导管在保护鞘内旋转，可避免对血管的损伤，进行检查时，保护鞘保留在血管腔内，启动马达旋转和回撤保护鞘内的超声导管。在将机械旋转型导管送入体内之前，一定要排除导管保护鞘内的空气，否则空气会影响声波的传导而导致图像质量明显下降甚至无法产生图像。目前所用的导管均采用单轨形式，经 0.014in 的导引导丝送入需要成像的节段。导管前端的单轨部分较短，导管也较柔软，因此通过扭曲和严重狭窄病变的能力相对较差，此时可因导管的不均匀旋转而产生图像变形，即不均匀旋转伪像（non-uniform rotational distortion，NURD）；位于超声探头周围的导丝也可被成像，即导丝伪像（guide-wire artifact），对这两种情况应加以识别。

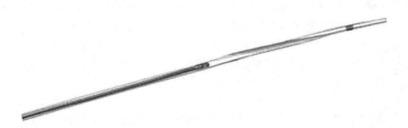

图 4-2　波科 IVUS 导管（Atlantis SR Pro）外形图

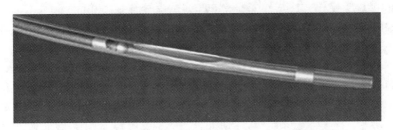

图 4-3　波科 IVUS 导管（Atlantis SR Pro）顶端放大图

（2）电子相控阵型：电子相控阵型探头采用环行安置于导管顶端的 64 个换能器，导引导丝的轨道作用较好，导管的推送能力较优。目前由美国 VALCANO 公司（原为 Endosonics 公司）生产。由于没有活动的部分，电子相控阵型超声导管不会产生 NURD，但可能产生明显的环晕伪像（ring-down artifact），需在导管探头送出指引导管但在刚进入冠状动脉时加以去除此伪像。新一代的电子相控阵型血管内超声图像质量已有明显的提高,与机械旋转型无显著的差别。

利用电子相控阵型IVUS成像系统,还可以根据病变回声性质的不同,标上各种颜色,分别代表不同性质的病变,即虚拟组织学成像(virtual histology,VH),可进一步明确斑块的组织学成分,帮助识别不稳定的病变。图像处理系统负责将接收到的超声信号处理后在荧光屏上实时显示图像。随着技术的改进,目前所用的图像处理系统均有血管实时三维重建功能。要实现此功能,需要采用经马达控制的自动回撤系统,以0.5～1.0mm/s的速度匀速回撤导管以采集系列图像,图像处理系统可进行不同矢状面的血管纵轴成像,用于判断病变的长度、累及范围和与分支血管的关系。

2. 导管回撤系统　随着技术的改进,目前所用的图像处理系统均可以使用自动回撤系统。设置基准点(如边支、静脉、钙化或纤维化沉积物)后自动回撤,其优势体现在:①有助日后回顾时能够清楚地知道探头所在位置;②便于序列研究时的前后对比;③使用IVUS测量病变长度指导介入治疗时,自动回撤系统是唯一准确和可重复的方法。但自动回撤系统也有其局限性,尤其是冠状动脉开口和分叉病变,狭窄最严重的部位往往只有0.5～2mm。这种情况下,进行机械自动回撤以后还需要对严重狭窄部位进行手工回撤检查以便仔细观察。通过恒速马达匀速回撤导管,行进速度可控制在0.5～1.0mm/s,多数使用0.5mm/s。对采集到的系列图像进行处理,并实时进行血管三维重建。

3. 超声主机　通过电子线路控制超声导管顶端的晶体发射和接收超声信号,并对接收到的超声信号进行处理,在荧光屏上实时显示血管的横断面超声图像。通过成像主机可以选择超声导管的类型、频率和测量深度,并由键盘输入患者的有关信息,还可以进行二维图像定量分析,测量血管的直径和面积。所有图像可采用录像带和数字化光盘进行记录和保存,以便回放分析,且均配备打印设备。

(二)操作方法

1. IVUS导管推送过程　通过0.014in的导引导丝(guide wire)将IVUS导管送至靶病变部位的远端,操作方法与快速交换PTCA球囊导管基本相同。

2. 图像方位的确定　进行序列检查(serial studies),轴向标志物的选择非常重要,轴向标志物可以选择在血管内,也可以选择在血管周围(如边支、静脉、钙化或纤维化沉积物)。Hausmann等通过对2207例IVUS检查的分析认为,IVUS导管经由左主干(LM)进入前降支(LAD)或回旋支(LCX)之前就应确定图像的方位。进入LAD,LCX应位于9点的位置;进入LCX,LAD应位于3点的位置。根据这个定位,进入LAD,对角支应位于图像左边8～12点的位置,间隔支应位于图像下方2～8点的位置;进入LCX,钝缘支应位于图像右边0～6点的位置。

图像方位确定以后将IVUS导管送入靶病变远端,图像质量调整到最佳,然后开始录像。

3. IVUS导管回撤过程　一般采用从远端往近端以一定的速度连续回撤(手动或自动)的方法进行检查,然后对感兴趣的部位再进行手动重点检查,尤其是在使用自动回撤装置时中间不要随意停顿，否则会影响重建图像的准确性，将图像记录在光盘或录像带上，可供事后分析。通过自动回撤（速度一般为 0.5～1 mm/s）装置，可计算观察血管段的长度。

通过上述操作过程可以观察到血管内及血管壁的情况，进行一系列的定性和定量分析，明确冠状动脉硬化斑块的特性，测量血管和斑块的径线，计算血管狭窄程度和观察血管段长度。

（三）操作过程中的注意事项

由于 IVUS 导管本身具有一定的直径，在冠状动脉狭窄病变严重时会明显加重或诱发心肌缺血，在检查时需要注意检测患者的病情包括压力、心电图和症状等，尤其是左主干或开口部位病变严重时需要控制检查时间，防止冠状动脉堵塞造成严重后果。机械旋转型导管排出空气的操作必须在体外进行。回撤导管过程中"Y"形止血阀不宜旋得过紧，需要注意保持指引导丝位置固定，尤其是回撤电子相控阵型 IVUS 导管时。冠状动脉内注射 200μg 硝酸甘油可以减少导管刺激可能诱发的血管痉挛。加用 3000U 肝素可预防血栓的形成。

1. IVUS 导管外径比多数 PTCA 球囊导管大，因此对扭曲和严重狭窄病变的通过能力较差，因此在操作过程中导引导管需要保持相对固定以提供较好的支撑力。

2. 导引导丝的尖端需置于靶病变远端，而 IVUS 导管不能载于导引导丝软垂的尖端向前推送，而且为便于 IVUS 导管通过扭曲和狭窄病变，应选用支撑力强的导丝。

3. 为了避免血管损伤，IVUS 导管应该尽量避免送入细小血管的远端。

4. 进行支架测量时动作需轻柔，避免损伤支架。

（四）IVUS 图像判断

1. 正常冠状动脉　冠状动脉在超声下往往是 3 层结构，但与组织学上的内膜、中膜、外膜不完全对应，3 层结构代表的是不同的声学界面（图 4-4）。

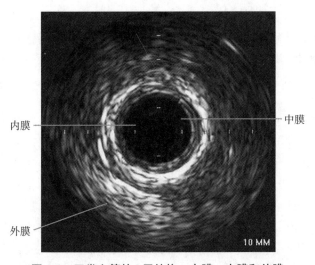

图 4-4　正常血管的 3 层结构，内膜、中膜和外膜

（1）最内层包括内膜（intima）和内弹力膜（internal elastic membrane），在病变血管还包括动脉粥样硬化斑块（atheroma）。相对于管腔和中膜，内层增厚或有斑块时回声相对较强。

（2）中间层是中膜（media），超声下多显示为无回声层。在某些病例，由于内膜或外弹力膜（external elastic membrane，EEM）强反射的影响，中膜图像可能看不到。而在另一些病例，由于信号衰减及内弹力膜弱反射的缘故，中膜图像看起来比较厚。

（3）最外层包含外膜（adventitia）和外膜周围组织（periadventitial tissues），由于二者回声强度相近，超声下往往无法鉴别，可呈特征性的"洋葱皮"样表现。

尸体解剖研究发现，人体冠状动脉内膜厚度从婴儿到5岁平均为60μm，30岁为220μm，40岁为250μm，而中膜的厚度随年龄增长一般保持不变，约200μm。目前的IVUS导管分辨力不足以充分显示厚度＜100μm的内膜，因此年轻人或来自年轻供体移植心脏的冠状动脉可能看不到3层结构（约50%）。

2. 冠状动脉粥样硬化病变　在IVUS上表现为管壁上不同程度的斑块形成，内膜和内膜下组织明显增厚，占据部分管腔。IVUS可评价动脉粥样硬化病变的分布范围、严重程度和病变的组成成分。

（1）IVUS图像的定性分析：IVUS图像根据所显像组织的回声特性进行定性判断。回声的特性与纤维的含量有关，纤维含量越多，斑块的回声越强，钙化病变的回声最强。IVUS对病变组织特性的确定和病理检查结果有良好的相关性。其中对钙化病变判断的敏感度和特异度均很高，但IVUS对检测血栓性病变的敏感度较低，不如血管内镜。

IVUS图像上通常将斑块内的回声与血管周围代表外膜或周围组织的回声进行比较，以确定斑块的软硬程度。

"软"斑块指斑块的回声较周围组织要低，代表斑块内脂质含量较多，然而破裂的斑块内容物溢出后留下的空腔、斑块内出血、壁内血肿或斑块上的血栓或坏死组织也可以表现为低回声，结合临床情况进行判断。

纤维化斑块的回声强度中等，回声密度介于软斑块和钙化斑块之间，而与外膜及外膜周围组织的回声相似。

钙化病变回声最强，并伴有下方的声影，钙化组织引起的声影往往影响其下方结构的显影和定量测量的准确性。钙化病变可分为表浅钙化和深部钙化。

纤维斑块和钙化斑块一般称为硬斑块。

混合性斑块是指斑块含有一种以上回声特性的组织，也有人将其描述为纤维钙化斑块或纤维脂质斑块。

血栓性病变在IVUS上表现为管腔内的团块，可表现为分层、分叶，通常回声不均匀，有斑点状或闪烁状回声，血栓组织可呈分层现象，两者的回声密度可有明显差异。

根据斑块在管壁上的分布，IVUS图像上将病变分为偏心性和向心性，如斑块最厚部分的厚度超过最薄部分的2倍，或存在无斑块的管腔，则视为偏心性斑块，否则为向心性斑块。早期的动脉粥样硬化病变以偏心性多见。

还可以根据病变回声性质的不同，标上4种颜色，分别代表四种不同性质的病变：深绿色代表纤维斑块，浅绿色代表纤维-脂质斑块，白色代表钙化性病变，红色代表坏死组织，即虚拟组织学成像（virtual histology，VH），与病理研究相比，两者具有良好的相关性。可进一步明确斑块的组织学成分,帮助识别不稳定的病变。

(2) IVUS图像的定量测定:IVUS图像上有两个非常清晰的声学界面,一个是内膜和管腔之间,另一个为中层和外膜之间,代表外弹力膜(external elastic membrane,EEM),这两个分界线是测量时的主要参考。

管腔(横截)面积(lumen cross sectional area,LCSA):是指内膜表面所包含的面积。

血管面积(external elastic membrane cross sectional area,EEM CSA):是指外弹力膜包含的面积。

由于IVUS图像上很难确定内弹力膜的位置,因此无法测定组织学上斑块的面积(即以内膜表面和内弹力膜为边界的面积),常利用EEM CSA和LCSA计算得到的面积(斑块+中膜)来代替斑块面积,由于中膜面积在其中占的比例很小,因此对实际斑块面积的测定值影响很小。

最小和最大管腔直径分别指经管腔中心测定直径的最小值和最大值。

最小和最大血管直径分别指经管腔中心测定的以EEM为界的直径的最小值和最大值。

常用的计算公式:

$$斑块与中膜面积 = EEM\ CSA - LCSA$$
$$管腔面积狭窄率 = (参照节段 EEM\ CSA - 最小 LCSA)/参照节段 EEM\ CSA$$
$$斑块负荷(plaque\ burden) = 斑块与中膜面积/EEM\ CSA \times 100\%$$

斑块负荷与管腔的面积狭窄率有所不同,前者指同一截面上斑块在血管面积(EEM CSA)中所占的比例;而后者指与参考节段比较得出的管腔狭窄程度。

当病变部位发生明显的正性重构,即血管发生代偿性扩张时,通过IVUS测定得到的斑块负荷要大于管腔面积狭窄率。

重构指数(remodeling index,RI):是指病变处EEM CSA与参照下血管EEM CSA之比。一般将病变处近端和远端10mm内最接近正常的部位(管腔面积最大处)作为近端和远端参照血管,病变处和参照血管之间没有大的分支血管汇入,参照血管平均面积为近端参照血管EEM CSA和远端参照血管EEM CSA之和的平均数。RI>1为正性重构,RI<1为负性重构。

对钙化病变可依据钙化组织在周长上占的象限进行半定量测定。钙化分度:0度为无钙化;Ⅰ度为1°~90°;Ⅱ度为91°~180°;Ⅲ度为181°~270°;Ⅳ度为271°~360°。

3.心肌桥的IVUS图像 心肌桥是比较常见的先天性冠状动脉解剖病变,是指冠状动脉及其分支的某个节段走行于室壁心肌纤维之间,在心脏收缩期出现暂时性的管腔狭窄甚至闭塞,舒张期冠状动脉的受压减轻或消失,造影上呈现挤奶现象。行走于心肌下的冠状动脉称为壁冠状动脉,其上方的心肌称为心肌桥。

心肌桥的IVUS特征:壁冠状动脉管腔收缩期管腔缩小,舒张期增加,且心肌桥在IVUS图像上均有特征性的围绕壁冠状动脉一侧的半月形的回声区或无回声区,该回声区具有高度特异度和敏感度,存在于几乎所有的心肌桥的部位,称为半月现象。进一步的定量测量发现，大部分的壁冠状动脉直径和面积即使在舒张期仍小于其远端的参照节段。

4. IVUS图像的伪像　常见的伪像包括环晕伪像、导丝伪像、不均匀旋转伪像、血液回声、图像的几何扭曲。

（五）临床应用

1. 诊断方面的应用　IVUS图像可以提供精确的定性和定量诊断。

（1）早期病变的检出：冠状动脉粥样硬化病变形成早期出现代偿性扩张即正性重构，直到管腔面积狭窄40%左右时出现失代偿，开始出现管腔的狭窄，因此在病变早期管腔可无明显狭窄。冠状动脉造影检出早期病变的能力有限。

当造影结果不能解释临床症状时，如造影无明显狭窄的急性冠脉综合征等，应对临床怀疑的"罪犯"血管进行IVUS检查，常能识别发病原因，避免误诊和漏诊。IVUS也可以用于鉴别血管的痉挛和斑块，尤其是对造影显像不满意的部位如血管的开口等。病变的偏心性和正性重构是导致无法识别或低估病变狭窄程度的主要原因。

（2）造影无法正确判断或临界病变：对于左主干病变而言，一般认为最小管腔面积界限值为6.0mm^2，最小管腔直径的界限值为3.0mm，而其他主要分支近段血管的最小管腔面积界限值为4.0mm^2，通常认为如果病变部位的IVUS测量值小于上述界限值，则进行血运重建干预是合理的。

（3）不稳定性斑块的检出：不稳定斑块糜烂、破裂引发的血栓形成和（或）血管痉挛所导致的管腔狭窄程度急剧加重是ACS的主要发病机制。易损斑块的特征：薄的纤维帽、斑块内含有丰富的脂质、巨噬细胞含量丰富。

IVUS图像下易损斑块的特征：斑块内脂核的面积＞1mm^2，或脂核占斑块的面积比＞20%，且纤维帽的厚度＜0.7mm。斑块破裂容易发生在斑块的肩部，即正常管壁和病变的交界处。

IVUS研究在ACS患者中，除"罪犯"病变外，其"罪犯"血管的其他部位或其他血管中可能存在一个或一个以上的斑块破裂，提示ACS患者的整个冠脉系统均可能处于不稳定状态。

VH-IVUS在不稳定斑块的研究中有独特的价值，特征包括破裂斑块和薄纤维帽纤维脂质斑块，后者的定义为局限性且富含坏死核心（坏死核占斑块面积比＞10%），无明显的覆盖其上的纤维组织，且斑块负荷≥40%。

（4）斑块进展、消退的研究。

（5）移植心脏血管。

（6）主动脉疾病：发现主动脉夹层破裂的位置，指导治疗。

（7）评估慢性肺栓塞病变。

2. 在介入治疗中的应用　指导治疗，监测并发症。

（1）确定斑块的性质和范围以帮助治疗方法的选择。

（2）研究介入治疗扩大管腔的机制：对大多数患者来说，球囊扩张所引起的夹层分离是其扩大管腔最主要的机制，而斑块的挤压或再分布所引起的管腔扩大并不常见，定向旋切和高频旋磨扩大管腔的主要机制是斑块的消除。

(3）指导介入过程：支架置入理想的IVUS标准包括支架贴壁良好；支架最小的截面积与正常血管LCSA之比＞0.8；对称指数（支架最小直径与最大直径之比）＞0.7。指导定向旋切，避免过度切割引起血管穿孔等并发症；指导冠状动脉慢性完全闭塞（CTO）病变的治疗，判断导丝是否位于血管真腔内及发现开口部位闭塞的位置。

（4）晚期贴壁不良：晚期获得性支架贴壁不良（late acquired incomplete stent apposition，LAISA；late stent malapposition，LSM）是指在随访过程中新发现的贴壁不良；LSM的主要发生机制是由于置入支架部位血管扩张，导致EEM CSA的增加值超过支架周围"斑块＋内膜"面积的增加值；支架与血管壁之间血栓病变的溶解也是发生LSM的另一机制；发生LSM部位支架内皮化不完全，可能与DES术后迟发晚期支架内血栓（late late stent thrombosis）的增加有关。

（5）支架内再狭窄的晚期评价。

（6）支架断裂：发生于血管扭曲较大的部位。

（六）血管内超声的局限性

IVUS对图像的判断依赖于相邻组织间声阻抗的差别，图像的重建基于来自组织的声反射，而不是真正的组织。不同组织的声学特性（回声密度）可能相同。IVUS不能可靠地识别血栓，可靠性不如血管镜。IVUS的分辨率有时不足以分辨较小的斑块纤维帽的破裂、支架的内皮化情况等。

（七）基于IVUS的显像新技术

1. 机械性张力评估：IVUS弹性图可以测定血管壁的机械张力特性，是对射频信号分析的扩展。
2. 造影剂血管内超声可进行新生血管和分子显像。

六、OCT及血管镜

（一）OCT的成像原理和仪器

OCT的技术成像原理和IVUS相似，不过OCT用光代替了超声，利用先进的光纤干涉仪和能发射低能量、宽带的波长为1320nm的近红外光的光源，通过微型化导管技术，将成像光纤导丝送入冠状动脉内，可以提供冠状动脉的二维横截面图像，甚至可以进行三维重建，由光源发出的光经光纤送出后分为两束，分别为采样束和参考束，采样束采集的反射光由光纤通道接收。在干涉仪中，从采样部分得到的光和参照光相结合，发生的干涉模式反映了采样部分的物理学特性。与血管内超声相同，采样束旋转360°即可得到二维图像。根据不同组织的光后散射、反射指数的不同，不同组织在OCT图像上表现为不同的密度和回声，从而可用于组织学定性。脂肪组织和肌肉组织的光后反射指数明显不同，OCT也可鉴别脂肪组织和含水的组织，与超声相比，钙化组织对红外光的反射较弱，因此OCT可以显像钙化组织和钙化后病变后方的结构。

由于近红外光的频率和带宽高出目前医用超声信号几个数量级，因此其分辨率远胜于IVUS。通常认为，目前临床上所用的OCT的轴向分辨率为10～15μm，为血管内超声（轴向分辨率为110μm）的10倍。因此，OCT可提供接近于组织学检查的超高分辨率的图像。

OCT成像系统由以下几个部分组成：发射和接收红外信号的成像发动机，用于OCT信息处理并转换成图像的计算机系统，患者的连接系统和导管。目前临床上常用的OCT导管系统由两部分组成：球囊输送导管和成像系统。成像导管将红外光送入需要成像的组织并接收反射回的光信号，送回光发动机。成像导管包括不可旋转的外鞘和其内可旋转的光纤，光纤的顶端装有微透镜，末端15mm不透X线，通过仪器的探头接口部件完成光纤的自动回撤操作。球囊输送导管采用经导丝（over-the-wire）的模式，目的是使成像导管尽量位于血管的中央，并通过球囊的充盈和持续灌注生理盐水的方法提供OCT成像所需的无血液成像区域。球囊输送导管的内腔可以作为导引钢丝、成像导丝和冲洗传送腔使用。

进行OCT检查时，将球囊以0.3个大气压的压力充盈，临时阻断待成像区域的血流，通过灌注腔注入少量的肝素生理盐水或林格液，清除待成像区域的血液。采用球囊导管灌注生理盐水而不是导引导管，可使术者在显像过程中只需要少量的盐水就能得到清晰的显像区域。一次充盈球囊后，光纤自动回撤的最大距离约为55mm。OCT可以30帧/秒的速度实时成像并储存。

（二）OCT对病变性质的确定

OCT能提供正常和病变的冠状动脉的管壁与管腔图像，并和组织学检查的结果良好相关。OCT图像上管壁和管腔的界面非常清晰，并能识别粥样斑块的薄纤维帽。正常的冠状动脉表现为内膜（高反射或信号强）、中膜（低反射或信号弱）和外膜（高反射）之间有清楚的分界。富含脂肪和坏死组织的斑块表现为动脉壁内低反射密度的结构，边界不清，而主要由胶原组成的纤维斑块表现为高反射密度，信号均匀一致。钙化病变也表现为低反射密度的结构，但有相当锐利的边界。

体外研究的结果显示，OCT对不同性质病变判断的敏感度（71%～96%）和特异度（90%～98%）较高，其中对纤维钙化斑块和富含脂质斑块的敏感度高于纤维斑块，而对富含脂质斑块的诊断特异度稍逊。OCT对纤维帽厚度的定量测定与组织病理学的测定相关性良好。

2019年，首次在人体内应用组合式IVUS-OCT导管。此外，2019年提出了偏振敏感OCT成像系统在人体内的应用，这种方法有望更好地描述斑块特征，并对其成分进行更详细的评估。

（三）OCT的临床应用

OCT接近于组织学的超高分辨率，对斑块的薄纤维帽和斑块破裂的识别能力使其可能成为临床上早期发现易损斑块和破裂斑块的最佳技术。在不稳定斑块的识别中，OCT对病变内脂质结构的识别也有重要的临床应用价值。

OCT有可能使在体观察病变内的巨噬细胞聚集情况成为可能；用于评价药物或介入治疗手段对病变结构和血管形态的影响，评价支架置入后的扩张情况、贴壁情况和支架内的内膜增生情况。

（四）OCT的局限性和安全性

OCT可导致心肌缺血，不能显示冠状动脉开口部位，穿透性差，大于4.0mm的血管成像较差。

（五）血管镜的操作技术及注意事项

目前使用最多的是Baxter-Edwards冠状动脉内镜，组成部分包括高能量光纤显像束（由超过2000根纤维组成）、储存和回放系统。其能通过8F的导引导管，采用单轨技术经过0.014in的指引导丝送入冠状动脉，与血管成形术相比，冠状动脉内镜导丝较硬，对导引导管和导丝的支撑力要求较高。

血管镜检查时要求视野内无血液，因此血管镜的近端带有堵塞球囊。在检查过程中，轻轻充盈血管镜上的球囊而堵塞近端的冠状动脉，同时通过高压注射器注射温生理盐水或林格液，就可以得到无血的视野。通常，显像的时间（即球囊充盈的时间）应该限制在45～90秒，使心肌缺血降低到最低程度。

血管镜只能提供管腔表面的形态学资料，并不能观察到管壁内部的病变的深部结构，也不能进行病变狭窄程度的定量分析。不过血管镜对某些病变（如血栓）的识别能力有独特的优势，有一定的临床研究和应用价值：

1. ACS中区分不同类型的血栓。
2. 指导静脉桥血管的介入治疗。
3. 介入治疗效果的评价、预后与预测。
4. 支架表面内皮化的评价。

但血管镜不能提供血流和血管管腔截面的定量资料，不能用于显像主动脉——冠状动脉开口处的病变和前降支、回旋支近端的病变（由于堵塞左主干的血流即使是暂时的也是不安全的）。检查过程中阻断血流，可能发生心肌缺血；并发症包括夹层分离、急性闭塞。球囊破裂偶可引起血管穿孔，操作不当可引起气栓。

第五章

老年冠心病PCI相关药物的运用

老年冠心病介入治疗的复杂性不仅体现在手术难度，更体现在术中及手术前后的用药上：老年冠心病冠状动脉复杂病变多见，且合并症多、全身情况差；与青壮年患者相比，既容易出血，也容易出现血栓。因而对年冠心病PCI相关药物的运用，应特别给予关注。

一、血小板的活化及常用抗血小板药

血小板活化是生理性凝血的关键步骤，其过度反应可导致血栓。抗血小板活化药物通过抑制血小板的黏附、聚集、释放等机制，广泛用于临床防治心脑血管疾病。

介入治疗常并发血栓生成：冠状动脉粥样硬化斑块处的内皮细胞常有功能障碍；ACS患者的"罪犯"病变通常有内膜损伤、原发撕裂、溃疡形成的不稳定病变；介入治疗时的球囊扩张必然导致血管内皮损伤，甚至发生严重的内膜撕裂；置入的支架对血管而言是金属异物，有促血栓作用。因此，如果不采用抑制血小板聚集的药物，介入治疗中及治疗后患者势必发生冠状动脉血栓引起的严重并发症。

血小板的平均寿命为8～11天，主要由肝脏和脾脏清除。

血小板外形呈盘状，内含颗粒，无细胞核；平均直径2～4μm、厚度1μm、体积6.8～13.5fl；其细胞膜由磷脂双分子层和糖蛋白（glucoprotein，GP）受体组成，其中GP Ia/Ib受体与血小板黏附功能有关：通过vW因子的桥联作用使血小板黏附于血管损伤处的内皮下胶原参与初期止血；而GPⅡb/Ⅲa受体则与血小板聚集有关。一个血小板表面有5万～7.5万个GPⅡb/Ⅲa受体，能够识别纤维蛋白原alpha链上的RCD序列，活化后暴露配给结合位点，通过纤维蛋白原聚集众多血小板形成血小板血栓。

血小板内含物是血小板活化的指标，包括alpha颗粒、致密颗粒、溶酶体等。其中alpha颗粒含有β血小板球蛋白（β-TG）、血小板第四因子、凝血敏感蛋白、因子Ⅴ、因子Ⅰ、vW因子等；致密颗粒内含有ADP、ATP、5-HT、Ca^{2+}、焦磷酸盐等；溶酶体中含有多种蛋白水解酶。

血液循环中的血小板在血管内皮细胞结构完整、功能正常的情况下处于非活化状态。当皮细胞完整性遭到破坏、或其功能发生障碍时，血小板与内皮下胶原接触；或者在血管内出现异物的情况下，血小板被激活而在局部黏附、聚集，形成白色血栓，并可导致凝血系统激活，最终因红细胞和纤维蛋白成分增加而形成红色血栓。在分子层面，血小板受胶原、ADP、凝血酶、肾上腺素等刺激后激活，其膜表面磷脂经磷脂酶A2作用产生花生四烯酸，后者在环氧化酶作用下生成前列腺素环内过氧化物前体，再在血栓素合成酶作用下形成血栓素A2。血栓素A2动员血小板内的Ca^{2+}，后者一方面促进血小板脱颗粒释放出ADP，与血小板表面ADP受体结合，介导GPⅡb/Ⅲa受体活化，继发

结合纤维蛋白原而诱导尚未被激活的血小板活化；另一方面抑制血小板内腺苷环化酶的活性，导致能抑制磷脂酶A2和环氧化酶活性的cAMP产生减少，进一步促进血小板的活化过程。另外，磷酸二酯酶促进cAMP转化为AMP，降低其对磷脂酶A2和环氧化酶的抑制作用，也对血小板活化有促进作用。最后，众多活化的血小板通过GPⅡb/Ⅲa受体与纤维蛋白原交联在一起而形成血栓。综上，磷脂酶A2、环氧化酶、血栓素合成酶、磷酸二酯酶等酶类，以及ADP受体和GPⅡb/Ⅲa受体参与血小板活化，成为临床抗血小板治疗的靶点。磷脂酶A2的抑制剂保泰松因为副作用比较明显，已退出临床应用多年。

1. 环氧化酶抑制剂　常用药物为阿司匹林，是目前临床使用最广泛的抗血小板药物。能使环氧化酶丝氨酸不可逆性乙酰化而失去活性。血小板无细胞核，不能产生新的环氧化酶，因此被阿司匹林抑制后永久失活。虽然阿司匹林可通过抑制内皮细胞的环氧化酶导致抗凝物质前列环素减少，但内皮细胞在数小时内可以产生新的环氧化酶而恢复其功能，所以阿司匹林的净效应是抗凝。

阿司匹林用于抗血小板给药每天一次，每次75～325mg。不同的剂量组抗血小板效应相似，区别在于用量较大的起效较快，但消化道副作用及出血发生率较高。与安慰剂组相比，使用阿司匹林不足100mg/d的患者，严重出血发生率为2%左右；使用100～200 mg/d的患者严重出血发生率增至2.3%；若剂量超过200mg/d，则严重出血的发生率高达4.0%。

因此，临床上需要迅速抑制血小板功能（如未使用过抗血小板药物的ACS患者）时，前3～7天可以使用较大剂量（如500mg/d），以后100mg/d维持即可，对于病情稳定的患者则可以不用负荷剂量。

口服阿司匹林最主要的副作用是消化道刺激，甚至引起急性胃黏膜病变，导致上消化道出血。服用阿司匹林期间每年消化道出血的发生率约为5%，多为隐性出血；黑粪发生率约为1%；呕血发生率约为0.1%。阿司匹林可影响尿酸排泄，使痛风加重。消化不良、消化性溃疡、严重痛风是阿司匹林的相对禁忌证。

2. 磷酸二酯酶抑制剂　磷酸二酯酶抑制剂通过抑制cAMP降解从而提高其浓度，抑制血小板聚集。双嘧达莫（潘生丁）作为磷酸二酯酶抑制剂多年前曾在临床广泛应用。其抑制血小板黏附的能力较强，而抑制血小板聚集的作用较弱；且该药抑制血小板的有效剂量须达到300mg/d以上，在此剂量下易出现胃肠道症状、头痛、头晕、面红、心悸等副作用，对于冠状动脉病变狭窄较重者可能导致"窃血"现象，目前已经基本不在临床使用。

西洛他唑可选择性抑制磷酸二酯酶的活性，增加血小板、平滑肌细胞、内皮细胞等内的cAMP含量，从而抑制抗血小板聚集、扩张血管、保护内皮细胞，可有效降低PCI后再狭窄与心血管事件发生。

3. ADP受体拮抗剂（噻吩并吡啶制剂）　ADP受体拮抗剂通过抑制ADP与其血小板受体结合阻止血小板聚集活化。噻氯匹定和氯吡格雷是常见的ADP受体拮抗剂，可抑制血小板活化的瀑布效应，其抗血小板作用远强于阿司匹林。ADP受体亚型P2Y12因与ADP结合后触发更稳定的血小板聚集效应，成为ADP受体拮抗剂的主要研发靶点。

噻氯匹定是第一代P2Y12受体抑制剂（噻吩并吡啶衍生物），在连续口服8～11天后达到最大抗血小板作用；应在介入手术前3～5天开始使用，每日1～2次，每次

250mg，与食物同服。其副作用包括胃肠道不适（腹泻、腹痛、恶心、呕吐）、皮疹、肝功能异常等。最严重的副作用包括白细胞减少（发生率约为2.4%），甚至粒细胞缺乏症（发生率约为0.8%），多发生在用药最初3个月内；虽然停药后多数可在1～3周逆转，但也有发生严重感染、脓毒血症甚至死亡的报道。罕见的副作用包括血栓性血小板减少性紫癜，可导致患者死亡，一旦发生须立即进行血浆置换治疗。因此在使用噻氯匹定最初3个月内必须1～2周复查1次血常规。

第二代P2Y12受体抑制剂氯吡格雷是噻氯匹定衍生物，但对血常规的影响显著减少，作用快，目前在临床上已基本取代噻氯匹定。择期手术患者术前3～4天开始，每日75mg口服；急诊介入患者可在术前服用负荷剂量300～600mg。口服负荷剂量300mg后6小时可起效，如果口服负荷剂量600mg，2小时后即可获得足够的抗血小板作用。目前900mg负荷剂量未被广泛接受。

替格瑞洛是一种新型（环戊三唑嘧啶类分子）强效P2Y12受体拮抗剂，获得了中国非ST段抬高ACS（NSTE-ACS）指南、PCI指南及急性ST段抬高型心肌梗死（STEMI）诊断和治疗指南的推荐。对于STEMI患者，替格瑞洛应尽早使用，推荐在首次医疗接触时给予负荷剂量180mg，然后维持剂量90mg，2次/日。替格瑞洛应与阿司匹林联合使用至少12个月。若患者无法整片吞服，可将替格瑞洛碾碎冲服或鼻胃管给药。对于缺血风险中、高危NSTE-ACS及计划行早期侵入性诊治的患者，应尽快给予替格瑞洛（负荷剂量180mg；维持剂量90mg，2次/日）。对于行早期非手术治疗的NSTE-ACS患者，推荐应用替格瑞洛（负荷剂量180mg；维持剂量90mg，2次/日），替格瑞洛应与阿司匹林联合使用至少12个月。

4.血小板表面糖蛋白颗粒GPⅡb/Ⅲa受体拮抗剂　　活化的血小板通过其表面的GPⅡb/Ⅲa受体与纤维蛋白原alpha链上的RGD序列结合而聚集在一起形成血栓。GPⅡb/Ⅲa受体拮抗剂作用于血小板聚集的最终共同通路，其效果强于环氧化酶抑制剂和ADP受体拮抗剂。

临床常用此类药物包括：

阿昔单抗：GPⅡb/Ⅲa受体的单克隆抗体，平均分子量为50kDa，半衰期较长（12～24小时）；再次使用可能发生免疫介导的超敏反应，并增加血小板减少症的发生率；美国FDA只批准其用于拟18小时内行介入治疗的高危患者，用药期间必须监测血小板的数量变化。用法是介入治疗前10分钟一次性静脉注射5mg/kg，随后以0.125μg/（kg·min）持续静脉滴注12小时。术中根据ACT监测结果决定肝素用量：ACT＜150秒，给予肝素70U/kg；ACT介于150～190秒，给予肝素50U/kg；ACT＞190秒，不再给予肝素。

依替巴肽：一种环状的七肽分子，平均分子量为800Da，能特异性地识别GPⅡb/Ⅲa受体的KGD序列，半衰期为2.5小时。FDA批准其用于ACS患者，用法是非介入治疗给予负荷剂量180μg/kg，继续以2μg/（kg·min）持续静脉滴注72小时；介入治疗于PCI术前静脉注射2次负荷剂量各180μg/kg，间隔10分钟，持续静脉滴注18～24小时。术中给肝素60U/kg，维持ACT于200～300秒。

以上两种药物国内尚无供应。

替罗非班：一种非肽类酪氨酸衍生物，平均分子量为500Da，剂量依赖性抑制血小板聚集，半衰期为2小时，FDA批准其用于ACS患者。非介入治疗患者的使用剂量为开始30分钟内0.4μg/（kg·min），其后以0.1μg/（kg·min）持续静脉滴注，共36小时；介入治疗患者的使用方法为先在3分钟内静脉注射负荷剂量10μg/（kg·min），其后以0.15μg/（kg·min）持续静脉滴注，共18~24小时。肝素应减半使用，必要时可酌情延长使用时间。

此药禁忌使用范围包括颅内出血、颅内肿瘤、活动性内脏出血、凝血功能障碍、未能控制的严重高血压等。

5.血栓素合成酶抑制剂　奥扎格雷（ozagrel）是血栓素合成酶抑制剂，能明显抑制血栓素A2的合成，抑制血小板的聚集，并促进已经聚集的血小板解聚。

二、介入手术前后抗血小板药物的运用

（一）介入前抗血小板治疗

1.阿司匹林和（或）氯吡格雷治疗

（1）择期介入治疗患者：建议术前至少提前3~4天开始联用阿司匹林（0.3g/d）和氯吡格雷（75mg/d）。术前长期口服阿司匹林的患者，应在PCI前给予100~300mg负荷剂量（Ⅰ类推荐，证据水平A）。以往未长期服用阿司匹林的患者，应在术前至少2小时（最好提前24小时）口服300~500mg负荷剂量（Ⅰ类推荐，证据水平C）。对于高出血风险的患者，可在支架术后初始阶段给予低剂量（75~100mg/d）阿司匹林治疗（Ⅱa类推荐，证据水平C）。

（2）限期介入治疗患者（如中等危险度的非ST段抬高ACS）：如术前未服用过ADP受体拮抗剂，预定介入治疗6小时前，可口服负荷剂量氯吡格雷（300mg）（Ⅰ类推荐，证据水平B）。如预定介入治疗将在6小时内进行，建议将氯吡格雷负荷剂量增加至600mg（Ⅰ类推荐，证据水平C）。研究显示，服用600mg负荷剂量氯吡格雷后2小时可达到与服用300mg负荷量后5小时相同的血小板聚集抑制率。

（3）阿司匹林禁忌患者：应在PCI术前至少6小时给予300mg负荷剂量的氯吡格雷，PCI时加用或替换为GPⅡb/Ⅲa受体拮抗剂（Ⅱa类推荐，证据水平C）。

（4）ACS患者行紧急PCI治疗且未服用过抗血小板药物的患者：应在决定手术后即刻口服水溶阿司匹林0.3~0.5g，氯吡格雷300~600mg。

2.GPⅡb/Ⅲa受体拮抗剂治疗

（1）患有UAP/NSTEMI行PCI的患者，如未服氯吡格雷，应给予一种GPⅡb/Ⅲa受体拮抗剂（Ⅰ类推荐，证据水平A）。在实施诊断性心血管造影术前或PCI前即刻给药均可。

（2）患有UAP/NSTEMI行PCI的患者，如已服用氯吡格雷，可同时给予一种GPⅡb/Ⅲa受体拮抗剂（Ⅱa类推荐，证据水平B）。

（3）患有STEMI行PCI的患者，可尽早应用GPⅡb/Ⅲa受体拮抗剂（Ⅱa类推荐，证据水平B）。

（4）接受择期PCI并置入支架的高危患者或高危病变（如ACS、近期心肌梗死、桥血管狭窄、冠脉慢性闭塞性病变及造影可见的血栓病变）可应用GPⅡb/Ⅲa受体拮抗剂，

但应充分权衡出血的危险与获益（Ⅱa类推荐，证据水平B）；推荐使用600mg负荷剂量的氯吡格雷（Ⅰ类推荐，证据水平C）。

对于年龄＜70岁，无禁忌证的患者，应同时使用GPⅡb/Ⅲa受体拮抗剂替罗非班（Ⅰ类推荐，证据水平A），首先静脉注射10μg/（kg·min）剂量3分钟，其后以0.15μg/（kg·min）持续静脉滴注，共18～24小时（术中给予肝素50～70U/kg，维持ACT于300～350秒）。

对于年龄在70～75岁，无禁忌证的患者，如冠状动脉造影显示冠状动脉内的血栓负荷较大时，可以考虑使用替罗非班；因高龄可减量或只给负荷量、不用维持量，同时注意减少肝素的用量。

年龄＞75岁、有较大出血风险的患者，不宜常规使用替罗非班，确有必要时可考虑减量使用负荷量。

（二）介入治疗后双联抗血小板治疗

1.对于无阿司匹林过敏或高危出血风险的患者，应长期口服阿司匹林；置入裸支架者术后1个月、置入西罗莫司洗脱支架者3个月、置入紫杉醇洗脱支架者6个月服用阿司匹林100～300mg/d，之后改为100 mg/d长期维持（Ⅰ类推荐，证据水平B）。

2.对于置入金属裸支架的患者术后应给予阿司匹林联用氯吡格雷（75mg/d）至少1个月，最好使用12个月。如患者出血风险增高，最少应用2周（Ⅰ类推荐，证据水平B）。

3.对于置入药物洗脱性支架的患者，如无高危出血风险，PCI术后氯吡格雷至少应用12个月（Ⅰ类推荐，证据水平B）。氯吡格雷可延长使用1年以上，以尽量降低晚期血栓形成的风险（Ⅱb类推荐，证据水平C）。有文献显示，置入金属裸支架的患者术后口服氯吡格雷1年可进一步降低心脏事件的发生率。

4.如果患者对阿司匹林不能耐受（如严重的胃肠道反应或过敏），可单纯口服氯吡格雷，建议最初一个月剂量加倍；也可考虑联用氯吡格雷或西洛他唑。

一项荟萃分析入选了六项随机对照试验，纳入接受第二代DES置入的老年患者（5319例≥65岁，6152例＜65岁）。比较短期（≤6个月）或长期（约12个月）DAPT方案的效果。结果发现，接受短期和长期DAPT的老年患者主要临床结局没有显著不同（HR: 0.84；95% CI: 0.60～1.16；P = 0.2856）。与长期DAPT相比，短期DAPT与大出血相关性显著减少（HR: 0.50；95% CI: 0.30～0.84；P = 0.0081），尤其是老年人（HR: 0.46；95% CI: 0.24～0.88；P = 0.0196）。

研究结果提示，新一代支架置入后短期（≤6个月）DAPT，老年人比年轻人可能有更多的获益。

三、围术期抗凝药物的使用

1.普通肝素 肝素是由肥大细胞产生的黏多糖，属于体内天然存在的抗凝物质，分子量为3000～30 000Da。肝素抗凝作用的机制很复杂，可以通过结合并抑制vW因子发挥直接抗血小板的作用；也能抑制凝血活酶的产生，发挥抗凝作用。但最主要的是与抗凝血酶Ⅲ结合后发挥抗凝作用：肝素通过其分子上一个独特的5氨基片段与抗凝血酶

Ⅲ结合，同时通过另一个13氨基片段与凝血酶结合；肝素-抗凝血酶Ⅲ复合物可以抑制Ⅹa因子、Ⅱa因子的活性，但只有1/3的肝素分子（高亲和肝素）具有这种作用。

连续使用肝素5天以上的患者中约有10%会发生肝素诱导的血小板减少症，多数无症状，停用肝素后可以恢复。

普通肝素用于PCI的指南推荐：①行PCI的患者应该使用普通肝素（Ⅰ类推荐，证据水平C）；②患有UAP/NSTEMI拟早期侵入检查或治疗的患者，建议优先选用普通肝素（与GPⅡb/Ⅲa受体拮抗剂合用）（Ⅰ类推荐，证据水平B）；③患有STEMI行直接PCI者应使用普通肝素（Ⅰ类推荐，证据水平B）；④PCI术前用过普通肝素者，PCI术中必要时追加普通肝素，并考虑是否应用GPⅡb/Ⅲa受体拮抗剂（Ⅰ类推荐，证据水平C）；⑤对于行非复杂PCI者，术后不应常规使用普通肝素（Ⅰ类推荐，证据水平A）；⑥对于严重肾功能障碍的患者（肌酐清除率＜30ml/min），建议优先选用普通肝素（Ⅱa类推荐，证据水平C）。

应用普通肝素的剂量建议：①与GPⅡb/Ⅲa受体拮抗剂合用者，围术期普通肝素剂量应为50～70U/kg，使ACT＞200秒。②如未与GPⅡb/Ⅲa受体拮抗剂合用，围术期普通肝素用量为60～100U/kg，使ACT达到250～350秒（HemoTec法）或300～350秒（Hemochron法）。当ACT降至150秒以下时，可拔除鞘管。

目前，多数导管室仍用普通肝素作为术中常规抗凝药物。冠状动脉造影开始时，穿刺成功并置入动脉鞘管后经鞘管侧臂注入肝素2500U，若进行介入治疗，在插入导引导管前静脉内追加注射5000～7000普通肝素（或达到总量70～100U/kg），后每小时酌情追加1000～2000U，使ACT保持在350～400秒（同时使用替罗非班者，ACT保持在300～350秒）。

支架后应酌患者和临床情况使用肝素：

通常单支血管、简单病变术中无严重血管并发症者术后可以不常规使用肝素；多支血管病变、置入多个支架、小血管、长支架、长病变而支架只覆盖部分病变、有血栓的病变及ACS患者术后应使用肝素。

部分高龄患者或高凝状态者，为预防长期卧床诱发深静脉血栓形成导致肺栓塞，也可给予肝素治疗。

需用肝素者，一般术后即刻不给肝素；4～6小时拔除动脉鞘管后（如能监测ACT，则以ACT＜170秒为拔管指标），若无周围血管并发症，在拔管后0.5～1小时开始使用肝素；先给予2000～3000U的冲击剂量，继以持续静脉输入10～15U/min，根据ACT结果调整肝素用量，共使用24～48小时（如果患者需口服华法林，肝素则用至华法林发生治疗作用时）；必要时，还可以继续皮下注射低分子肝素至术后1周。

发生急性心肌梗死的患者，血管内有大量血栓形成者，可于术后持续静脉滴注替罗非班、肝素24～48小时，情况稳定后停用；停药4～6小时后拔除动脉鞘管，拔管后继续使用肝素或低分子肝素5～7天；术后也可以全部采用低分子肝素皮下注射3～7天。

2.低分子肝素 是普通肝素酶解产物，其分子量为4000～6000Da，是普通肝素的1/3左右；25%～30%的分子含有关键的18糖基结构，可以同时与抗凝血酶Ⅲ和凝血酶结合，其余的分子则与Ⅹa因子结合。因此，与普通肝素相比，低分子肝素抗Ⅹa因子的作用与抗Ⅱa因子作用强度的比值更大［抗Ⅹa与抗Ⅱa活性比值普通肝素为1∶1，而低分子肝素为（2～4）∶1］；有更好的生物活性和更长的血浆半衰期，抗凝作用更稳定；对止血功能无明显影响；可以使用固定剂量，皮下给药；术后可以即刻拔管，不需要实验室指标监测，临床使用更方便、安全。因此，有些单位将低分子肝素用于介入治疗中，用法为穿刺成功后单次经鞘管注射伊诺肝素（克赛）0.5～0.75mg/kg。但需要说明的是，目前介入治疗中的标准抗凝方案还是使用普通肝素。

低分子肝素指南推荐如下：

（1）患有UAP/NSTEMI接受早期非手术治疗或延迟PCI者，建议使用低分子肝素（Ⅰ类推荐，证据水平B）。

（2）如果PCI术前已用低分子肝素抗凝，建议在PCI术中继续使用低分子肝素（Ⅰ类推荐，证据水平B）。如PCI术前8～12小时接受过标准剂量依诺肝素皮下注射，应于PCI前静脉追加0.3mg/kg的依诺肝素。如PCI前8小时内接受过标准剂量依诺肝素皮下注射者，无须追加依诺肝素（Ⅰ类推荐，证据水平B）。但应注意防止鞘管内血栓发生，必要时增加抗凝药的使用。

（3）不推荐普通肝素与低分子肝素混用，以及不同低分子肝素之间的交叉使用。

（4）因低分子肝素对ACT的影响较小，故PCI中使用低分子肝素者无须常规监测ACT（Ⅰ类推荐，证据水平C）。术后亦不应将ACT作为拔除鞘管的依据。出血高危患者必要时可监测Ⅹa因子活性。

（5）严重肾功能障碍的患者（肌酐清除率＜30ml/min）如需使用低分子肝素抗凝，其用量应减少50%（Ⅱb类推荐，证据水平C）。

（6）术前使用磺达肝癸钠的患者，PCI术中需要补充普通肝素（Ⅰ类推荐，证据水平C）。

3.凝血因子Ⅹa抑制剂　凝血因子Ⅹa抑制剂（磺达肝癸钠）和直接凝血酶抑制剂（比伐卢定）已经逐渐成为新一代ACS治疗可供选择的药物。

磺达肝癸钠是一个戊糖片段，分子量比低分子肝素小，在ACS治疗中出血发生率更低、安全性高。因体外抗凝作用不强，不主张在导管室里作抗凝药物使用。磺达肝癸钠使用方法（血清肌酐水平＜3.0mg/dl）：初始剂量2.5mg静脉注射，随后予以2.5mg每日一次皮下注射，应在住院期间给予维持剂量达8天（Ⅰ类推荐，证据水平B）。

PCI患者的抗凝治疗方案：初始接受磺达肝癸钠治疗的患者，额外静脉给予具有抗Ⅱa活性的抗凝药，并考虑是否应用了GPⅡb/Ⅲa受体拮抗剂（Ⅰ类推荐，证据水平C）；因为其可增加导管内血栓的发生危险，不推荐单一用作支持PCI治疗的抗凝药物，应额外加用具有抗Ⅱa活性的抗凝药物（Ⅲ类推荐，证据水平C）。

4.直接凝血酶抑制剂　比伐卢定是直接凝血酶抑制剂，不需要通过抗凝血酶的辅助，同时可抑制血浆和血栓中的凝血酶。它的效果与GPⅡb/Ⅲa受体拮抗剂的效果相似，出血发生率低。比伐卢定可替代肝素应用于STEMI患者的急诊PCI和UAP/NSTEMI患者的早期PCI（Ⅰ类推荐，证据水平B）。

四、硝酸酯类的使用

硝酸酯作为NO前体，提供外源性NO，发挥强大的扩张冠状动脉作用，解除冠状动脉痉挛，并可使血液重新分布，增加侧支循环，以及促使血液从心外膜下区域流向心内膜下区域。

介入治疗开始时冠状动脉内注射硝酸甘油200μg有利于预防术中血管痉挛，并更准确地判断血管的真实直径。

支架置入后，尤其是用高压球囊扩张后，支架内节段与正常血管的交界部位或血管远端有时会发生痉挛，也应给予硝酸甘油。如硝酸甘油仍不能缓解，可试用维拉帕米100μg或地尔硫䓬500μg稀释后冠状动脉内缓慢注射，同时应注意有无内膜撕裂等并发症，并给予相应的处理，药物不能解除痉挛时，可用球囊行低压力扩张。

五、PCI无复流的抢救用药

无复流现象的具体机制尚未完全阐明，一般认为与微栓塞、微血管床痉挛、微血管内皮肿胀、再灌注损伤等因素有关。

无复流现象处理措施如下：

1. 无复流即可冠状动脉内给药　硝酸甘油50～300μg、维拉帕米100μg、地尔硫䓬500μg、尿激酶20万U稀释后冠状动脉内缓慢注射；可单用或根据情况先后交替使用。另外，可选用硝普钠200μg、法舒地尔15mg、尼克地尔4～6 mg稀释后冠状动脉内缓慢注射，单用或先后交替使用。

抗血小板及溶栓药：冠状动脉内缓慢注射盐酸替罗非班500μg、尿激酶原10～20 mg、尿激酶20万U等，单用或先后交替使用。

顽固性无复流，特别是血压偏低的患者，也可冠状动脉内缓慢注射肾上腺素50～200μg。

2. 预防用药　静脉滴注尼克地尔、硝酸甘油等，目前临床上并不作为常规的PCI用药方案。

第六章

老年慢性冠脉综合征的介入诊疗策略

在冠状动脉粥样硬化斑块积聚和冠脉循环功能改变的动态过程中，何时需要进行介入性的诊断、何时需要进行介入性的治疗，对老年慢性冠脉综合征（CCS）来讲，诊疗策略的确定是一个比急性冠脉综合征（ACS）更加复杂的风险与获益的权衡过程。

一、慢性冠脉综合征的定义

冠心病（CAD）是一种病理过程，其特征为阻塞性或非阻塞性心外膜动脉粥样硬化斑块积聚和冠脉循环功能改变的动态过程。临床表现可分为CCS或ACS。CCS是指除ACS以外的发展阶段。

无论男女，衰老都使患者容易发生CAD。老年患者（年龄＞75岁）因合并症［如高血压、糖尿病、慢性肾脏疾病（CKD）等］的高患病率而增加CCS的死亡率和发病风险。老年患者通常表现出非典型症状，这可能会延迟正确诊断。老年人CCS的治疗是复杂的，无论非手术治疗还是侵入性治疗，都容易出现并发症，如出血、肾衰竭和神经损伤，所有这些都需要特别注意。在选择侵入性治疗策略时，推荐尽可能使用桡动脉入路以减少入路并发症。与裸金属支架（BMS）相比，对老年患者使用DES与缩短DAPT疗程相结合，与显著的安全性和有效性获益相关。

出于诊断目的，仅在非侵入性检查不确定的情况下，对于疑似CAD的患者，或者在特殊情况下，由于监管问题，对于特定行业的患者，才需要侵入性冠脉造影（invasive coronary angiography，ICA）。但是，如果非侵入性评估提示发生事件的风险高，为了明确是否需要血运重建，则可能需要进行ICA。对于具有较高临床CAD可能性、症状对药物治疗无效或在运动水平较低时发生典型心绞痛且初始临床评估表明事件风险较高的患者，如果先前未进行非侵入性风险分层，早期ICA也可能是合理的，以明确可能适合血管重建的病变。鉴于冠脉狭窄的血管造影和血流动力学严重程度之间经常不匹配，因此，ICA应辅以侵入性功能评估，尤其是对于冠脉狭窄为50%～90%或多支血管病变的患者。研究表明，ICA与FFR的系统整合可改变30%～50%择期ICA患者的治疗策略。进行ICA的方法已得到了实质性改善，很快能下床活动减少了并发症的发生率。通过桡动脉进行的ICA尤其如此。与常规股动脉诊断性插管术相关的主要并发症（主要是需要输血的出血）的综合发生率仍为0.5%～2%。死亡、心肌梗死或脑卒中的复合发生率为0.1%～0.2%。

在CCS患者中，最佳的药物治疗是减轻症状、阻止动脉粥样硬化进展及预防动脉血栓形成事件的关键。在药物治疗的基础上，心肌血运重建在CCS的管理中起着核心作用，但始终是药物治疗的辅助手段而不是取代它。血运重建的两个目标是缓解心绞痛患者的症状和（或）改善预后。

既往指南支持血运重建的适应证，主要是在接受了指南推荐的最佳药物治疗，仍持续出现症状和（或）血运重建可改善CCS患者的预后。这些推荐表明，心绞痛和严重冠脉狭窄患者的血运重建，通常是药物治疗失败后的二线治疗。但是，心绞痛与生活质量下降、身体耐力降低、精神抑郁、反复住院和就诊等相关，临床结果也受损。

与单纯的药物治疗策略相比，通过PCI或CABG进行血运重建，可以有效缓解心绞痛，减少抗心绞痛药物的使用，并提高运动能力和生活质量。在FAME 2试验的5年随访中，血运重建改善了生活质量，并减少了抗心绞痛药物的使用和相关的副作用。ORBITA研究（对稳定型心绞痛患者采用最佳药物治疗或血管成形术的客观随机双盲研究），要求在对照组中进行假手术，未发现PCI后运动能力有明显改善。这项研究强调了安慰剂对临床疗效的重要作用，并提醒我们在缺乏假对照和盲法的情况下，解释受偏倚影响的终点的陷阱。但是，由于该试验规模有限，观察时间较短，以及评估临床终点的统计效力不足，ORBITA的结果无法运用于指南。

通过PCI或CABG进行血运重建，还旨在有效消除严重冠脉狭窄患者的心肌缺血及其不良临床表现，并降低发生重大急性心血管事件（包括MI和心血管死亡）的风险。在CCS患者中，很多的荟萃分析比较了PCI和初始药物治疗的策略，发现侵入性策略在生存率或MI方面没有或仅适度获益。特定的患者亚组（基于冠脉的解剖结构、LV功能、危险因素等），血运重建可以改善预后，而在其他组中则不能。

Windecker等的荟萃分析报道指出，在CCS患者中，比起仅使用球囊血管成形术、BMS或早期的DES来进行CABG或用新一代DES进行血管重建，与单纯药物治疗相比，血管重建可降低CCS患者的死亡率和MI风险。2018年报道的数据表明，血运重建策略可能对更广泛的预后产生影响。FAME 2试验的5年随访结果证实，专门针对产生心肌缺血的狭窄（即FFR＜0.80）进行PCI治疗，加上最佳药物治疗的患者，与单纯最佳药物治疗相比，可带来持续的临床获益，显著降低了紧急血运重建率（HR0.27，95%CI 0.18～0.41），并降低了自发心肌梗死率（HR0.62，95%CI 0.39～0.99）。与之前的一些荟萃分析相比，这一结果在包括2400名受试者的患者水平荟萃分析中得到了证实，所有这些患者均接受了侵入性生理指导，显示中位随访33个月后，与药物治疗相比，用FFR指导的PCI组心脏死亡和MI显著降低（HR0.74，95%CI 0.56～0.989；$P=0.041$）。总之，这些新数据支持，除了特定的解剖结构［如左主干或广泛的缺血（＞10%）］外，在CCS患者中血运重建的限制性指征较少。然而，应始终评估个体的风险获益比，并仅在其预期获益超过其潜在风险时才考虑血运重建。还有，共享决策是关键，向患者提供有关这两种策略预期优缺点的完整信息，包括经PCI行血管重建的情况下，与DAPT相关的出血风险。

症状、冠脉解剖和风险状况合格的心力衰竭（heart failure，HF）患者，应考虑进行心肌血运重建。缺血性心肌病导致的HF患者，成功进行血运重建，可通过将缺血减少至存活的冬眠心肌来改善LV功能障碍和预后。如果可行，强烈推荐与多学科的HF团队合作进行。

如尽管使用了抗心绞痛药物治疗，仍有持续性心绞痛，推荐心肌血运重建。

CCS和窦性心律患者PCI后的抗栓治疗推荐支架置入后每日服用阿司匹林75～100mg。推荐在冠状动脉支架置入后，无论支架类型如何，除阿司匹林外，给予氯吡格雷适宜的负荷剂量（如600mg或＞5天的维持治疗）后，每日75mg持续6个月，除非因风险或发生致命性出血适宜较短疗程（1～3个月）。

二、慢性冠脉综合征的诊断及危险评估

（一）病史与体格检查

1.病史　CCS最常见的临床表现是稳定型心绞痛（stable angina pectoris，SAP）。稳定型心绞痛是指心绞痛反复发作的临床表现持续在2个月以上，且心绞痛发作性质（如诱因、持续时间、缓解方式等）基本稳定，系因某种因素引起冠状动脉供血不足，发生急剧的暂时的心肌缺血、缺氧，引起阵发性、持续时间短暂、休息或应用硝酸酯制剂后可缓解的以心前区疼痛为主要临床表现的综合征。慢性稳定型心绞痛是临床就诊最多的一种CCS类型。典型的心绞痛为位于胸骨后紧缩或压迫样疼痛，范围不很局限，约有拳头或手掌大小。有时疼痛也可以位于左胸区域。心绞痛还常常发生在胸部以外，以上腹部疼痛、不适多见，其次可位于左肩臂部、咽部、颈部、牙齿等处。另外，50%以上的患者的胸痛向其他部位放射（背部、左臂等）；心绞痛的诱因包括体力劳动、运动及情绪激动等。中断活动后1～3分钟以上或口含硝酸甘油后5分钟之内，心绞痛症状即可缓解。心绞痛呈阵发性发作，一般每次5分钟，大都不超过15分钟。

非心绞痛的胸痛特点包括短暂（几秒钟）的刺痛或持续数小时或几天的闷痛；疼痛部位不是一片，而是一点，可以用一两个手指指出疼痛的位置；疼痛多于劳累后出现而不是劳累中；胸痛与呼吸或其他胸廓运动有关；胸痛症状可以被其他因素转移，如交谈可以减轻胸痛；含服硝酸甘油10分钟后方能缓解或者不缓解。

原因：①非缺血性心血管疾病：主动脉夹层、心包炎、主动脉瓣狭窄、梗阻性心肌病；②肺部疾病：肺栓塞、气胸、胸膜炎、肺炎；③胃肠道疾病：食管炎、胆囊炎、胆管炎、消化性溃疡、胰腺炎、反流性食管炎；④胸壁肩背部疾病：肋软骨炎、肋骨骨折、胸锁关节炎、带状疱疹、肩周炎、背部肌肉扭伤；⑤精神疾病：焦虑性疾病（过度换气）、情感性疾病（抑郁症）、躯体性疾病、思维性精神病（妄想症）。

2.体格检查　通常正常。可发现危险因素如高血压、高血脂、动脉搏动减弱等。临床常用加拿大心血管学会心绞痛分级法如下：

Ⅰ级：一般体力活动不引起心绞痛。如行走和上楼，费力、快走或长时间才引起心绞痛。

Ⅱ级：日常体力活动稍受限。行走或快速上楼、登高、饭后行走或上楼、寒冷或风中行走、情绪激动时发作心绞痛，或仅在睡眠后数小时内发作心绞痛。以一般速度在一般条件下步行200～400m以上的距离或登一层以上的楼梯时受限。

Ⅲ级：日常体力活动明显受限。以一般速度在一般条件下平地步行200～400m或登一层楼。

Ⅳ级：不能无症状地进行任何体力活动。休息时亦可出现心绞痛症状。

（二）无创检查

1.静息心电图　均应检查。

2. 负荷心电图　包括运动型和药物型。对于SAP患者来说，运动负荷心电图是在详细进行症状询问、体格检查和静息心电图及排除高危因素患者（如主动脉狭窄、肥厚梗阻型心肌病及ECG提示左主干病变的患者）后的第一项检查。它不仅可以明确诊断，而且可根据缺血范围进行危险评估。运动负荷下，缺血区域相关导联ST段水平或下斜形下移0.1mV为阳性标准，其诊断冠心病的敏感度约为70%，特异度约为90%。运动ECG对于完全性左束支传导阻滞、起搏心律、预激综合征患者的冠脉血流评估无意义。

3. 静息超声心动图　超声心动图检查有助于评价心腔的大小及左心室功能，包括射血分数，每搏容量收缩期和舒张期容积，室壁张力，心排血量等。

4. 负荷影像检查　目前最成熟的是负荷超声心动图和负荷同位素心肌显像。负荷影像检查除对冠脉狭窄具有更高的诊断效能外，拥有更强大的缺血定位能力。不适合进行运动负荷心电图检查的患者包括：①静态下ST段压低大于0.1mV（左心室肥厚或洋地黄作用）；②左束支传导阻滞（LBBB）、心室起搏心律、预激综合征及其他类似的ECG改变者；③单纯运动负荷试验结果无法判断是否有诊断意义的患者，应当考虑进行药物负荷成像试验；④既往进行过血管重建的心绞痛患者。

5. 多排CT　可以清楚显示冠状动脉狭窄的程度和斑块的性质，多排CT的敏感度为90%～94%，特异度为95%～97%，更为重要的是阴性预测值达到93%～99%。但目前多排CT的准确性并未达到完全代替冠脉造影的程度，保守的观点认为其只适用于冠心病可能性比较小，而且其他无创检查不能提供明确结论的患者。

（三）有创检查

对于SAP患者而言，以下情况仍应考虑进行冠脉造影：

（1）严重SAP（加拿大心血管学会心绞痛分级Ⅲ级，尤其是药物治疗不能控制症状者）。

（2）慢性SAP（加拿大心血管学会心绞痛分级Ⅰ～Ⅱ级），且有心肌梗死病史或低负荷状态下即有心肌缺血的表现。

（3）慢性SAP伴束支传导阻滞，并且心肌灌注显像证实容易诱发缺血。

（4）SAP患者拟行大的血管外科手术，如主动脉瘤修补术、股动脉搭桥术或颈动脉手术。

（5）严重心律失常患者及心室停搏后存活者。

（6）曾行PCI或CABG再次发生中重度心绞痛者。

（四）SAP的危险分层

1. 临床危险评估　临床症状、体征、既往病史、危险因素能提供有关判断危险分层和预后的有价值的信息，如年龄、性别、既往心肌梗死病史、糖尿病、高血压、高脂血症、代谢综合征、吸烟、心功能不全的症状体征和ECG等，实验室检查也有助于进一步评估危险因素。

2. 静息左心室功能　LVEF是慢性稳定型冠心病患者长期存活的强预测因子，患者的死亡率随着LVEF的降低而升高。LVEF低于35%者，年死亡率大于3%。

3. 负荷试验

（1）运动负荷心电图Duke评分＝运动时间（分钟）－（5×运动中或后ST段偏移的毫米数）－（4×心绞痛指数）（0：运动中无心绞痛；1：运动中有心绞痛；2：心绞痛导致试验停止）。

（2）负荷影像检查（负荷核素和UCG检查）。

（3）无创检查危险分层。

（4）冠状动脉造影的危险分层：冠状动脉造影正常的患者12年存活率为91%，单支病变组为74%，双支病变组为59%，三支病变组为50%；严重左主干病变者预后极差。三支病变中含前降支近段狭窄＞90%组5年存活率仅为54%。

三、慢性冠脉综合征的治疗策略

（一）一般治疗

CCS的一般治疗包括疾病宣教、改善生活方式和控制危险因素。目前公认的冠心病危险因素包括吸烟、BMI≥30、血压≥140/90mmHg、空腹血糖≥11.11mmol/L、总胆固醇≥13.33mmol/L、三酰甘油≥11.11mmol/L和高密度脂蛋白胆固醇≤2.22mmol/L（男性）或2.78mmol/L（女性）。

（二）药物治疗

首先使用预防心肌梗死和死亡的药物。然后是抗心绞痛和抗心肌缺血治疗，以减轻症状、减少缺血、改善生活质量。

1. 预防心肌梗死和死亡的药物治疗建议

（1）抗血小板药物：阿司匹林75～325mg/d；氯吡格雷作为不能服用阿司匹林患者的保留药。

（2）β受体阻滞剂：用于心肌梗死后患者二级预防，可减少心脏事件24%～30%。糖尿病不是β受体阻滞剂的禁忌证，这些患者比非糖尿病患者能获得相同或更多的益处。

（3）降血脂药物：建议CAD患者，血脂控制：胆固醇4.5mmol/L，低密度脂蛋白胆固醇2.6mmol/L，三酰甘油1.7mmol/L；首选他汀类药物，建议高危患者使用阿托伐他汀钙80mg/d。降低三酰甘油首选苯氧乙酸类，以菲诺贝特（力平脂）、吉非贝齐（诺衡）和苯扎贝特常用。混合型患者，可慎重联用降血脂药物。

（4）ACEI：可减少心源性死亡、心肌梗死和卒中。

（5）其他：伊伐布雷定、雷诺嗪等，以及控制血糖的药物。

2. 缓解心绞痛症状的药物

（1）硝酸酯制剂：硝酸酯制剂静脉扩张较动脉扩张明显，心脏前后负荷减轻，心肌氧耗降低。对心外膜冠脉的扩张强于腔内小动脉的扩张，避免了缺血区的"窃血"现象的发生。

（2）钙离子拮抗剂：钙拮抗剂能够改善心肌缺血，降低心肌耗氧量，增加冠脉灌注；抗冠脉痉挛，特别适合变异性心绞痛，合并有高血压者，首选硝苯地平控释片。

(3) β受体阻滞剂：β受体阻滞剂缓解心绞痛主要通过两个途径，一是阻滞心脏β受体，拮抗儿茶酚胺，使心肌收缩力减弱，降低心肌耗氧量。二是通过减慢心率，延长心脏舒张时间，有利于心脏血压灌注，改善心肌缺血。

(三) 血运重建治疗

出现以下情况，考虑进行血运重建：①冠状动脉造影显示冠状动脉严重狭窄；②药物治疗失败，不能满意控制症状，无创检查显示有大量的危险心肌；③成功的可能性大，死亡及并发症危险可接受。

目前血运重建包括CABG和PCI。

1. CABG　低危的SAP患者，CABG与药物治疗相比并不能改善预后。Duke的数据显示，CABG和药物治疗相比可以改善高危慢性SAP患者的预后。

欧洲冠脉研究和北美CASS研究显示：对于左主干的严重狭窄、三支主要血管近段的严重狭窄、包括前降支的两支主要血管的严重狭窄（严重狭窄定义为左主干狭窄≥50%或主要冠脉狭窄≥70%），CABG不仅可以提高患者的生活质量，还能降低心脏事件的发生率。

CABG手术的总死亡率为1%～4%，开胸手术的巨大创伤及二次搭桥面临的巨大困难等原因，限制了CABG的使用。

CABG手术后短期内出现严重心肌缺血症状的可能性为3%～5%，此后每年有4%～8%的可能性，10年时则高达63%。其原因可能为未进行搭桥的自身血管出现新的病变，也可能为曾行搭桥的自身血管病变加重，还有可能为桥血管本身发生病变。

大隐静脉旁路移植血管在手术后的1年内可能有15%～20%出现狭窄，术后1～6年内发生狭窄的静脉桥血管每年增加1%～2%，而6年后每年增加4%。目前，全动脉化CABG、微创CABG及CABG同期进行PCI是外科CABG的研究热点。

我国2007年慢性SAP指南指出，心绞痛伴下列情况者宜接受CABG。

(1) 严重左主干病变或等同病变（ⅠA）。

(2) 三支主要血管近段严重狭窄，尤其是左心室功能差和广泛的可逆性大面积心肌缺血者（ⅠA）。

(3) 两支或三支血管病变，包括前降支近段严重病变（ⅠA）。

(4) 技术上适合进行手术的单支血管病变（ⅠA）。

(5) 左心室功能受损且无创检查提示有存活心肌的严重冠心病患者（ⅠB）；加拿大心血管学会心绞痛分级Ⅰ～Ⅳ级；多支血管病变（糖尿病）（症状治疗，ⅡaB）（改善预后，ⅠB）。

(6) 药物治疗不能满意控制症状的轻、中度心绞痛，若潜在获益大于手术风险，技术上适合手术的多支血管病变（ⅡaA）。

2. PCI　有经验的术者，PCI相关死亡率为0.3%～1.0%，具有创伤小、恢复快、迅速缓解症状等优点。

SAP患者的PCI治疗可能并不优于单纯药物治疗，特别是在长期预后方面。因此，对于SAP患者行PCI时应严格掌握适应证。2007年我国SAP治疗指南指出，心绞痛伴下列情况者宜接受PCI：

（1）药物不能控制的心绞痛，且为单支血管病变者（ⅠA）。

（2）技术上适合PCI且无高危冠状动脉解剖特征的多支血管病变（ⅠA）。

（3）药物治疗不能满意控制症状的轻、中度心绞痛，若潜在获益大于手术风险，技术上适合PCI的多支血管病变（ⅡaA）。

3. CABG与PCI的比较　纽约心脏中心注册登记的60 000例以上患者的3年随访资料显示，对两支以上血管病变的冠心病患者，CABG比PCI能更好地改善长期生存率。另外，对于左心室功能减退、左主干病变的患者，目前也普遍认为应首选CABG。

目前的研究提示，除已经证实的外科治疗能够改善高危患者群体的预后，PCI与CABG均可以考虑作为一种有效的治疗选择，但必须强调的是，任何一种血运重建都应该以正规、有力的药物治疗控制危险因素作为基础。

四、稳定型心绞痛诊治策略及指南推荐

（一）稳定型心绞痛诊治策略

尽管SAP患者的预后相对较好，但其平均年死亡率仍为2%～3%，年非致死性心肌梗死发生率为2%～3%。

对于每一个怀疑有CCS的患者，都应该仔细了解病史、认真查体、评估其危险因素并进行静息心电图检查，必要时进行负荷心电图及负荷影像学检查，对新近出现症状或症状加重者可直接进行冠脉造影。

当内科治疗不能满意控制症状或需要评估患者预后时，应当进行冠状动脉造影以便行血运重建。

CABG可以改善SAP患者的症状，在高危患者可以改善预后。长期随访显示：左主干病变、LAD近段和三支病变及左心室功能不全的患者获益最大。虽然还未证实PCI、CABG和单纯药物治疗相比能够改善患者的预后，但仍是治疗SAP的有效方法。在不伴有糖尿病的单支或双支血管病变且没有LAD近段严重狭窄的患者施行PCI成功率高时，通常可以作为首选。

冠心病的治疗包括药物治疗、CABG和PCI。血运重建的目的在于减少心肌梗死和死亡的危险，减轻或根除症状。PCI最初应用于慢性稳定型冠心病，逐渐扩展到ACS患者。如病变的条件适合，PCI可改善病情急重患者的生存情况，并降低其心血管事件风险。

（二）慢性稳定型心绞痛介入治疗指南与适应证

PCI是缓解慢性稳定型心绞痛患者症状的有效方法之一，与药物治疗相比，其总体上不能降低死亡率及心肌梗死的发生率。

1. 危险分层　慢性稳定型心绞痛可根据无创检查结果进行危险分层。无创检查提示高危的患者，发生心血管不良事件的可能性较大，如无血运重建的禁忌证，均应行冠脉造影；而低危患者的预后较好，如症状不严重，不建议行冠脉造影。冠脉造影也是评估预后的重要指标。

无创检查的危险分层如下：

（1）高危（年死亡率＞3%）

1）静息状态下严重的左心室功能不全（LVEF＜35%）。

2）平板评分高危（评分≤-11分）。

3）运动状态下严重的左心室功能不全（运动状态LVEF＜35%）。

4）负荷状态下大面积灌注缺损（特别是前壁损伤）。

5）负荷下多处中等大小的灌注缺损。

6）大面积固定性灌注缺损伴左心室扩大或肺摄取量增加（同位素铊-201，^{201}Tl）。

7）负荷状态下灌注缺损伴有左心室扩大或肺摄取量增加（^{201}Tl）。

8）给予低剂量多巴酚丁胺时［≤10g/（kg·min）］或心率较慢时（＜120次/分），超声心动图检查显示室壁运动障碍（涉及＞2个节段负荷超声心动图显示大面积心肌缺血）。

9）负荷超声心动图显示大面积心肌缺血。

（2）中危（年死亡率1%～3%）

1）静息状态下轻度/中度左心室功能不全（LVEF 35%～49%）。

2）平板评分中危（-11分＜评分＜5分）。

3）负荷状态下中度灌注缺损但无左心室扩大或肺摄取量增加（^{201}Tl）。

4）仅在给予大剂量多巴酚丁胺时，限制性负荷超声心动图检查显示心肌缺血伴有室壁运动障碍，范围涉及≤2个节段。

（3）低危（年死亡率＜1%）

1）平板评分低危（评分≥5分）。

2）静息或负荷心肌灌注正常或小范围缺损。

3）负荷超声心动图检查显示室壁运动正常或静息状态下局限性室壁运动障碍无改变。

2.介入治疗适应证　2009年我国PCI治疗指南关于冠心病慢性稳定型心绞痛患者的PCI指征见表6-1：

表6-1　慢性稳定型心绞痛患者的PCI指征

指征	推荐级别	证据水平	证据来源
有较大范围心肌缺血的客观证据	Ⅰ	A	A ACME、ACIP
自体冠状动脉的原发病变常规置入支架	Ⅰ	A	BENESTENT、STRESS
静脉旁路血管的原发病变常规置入支架	Ⅰ	A	SAVED、VENESTEN
慢性完全闭塞病变	Ⅱa	C	
外科手术高风险患者	Ⅱa	B	AWESOME
多支血管病变无糖尿病，病变适合PCI	Ⅱa	B	BARI、ART、Hoffman、Takag
多支病变合并糖尿病	Ⅱb	C	Daeum
经选择的无保护左主干病变	Ⅱb	C	SYNTAX、MAIN-COMPARE

第七章

老年STEMI患者的再灌注治疗策略

心肌梗死分为NSTEMI和STEMI，基于"罪犯"血管和心肌受损的不同病理生理过程。90%以上的急性期STEMI患者血管造影显示梗死相关动脉血栓性阻塞，再灌注是STEMI的基本治疗策略。

一、心肌梗死的概念及诊断标准

心肌梗死（MI）的定义可以根据临床、心电学、生物化学和病理学的特征得出。过去，WHO定义，具备下述三个特征中的两个即可诊断心肌梗死：典型症状（即胸痛）、心肌酶升高和出现Q波的典型心电图表现。

目前可以发现过去不能诊断的非常小的心肌梗死灶（<1g），因此，心肌缺血引起的所有的心肌损伤都应该定义为心肌梗死。

病理学上，心肌梗死是心肌细胞死亡。分期：急性期（6小时至6天）；愈合期（7～28天）；已经愈合期（≥29天）。

通过检测坏死心肌细胞释放入血的蛋白物质，如肌红蛋白、心脏肌钙蛋白T（cTnT）和肌钙蛋白I（cTnI）、肌酸激酶（CK）、乳酸脱氢酶（LDH）等可以识别心肌细胞的坏死。但引起这些标志物水平升高的原因众多，故当肌钙蛋白（cTn）升高而没有缺血的临床证据时，应寻找其他可能导致心肌坏死的病因。

因为cTnI或cTnT几乎完全具有心肌组织特异度并具有高度敏感度，因此是评价心肌坏死的首选标志物。即使心肌组织发生微小区域的坏死也能检查到cTn的升高。cTn的升高对于诊断急性心肌梗死至关重要，应在初诊及6～9小时后重复测定，如初期cTn检测阴性而临床又高度怀疑急性心肌梗死时应在12～24小时后再次测定。心肌梗死患者cTn水平升高可在发作后持续7～14天。

没有条件检测cTn时，肌酸激酶同工酶（CK-MB）为最佳替换指标。同样，为了明确诊断心肌梗死，应在初诊及6～9小时后重复检测CK-MB以动态观察其变化的幅度。由于CK广泛分布于骨骼肌，缺乏特异性，因此不推荐用于诊断心肌梗死。

传统上，CK-MB用来检测再发心肌梗死。然而，新近数据表明cTn也能提供相似的信息。心肌梗死患者再发心肌梗死症状时应在发作当时及3～6小时后重复检测心肌标志物。重复检测标志物水平较之前升高20%以上时定义为再发心肌梗死。

心肌梗死的诊断标准：①临床事件发生后前24小时内，至少有1次cTnT或cTnI的最大浓度超出正常范围（对照参考组的99%）的上限；②连续2次以上CK-MB的最高值超过对照参考组的99%，或临床事件发生前后各1小时测得的最高值大于正常上限的2倍。CK-MB的值应当有升有落。CK-MB没有变化的ST段抬高，几乎可以排除心肌梗死。如果不能测定cTn或CK-MB，则应当测定总CK（正常上限的2倍）或CK中的B部分，但是后两者不如CK-MB满意。

心电图改变：ST段和T波的改变，还有坏死心肌的表现主要是QRS波的变化。

心电图标准：①ST段抬高的患者，在两个以上相邻导联的J点新出现的ST段抬高，V_1、V_2或V_3导联≥0.2mV，而其他导联则≥0.1mV；②无ST段抬高的患者，ST段压低，仅T波异常。

影像学检查技术：①在急诊科排除或证实急性心肌梗死或缺血；②发现引起胸痛的非缺血原因；③确定短期与长期预后；④发现急性心肌梗死的机械并发症。

目前一致认为，AMI的诊断应当满足以下标准：①心肌坏死的生化标志物明显升高并且逐渐下降（cTn），或迅速上升与回落（CK-MB），同时至少具备下列一项：缺血症状；ECG上出现病理性Q波；ECG提示缺血（ST段抬高或者压低）；新发生存活心肌的丢失或节段性室壁运动异常的影像学证据。②急性心肌梗死的病理学证据。

二、STEMI再灌注治疗的总体策略

急性STEMI的最佳治疗策略是尽早、充分、持续开通梗死相关动脉，即再灌注。基于这一原则，应该强调缩短发病-治疗时间。ACC/AHA指南要求进门至记录首份心电图的时间不超过10分钟，进门-溶栓时间不超过30分钟，进门-球囊扩张时间不超过90分钟，需要强调的是上述目标不仅是需要达到的平均标准，而且应当是每一家医院早期治疗机制对每一个适合患者的追求目标。

尽早恢复心肌血流灌注对于挽救心肌和降低STEMI的死亡率至关重要。再灌注治疗包括药物溶栓、直接PCI和冠脉旁路移植手术。从逻辑上讲，适合再灌注的STEMI患者应常规接受溶栓或PCI治疗。外科手术不可能达到适时再灌注治疗。

PCI和溶栓的共同指征主要有：①急性STEMI，两个以上相邻导联ST段抬高＞1mm，发病12小时以内，无禁忌证；②急性心肌梗死，伴随新发生或可疑新发左束支传导阻滞，发病在12小时以内，无禁忌证。

步骤1：评估时间与风险，包括发病时间、溶栓风险、转运到技术熟练导管室所需的时间。

步骤2：确定再灌注策略（溶栓或PCI）。

如果发病时间＜3小时，而且介入治疗无延误（进门-球囊扩张时间＜90分钟），溶栓和直接PCI效果无显著差别。

以下情况优选溶栓：①就诊早：发病时间≤3小时且不能及时进行介入治疗（进门-球囊扩张时间＞90分钟）；②介入治疗不可行：导管室被占或不存在；动脉穿刺困难；不能到达有经验的导管室；③介入治疗不能及时进行：转运时间过长（进门-球囊）时间-（进门-溶栓）时间＞60分钟；进门-球囊扩张时间＞90分钟。

以下情况优选介入治疗：①有经验丰富的导管室及心外科支持，进门-球囊扩张时间＜90分钟；（进门-球囊）时间-（进门-溶栓）时间＜60分钟；②高危STEMI：心源性休克、Killip分级≥3级；③溶栓禁忌，包括出血风险增加及颅内出血；④就诊晚：发病≥3小时；⑤诊断STEMI有疑问。

此外，还应包括最大程度减轻微血管损伤和保护濒危心肌梗死区的辅助治疗手段。

三、STEMI溶栓治疗

斑块破裂和血栓形成是90%以上STEMI患者梗死相关动脉完全闭塞的原因。溶栓治疗是急性STEMI的重大突破。虽然近10年来的临床试验已经证实直接PCI优于溶栓，但是直接PCI的条件并不总是存在，因此，溶栓治疗仍是我国现阶段一项重要的治疗措施。

（一）溶栓获益及其影响因素

溶栓治疗有利于STEMI患者的生存，其获益程度具有时间依赖性，溶栓试验显示了绝对死亡率的下降：每治疗1000例0～6小时就诊的患者可以挽救30人；治疗1000例7～12小时就诊的患者可挽救20人；对于13～18小时就诊的患者统计结果不明确，大概每治疗1000例可挽救10人，上述生存获益可维持10年。

左束支传导阻滞、前壁心肌梗死、由心电图导联受累数目和ST段抬高程度反映的大范围心肌受累者，由于具有更高的危险，溶栓获益最大。下壁心肌梗死绝对获益较小，除非合并右心室心肌梗死或出现提示大面积心肌濒危的前壁ST段压低。

不论采用何种溶栓剂，获益大小主要取决于治疗时间和达到的TIMI血流。

2004年ACC/AHA指南指出，在医务人员和设备完善的条件下制定院前溶栓方案是合理的（Ⅱa类）。

TIMI血流分级是描述梗死相关冠脉心外膜血流情况的方法。通常是在溶栓后60～90分钟通过选择性冠脉造影判定。溶栓血管的开通率可达87%（TIMI 2～3级血流），仅50%～60%达到正常血流（TIMI 3级）。事实上，只有TIMI 3级可改善左心室功能和生存率。TIMI 2级与TIMI 0～1级血流的预后相似。近年来采用心肌灌注分级评分评估微循环血流，其可能是重要的预后指标。

ACC/AHA指南指出，年龄不应该影响溶栓的决策，由于流行病学调查显示我国人群的出血性脑卒中发病率相当高，因此对于≥75岁的患者溶栓应当非常慎重。

（二）溶栓危险

1. 出血　是最主要的危险，尤其是颅内出血，其中1/2～2/3是致死性的。65%～77%的颅内出血发生在溶栓治疗后24小时以内。典型的表现包括意识状态的突然改变、单部位或多部位的神经系统定位体征、昏迷、头痛、恶心、呕吐和抽搐发作，有时也表现为高血压急症。部分患者表现为迅速死亡。

发生颅内出血后，应立即停止溶栓、抗血小板和抗凝治疗。急诊CT或MRI明确颅内出血类型和血肿定量，应当迅速采取降低颅内压的措施，同时考虑使用逆转溶栓、抗血小板和抗凝药物。请血液科、神经内外科会诊。

溶栓后颅内出血的8个独立预测因素：高龄、女性、黑种人、既往脑卒中史、收缩压≥160mmHg、低体重（女性≤65kg，男性≤80kg）、过度抗凝（INR≥4，凝血酶原时间≥24秒）、抗凝药物的选择（阿替普酶比链激酶发生出血的危险高）。每个危险因素记1分，不存在记0分，将分数相加来确定危险评分。0～1分，颅内出血危险为0.69%；≥5分是4.1%。ACC/AHA建议危险评分≥5分者应选择直接PCI而非溶栓。

2.过敏 链激酶可能造成过敏反应,可达10%,尤其是在重复使用时。

(三) 溶栓禁忌证

据估计,有20%～30%的患者不适合溶栓治疗。

绝对禁忌证:①既往脑出血病史;②脑血管结构异常(动静脉畸形);③颅内恶性肿瘤(原发或转移);④6个月以内的缺血性卒中(不包括3小时以内的);⑤可疑主动脉夹层;⑥活动性出血或出血体质(不包括月经来潮);⑦3个月以内的严重头部闭合性创伤或面部创伤。

相对禁忌证:①慢性、严重、没有得到良好控制的高血压;目前血压严重失控(SBP＞180mmHg或DBP＜110mmHg);②＞3个月有缺血性脑卒中史、痴呆或其他颅内病变(除绝对禁忌证外);③外伤性或持续心肺复苏(CPR)(＞10分钟)或3周内的大手术;④近2～4周有内出血者;⑤不能压迫的血管穿刺;⑥链激酶/阿替普酶:曾有用药史(＞5天)或对这些药物有过敏史;⑦孕妇;⑧活动性消化道溃疡;⑨正在使用抗凝剂者:INR越高,出血的危险性越大。

(四) 溶栓药物选择

第一代:链激酶、尿激酶。

第二代:阿替普酶。

第三代:尿激酶原、瑞替普酶和替奈普酶等。

STEMI患者常处于高凝状态,溶栓药物可以进一步激活体内血小板和凝血系统,因此溶栓治疗的同时强化抗凝和抗血小板的辅助治疗。

(五) 溶栓后再灌注的评估

1.冠脉造影评估 TIMI血流分级如下:

0级:指不存在任何通过闭塞处的前向血流。

1级:存在微弱的通过闭塞处的前向血流,但又不能完全充盈远端血管床。

2级:延迟或缓慢的前向血流,能完全充盈远端血管床。

3级:正常前向血流,完全充盈远端血管床。

研究表明,仅TIMI 3级血流与左心室功能和生存改善相关。TIMI 2级和0～1级血流患者的预后相似。

临床试验将无复流定义为TIMI血流≤2级。TIMI血流3级的重要性揭示了溶栓治疗的局限性。仅50%～60%的患者达到TIMI 3级血流,而超过90%的直接PCI患者的血流达到TIMI 3级。但是,TIMI 3级的患者微血管灌注也可能降低。评价微血管灌注的方法主要包括TIMI帧计数和TIMI心肌灌注分级(TMP)。

2.临床评估

(1) ST段回落:溶栓后抬高的ST段回落是心外膜、微血管和组织水平心肌再灌注的一项标志。溶栓后60～90分钟ECG的ST段回落50%以上提示再灌注。ST段的回落与梗死相关血管开通和TIMI血流分级相关。ST段在90分钟内完全(≥70%)回落的患者中，TIMI血流3级者占79%；而部分回落或没有ST段回落的患者的TIMI 3级血流比例分别为50%和44%。ST段的回落程度与患者的近期、中期、远期预后相关。

（2）生化标志物：是评价再灌注的无创指标。其中迅速升高和下降的CK-MB或肌红蛋白优于肌钙蛋白。CK-MB酶峰提前至发病14小时以内。

（3）再灌注心律失常。

（4）胸痛迅速缓解。

（5）溶栓失败的早期临床判断：溶栓90分钟内梗死相关血管持续闭塞（TIMI 0～1级）。临床表现为胸痛持续或恶化、ST段持续抬高或恶化、血流动力学不稳定或心力衰竭。

早期判断溶栓失败的重要性在于尽早决定补救措施，目前最佳的策略是补救性PCI。另一个治疗选择是紧急CABG，而极少再次采用溶栓治疗。

四、STEMI介入治疗（PCI）

（一）PCI治疗的依据和目的

静脉溶栓存在一定的局限性。PCI能有效地降低STEMI的总体死亡率。但总体死亡率降低的获益仍取决于以下因素的影响：患者发病时间、梗死部位及心功能状况所构成的总体危险度，患者的年龄及合并疾病情况，患者用药情况，医师的经验及导管室人员熟练配合程度，以及进门-球囊扩张时间。所以，合理有效地使用PCI手段是STEMI再灌注治疗的关键。

（二）PCI策略

1. 直接PCI　对于发病12小时以内的STEMI患者直接采用PCI的方法开通梗死相关动脉（IRA），称为直接PCI。

ACC/AHA要求所有接受直接PCI治疗的进门-球囊扩张时间＜90分钟，对于发病3小时以内的患者，推荐进门-球囊扩张时间≤60分钟。尤其是发病3小时以内的患者，如需延迟PCI而患者无溶栓禁忌证，则应立即行静脉溶栓治疗。

（1）直接PCI的优势与不足

1）优点：①能够用于不宜进行静脉溶栓的患者，即扩大了治疗范围；②可以即刻了解冠状动脉的解剖状况，同时评估左心室功能，因而可以进行早期危险分层；③迅速开通IRA，并且达到TIMI血流3级；④心肌缺血复发、再梗死和再闭塞的发生率低；⑤高危患者的存活率较高；⑥心肌再灌注损伤和心脏破裂的发生率低；⑦致命性颅内出血的风险降低；⑧缩短住院天数。

2）不足：①要求有介入治疗技术熟练的心脏科医师和相应的心导管设备；②送到有能力施行急诊PCI的心导管室的时间延迟。

越危重的患者（如心源性休克），从直接PCI中的获益越显著。但是对于年龄＞75岁、发病时间＞12小时，以及伴随疾病较多的患者，直接PCI的风险也随之显著增加，应权衡利弊。对于胸痛基本缓解、冠脉残余狭窄较轻、TIMI 3级的患者冠状动脉再发事件的概率降低，应十分慎重地选择PCI。

应当强调，直接PCI是一种抢救性的治疗手段，该介入手术的死亡率可以达5%～7%，较择期PCI死亡率高20倍。

（2）直接PCI的适应证和禁忌证

1）适应证

A. 绝对适应证：ACC/AHA指南指出以下3种情况应实行直接PCI。①STEMI（包括正后壁心肌梗死）或新发左束支传导阻滞心肌梗死患者，并且症状发作在12小时内；②ST段抬高或新发LBBB的心肌梗死、心肌梗死后36小时内发生心源性休克并且在休克发生18小时以内可以完成并适合血运重建治疗，年龄＜75岁的患者；③严重的慢性心力衰竭（CHF）和（或）肺水肿（Killip 3级），并且症状发作在12小时之内的患者。

B. 相对适应证：以下两种情况可以考虑实行直接PCI。①年龄≥75岁、ST段抬高或LBBB的心肌梗死后36小时内发生心源性休克，并且在休克发生18小时内可以完成并适合血运重建治疗；②症状发作12～24小时同时有严重CHF和（或）血流动力学或电活动不稳定和（或）持续性缺血证据。

但是，对于上述的绝对适应证和相对适应证有3个前提：①就诊90分钟内能够完成球囊充盈；②有介入手术熟练的医师（每年手术例数＞75例。同时每年完成＞11例次直接PCI）；③具备一定的导管室条件（每年PCI例数＞200例，其中直接PCI例数大于36例，有心脏外科支持）和有经验的辅助人员的支持。

2）禁忌证：以下3种情况不应当进行直接PCI。①适合静脉溶栓的患者，完成介入手术的医师手术病例数少，每年＜75例次或每年直接PCI例数＜11例；②无血流动力学障碍患者的非梗死相关动脉；③STEMI发生大于12小时、血流动力学和心电活动稳定的无症状患者。

2. 转运PCI 是直接PCI的一种，主要适用于患者首诊医院不具备直接PCI的条件，而患者有溶栓的禁忌证，或无溶栓禁忌证但发病已经＞3小时，尤其是有较大面积梗死和（或）血流动力学不稳定的患者。

转运PCI的获益取决于进门-球囊扩张时间，进门-球囊扩张时间应该＜90分钟。对于大面积心肌梗死、心源性休克、Killip分级3～4级和溶栓失败的患者，即使进门-球囊扩张时间＞2小时，仍可考虑转运PCI。

STEMI的转运PCI推荐指征：首诊医院不具备直接PCI条件，尤其是有溶栓禁忌证，或无溶栓禁忌证但发病时间＞3小时且＜12小时的患者。

3. 补救性PCI 是指静脉溶栓失败后IRA仍处于闭塞状态，而针对IRA所行的PCI。

补救性PCI对于STEMI患者的益处为减少早期严重心力衰竭，改善中-大面积梗死患者的1年生存率，降低再次血运重建率，对于早期心源性休克、心力衰竭或恶性心律失常患者，获益更为显著。

ACC/AHA指南强烈推荐补救性PCI适用于以下两种情况：①发病12小时以内，溶栓失败，并发心力衰竭和（或）肺水肿；②发病36小时以内，年龄＜75岁，溶栓失败，并发心源性休克，能在休克发生18小时以内实施PCI。

另外，指南还推荐Ⅱa类补救性PCI：年龄＞75岁的心源性休克，血流动力学或电活动不稳定或持续心肌缺血患者。

4. 易化PCI 指对发病12小时内拟行PCI的患者，于PCI前先行血栓溶解药物治疗（如全量溶栓、半量溶栓、GP Ⅱb/Ⅲa受体拮抗剂或减量溶栓＋GP Ⅱb/Ⅲa受体拮抗剂），之后按计划即刻施行PCI，目的是缩短开通IRA的时间，使药物治疗和PCI更好的结合。

目前已经否定全量溶栓剂后立即进行易化PCI的策略，然而对于出血风险很低的年轻、高危的STEMI患者90分钟内不能施行PCI时，可考虑应用（Ⅱb）；非全量溶栓剂和（或）其他溶栓药物及不同组合的易化PCI研究仍在进行中。

5. 早期溶栓未成功或为溶栓的患者择期（＞24小时）PCI 我国2009年PCI治疗指南择期PCI推荐指征如下：

（1）病变适合PCI且有再发心肌梗死的表现（ⅠC）。
（2）病变适合PCI且有自发或诱发缺血表现（ⅠB）。
（3）病变适合PCI且有心源性休克或血流动力学不稳定（ⅠB）。
（4）LVEF≤40%，心力衰竭、严重室性心律失常，常规行PCI（ⅡaC）。
（5）对于无自发或诱发缺血的IRA的严重狭窄，发病24小时后行PCI（ⅡbC）。
（6）IRA完全闭塞，无症状的1～2支血管病变，无严重缺血表现，血流动力学和心电稳定，不推荐发病24小时后常规行PCI（ⅢA）。

（三）围介入手术期的处理

1. 根据体表ECG确定IRA及病变部位

（1）左主干病变：典型的ECG改变为aVR导联ST段抬高，同时Ⅰ、Ⅱ、V_4～V_6导联ST段压低。如果同时伴有V_1导联ST段抬高，则aVR导联ST段抬高的程度应当大于V_1导联。

（2）前降支开口或近端病变

1）ST段抬高≥1mm最常见于V_2导联，其次为V_3、V_4、V_5、aVL、V_1和V_6导联，V_2、V_3导联的抬高程度最大。

2）aVL导联ST段抬高，下壁导联ST段下移。

3）如果V_1导联ST段抬高同时伴有aVR导联ST段抬高，则前者抬高程度应当大于后者。

（3）回旋支病变

1）Ⅱ、Ⅲ和aVF导联ST段抬高，但是没有aVL导联ST段下移，并且Ⅲ导联ST段抬高程度与Ⅱ导联相当。

2）可以伴有心前导联ST段下移。有回旋支闭塞时，可以表现为"假性正常"。

（4）右冠状动脉近端病变

1）Ⅱ、Ⅲ和aVF导联ST段抬高，Ⅲ导联ST段抬高程度大于Ⅱ导联，同时伴有Ⅰ和（或）aVL导联ST段下移。

2）右心室导联ST段抬高。如果是右冠脉开口急性闭塞，还可以表现为V_1导联ST段抬高。

2. 抗栓治疗 是整个PCI围术期非常重要的一环，包括抗血小板治疗（阿司匹林、氯吡格雷和GP Ⅱb/Ⅲa受体拮抗剂）和抗凝治疗（普通肝素、低分子量肝素和比伐卢定）。

（1）口服抗血小板治疗

1）阿司匹林：一旦诊断STEMI，如果没有禁忌证，应立即嚼服300mg非肠溶阿司匹林。PCI术后，应每日给予300mg阿司匹林，BMS后至少1个月，西罗莫司DES置入后3个月，紫杉醇DES置入后至少6个月；之后100mg/d长期服用。

2）氯吡格雷：PCI术前6小时或更早服用者，通常给予300mg的负荷剂量；STEMI患者行急诊PCI或术前6小时以内服用者，为更快达到高水平的血小板抑制，可给予600mg的负荷剂量。

对于溶栓治疗12～24小时行PCI者，可口服300mg的负荷剂量。

置入DES的患者无高出血危险，服用氯吡格雷至少12个月；置入BMS的患者，服用氯吡格雷至少1个月，最好12个月；发生支架内亚急性血栓形成的高危患者，进行血小板聚集率检查，如血小板聚集抑制率＜50%，可考虑将氯吡格雷的剂量增加至每日150mg。

3）替格瑞洛：应尽早使用，推荐在首次医疗接触时给予负荷剂量180mg，然后维持剂量90mg、2次/日；若患者无法整片吞服，可将替格瑞洛碾碎冲服或鼻胃管给药；替格瑞洛应与阿司匹林联合使用至少12个月。

（2）GP Ⅱb/Ⅲa受体拮抗剂：目前主张STEMI患者行直接PCI时，可尽早应用GP Ⅱb/Ⅲa受体拮抗剂。

（3）抗凝治疗

1）普通肝素：对于直接PCI患者，应给予普通肝素治疗。应根据体重选择肝素冲击剂量（70～100U/kg），ACT至少应＞250毫秒（HemoTec法）、＞300毫秒（Hemochron法）。如果联用GP Ⅱb/Ⅲa受体拮抗剂，普通肝素减至50～70U/kg。合理的治疗应该是静脉肝素48小时，然后改用皮下肝素。

2）LMWH：年龄＜75岁，没有严重肾功能不全，LMWH可替代普通肝素作为辅助治疗。依诺肝素30mg静脉注射，15分钟后1.0mg/kg皮下注射，12小时1次。

年龄＞75岁，不需初始静脉注射，0.75mg/kg皮下注射，12小时1次。

如果肌酐清除率＜30ml/min，依诺肝素1.0mg/kg皮下注射，每日一次。

3）比伐卢定：静脉注射0.25mg/kg后，静脉输注0.5mg/（kg·h）共12小时，随后改为0.25mg/（kg·h）共36小时。

4）磺达肝癸钠：初始剂量2.5mg静脉注射，随后予以2.5mg每日1次皮下注射，应在住院期间给予维持剂量达8天（Ⅰ类推荐，证据水平B），但PCI术中则需使用普通肝素。

（4）其他药物

1）β受体阻滞剂：没有禁忌证的STEMI都应该服用。

2）ACEI：没有禁忌证，STEMI都应该尽早服用；如不能耐受ACEI，可给予ARB，缬沙坦和坎地沙坦疗效明确。

3）严格控制血糖：对于严重STEMI患者，应静脉应用胰岛素控制血糖达到正常水平。

4）镁剂：尖端扭转型室上性心动过速患者，5分钟内静脉注射1～2g镁剂。

5）钙离子通道阻滞剂：维拉帕米、硫氮䓬酮。

（四）操作技术

1. 血管入路

（1）股动脉和股静脉入路：直接PCI应当同时选择股动脉和股静脉途径，并且分别使用7F鞘管。大腔动脉鞘管可以进行T支架、Crush技术和对吻等特殊技术，大腔静脉鞘管放置临时起搏的同时，可以进行快速补液等。

（2）桡动脉：作为股动脉的替代途径，目前已经成为直接PCI的主要手术入路。

2. 诊断性血管造影评价　根据体表心电图判断为前降支或回旋支闭塞的患者，可以先行右冠状动脉造影评估非梗死相关动脉，然后直接使用指引导管行左冠状动脉造影评估梗死相关动脉。

判断为右冠状动脉闭塞的患者，可以先行左冠状动脉造影评估非梗死相关动脉，然后直接使用指引导管行右冠状动脉造影评估梗死相关动脉。判断为左主干闭塞患者的评估基本同前降支闭塞的患者。

3. 器械选择　一般选7F JR-4或7F JL4导引导管、BMW导丝和2.0mm×15mm或2.5mm×15mm快速交换球囊。

4. 通过闭塞性病变

（1）LAD闭塞：头位、右前斜＋足位，有时需要右前斜位＋头位、蜘蛛位。

（2）回旋支闭塞：右前斜＋足位、足位，有时需要蜘蛛位。

（3）右冠闭塞：左前斜位、左前斜＋头位，有时需要头位。

（4）左主干病变：右前斜＋足位、蜘蛛位。

5. 预扩张病变　将冠脉导丝送至IRA远端后，将球囊通过闭塞段至远端血管，可以来回数次。但是对于前降支或回旋支闭塞性病变，切忌随意将球囊撤至导引导管内，避免将血栓带入回旋支或前降支。预扩张后，行冠状动脉造影评估效果及IRA的解剖情况。一般需要冠脉内给予硝酸甘油和（或）钙离子拮抗剂或腺苷来解除IRA痉挛，帮助评估IRA病变段的直径和长度，选择合适尺寸的支架。

6. 释放支架　目前主张使用DES，一般采用高压释放支架［≥12atm（1atm＝101 325Pa）］。贴壁不好的，采用高压球囊后扩张支架，以保证支架贴壁良好，减少血栓的发生。

7. 最终血管造影评价　造影满意后，最好留置股动脉和股静脉鞘管6～12小时，观察患者的血流动力学和心肌缺血的改善情况，然后决定是否拔鞘并压迫止血。

8. 辅助装置的应用

（1）IABP：增加冠状动脉压力、增加舒张压、可能增加冠脉侧支循环、增加体循环灌注、降低后负荷、增加每搏量、增加心脏前向输出量，可用于心源性休克、休克前综合征、大面积心肌梗死、顽固性室性心律失常和心脏破裂的患者。

（2）远端血栓保护装置或血栓抽吸导管（视频4.急性心肌梗死血栓抽吸）：无复流是直接PCI的一个非常棘手的问题，发生率为10.8%，死亡率高达16%。无复流的高危患者是IRA为粗大的右冠状动脉合并高血压、高血脂的患者。

(五)疗效的评价标准

1. 血管造影成功　显示最小狭窄管腔直径减少至20%以下,同时到达TIMI血流3级为血管造影成功。

2. 操作成功　PCI达到血管造影成功标准且在住院期间无严重临床并发症(如死亡、心肌梗死、急诊CABG)。

3. 临床成功

(1)近期临床成功:包括解剖形态成功和操作成功,术后患者心肌缺血症状和体征缓解。

(2)远期临床成功:是近期成功的延续,术后患者心肌缺血症状和体征缓解持续6个月以上。

4. 急诊PCI并发症

(1)严重并发症:死亡、心肌梗死和脑卒中。

(2)轻微并发症:TIA、血管径路并发症、肾功能不全或造影剂不良反应。

(3)特殊并发症:冠状动脉内血栓、冠状动脉穿孔、心脏压塞和心律失常。

需要行急诊CABG是PCI的潜在并发症。

(六)特殊问题

1. STEMI合并心源性休克　死亡率达50%以上,须认真对待,行早期PCI或CABG。

2. 右心室心肌梗死　下壁心肌梗死的发生率为10%～50%。右心室由锐缘支供血,右心室的功能障碍程度与右心室锐缘支血流受损程度相关。事实上,直接PCI不能迅速恢复右心室锐缘支血流,与右心室功能得不到恢复、持续低血压、心排血量降低和死亡率增高都有关。

缓慢心律失常可以由于窦房结缺血或迷走神经张力增高所致,高度房室传导阻滞(AVB)常是房室结缺血的结果。无论是否出现右心室缺血或梗死,下壁心肌梗死患者常发生心动过缓和低血压,这可能是由于左心室下后壁缺血刺激迷走神经传入的心脏抑制反射(Bezold-Jarisch reflex)所介导。这种作用在直接PCI后右冠状动脉出现再灌注时尤为明显。

急性右心室心肌梗死患者室性心律失常的发生率高,下壁心肌梗死合并右心室心肌受累的患者发生死亡、休克和心律失常的危险性增加。这种高危险性与右心室心肌本身受累有关,而与左心室心肌损害范围无关。

直接PCI可以提高许多合并右心室心肌梗死患者的短期生存率。

3. 缓慢性心律失常的处理　缓慢性心律失常是STEMI右冠状动脉急性闭塞直接PCI最常遇到的问题。最常采用的处理方法是右心室临时起搏,但起搏电极常诱发快速室性心律失常,心室颤动的发生率为35.3%,还可导致心脏穿孔(2%)。与右心室临时起搏相比,直接PCI时静脉注射阿托品同样可以有效提升心率(其中部分恢复为窦性心律,更加符合生理状况)和帮助稳定血压,同时可以避免右心室起搏诱发的心室颤动和潜在的心脏穿孔的危险,因此在STEMI直接PCI时,静脉注射阿托品是处理缓慢性心律失常首先采用的措施。

4. 直接支架术及支架选择 直接PCI或补救性PCI采用直接支架术可改善术后的TIMI血流灌注,但是尚未见到显著的临床优势。如条件允许,可以考虑直接支架技术。

DES在STEMI中仍存在争议,在置入DES时注意规范操作,减少因支架贴壁不良而增加支架内血栓的发生,同时重视双重抗血小板治疗的必要性,双重抗血小板治疗需延长至1年以上。

5. 实施直接PCI的资格 术者直接PCI的水平(与择期PCI经验无关)与直接PCI的结果相关。ACC/AHA建议每年择期PCI例数＞75例,直接PCI例数≥11例的术者完成直接PCI。最好在每年择期PCI例数＞400例、STEMI直接PCI例次＞36例次的医疗机构实施直接PCI。

五、急诊CABG

(一)指征

心肌梗死后心肌破裂、心脏压塞、室间隔穿孔、乳头肌断裂引起二尖瓣严重关闭不全的患者,应急诊手术或在全身情况稳定后再手术。不稳定型或变异型心绞痛,冠状动脉三支病变明确,经积极内科治疗不能缓解,伴心电图缺血改变或心肌损伤标志物升高,提示心肌缺血未能改善或心内膜下心肌梗死的患者,应行急诊手术。ACCF/AHA冠状动脉旁路移植术指南强调除某些特定情况(PCI失败或无法实施、病变适合CABG、非手术治疗无效的大面积心肌缺血和血流动力学障碍、需治疗的心肌梗死后并发症、出现恶性心律失常等)外,急性心肌梗死不推荐CABG治疗。

(二)危险

透壁心肌梗死后6小时CABG术的死亡率为9.1%,6～48小时为8.3%,2～14天为5.2%,2～6周为6.5%,＞6周为2.9%。

第八章

老年NSTE ACS的介入治疗策略

急性冠脉综合征（ACS）的共同病理基础是突然或新近发生的不同程度的冠脉血流供应不足，原因是冠脉内发生不同程度的完全或不完全、持续或非持续性血栓闭塞。ACS包括ST段抬高的心肌梗死（STEMI）和非ST段抬高的急性冠脉综合征（NSTE ACS），NSTE ACS包括不稳定型心绞痛（UAP）和非ST段抬高的心肌梗死（NSTEMI）。

一、NSTE ACS的总体治疗原则

NSTE ACS患者主要的临床特征包括典型或不典型胸痛、伴或不伴心肌缺血的ECG改变。治疗的原则是恢复冠脉血流、消除冠脉血栓或防治并发症。NSTE ACS的治疗策略包括早期非手术治疗策略和早期介入治疗策略。采取何种策略，主要取决于患者的危险分层。对于危险程度高的患者，早期介入治疗策略具有明显的优势。

二、NSTE ACS患者的危险分层

TIMI危险积分采用的预测变量值为七项，包括：①65岁以上；②存在3种以上的冠心病危险因素（高血压、高血脂、糖尿病、吸烟、冠心病家族史）；③既往冠心病病史；④7天内已服阿司匹林；⑤24小时内发作2次以上的心绞痛；⑥ECG ST段变化；⑦血心肌标志物升高（CK-MB、cTnT或cTnI）。每项1分，0～2分为低危，3～4分为中危，5～7分为高危。

2007年ESC ACS指南将ACS患者分为"极高危""高危""非高危"3类。

（1）极高危（符合以下一项或多项）

1）严重胸痛持续时间长、无明显间歇或＞30分钟，濒临心肌梗死表现。

2）心肌标志物显著升高和（或）ECG ST段显著压低（≥2mm）持续不恢复或范围扩大。

3）有明显血流动力学变化，有严重低血压、心力衰竭或心源性休克的表现。

4）严重的恶性心律失常：室性心动过速、心室颤动。

（2）高危（中、高危）患者（符合以下一项或多项）

1）心肌标志物升高。

2）ECG有ST段压低（＜2mm）。

3）尽管强化抗缺血治疗24小时内仍反复发作胸痛。

4）有心肌梗死病史。

5）PCI术后或CABG术后。

6）LVEF＜40%。

7）冠状动脉造影显示冠状动脉狭窄病变。
8）糖尿病。
9）肾功能不全（肾小球滤过率＜60ml/min）。
（3）非高危（低危）
1）无反复胸痛发作。
2）无心功能不全表现。
3）无明确心肌缺血的ECG改变。
4）无肌钙蛋白升高。

三、NSTE ACS患者治疗策略的选择

一般认为，对极高危和高危的NSTE ACS患者应及时行冠脉造影，根据是否存在明确的、有必要干预的冠脉病变，而考虑是否进行冠脉介入治疗。危险程度越高的患者应尽早行PCI，术前、术中的用药也随着危险程度的增加应适当加强。

对于非高危和未行PCI的NSTE ACS患者，出院前应进行必要的评估，评估心功能、心肌缺血的情况。对于存在再发心血管事件的危险者，行冠脉造影。如存在明确的、有必要干预的冠脉病变，应考虑进行冠脉介入治疗；否则，行单纯药物治疗并随访，或除外冠心病。

四、NSTE ACS介入治疗前后的药物应用

NSTE ACS的治疗首先是充分的抗血小板及抗凝治疗，以充分降低围术期的血栓事件；其次也不应忽视抗缺血治疗，以改善患者的症状及冠心病二级预防和危险因素的控制。

（一）阿司匹林

所有的NSTE ACS患者均应接受阿司匹林162～325mg的负荷剂量，继以75～100mg/d维持。阿司匹林75mg/d是维持其疗效的最小剂量。

（二）噻吩吡啶类药物

目前应用最广泛的是氯吡格雷，普拉格雷已经通过美国FDA的批准在临床上使用。Cure研究、PCI-CURE研究显示，接受氯吡格雷的患者，死亡及心肌梗死的风险降低，而氯吡格雷的效益在介入术前即显示出来，且在术后继续存在。

CREDO研究PCI术前≥15小时服用负荷剂量氯吡格雷的患者，术后28天内发生缺血时间的相对风险降低，而＜15小时内服用氯吡格雷的患者获益不大。

目前指南推荐的氯吡格雷负荷剂量为300～600mg。

替格瑞洛是一种新型强效P2Y12受体拮抗剂，获得了中国非ST段抬高ACS（NSTE-ACS）指南、PCI指南及急性ST段抬高型心肌梗死（STEMI）诊断和治疗指南的推荐。对于缺血风险中、高危NSTE ACS及计划行早期侵入性诊治的患者，应尽快给予替格瑞洛（负荷剂量180mg，维持剂量90mg，2次/日），对于行早期非手术治疗的NSTE ACS患者，推荐应用替格瑞洛（负荷剂量180mg；维持剂量90mg，2次/日），替格瑞洛应与

阿司匹林联合使用至少12个月。

(三) GP Ⅱb/Ⅲa受体拮抗剂

目前广泛使用的主要包括阿昔单抗（GPI）、依替巴肽及替罗非班。

EPISTENT研究及ESPRIT研究的结果显示，ACS伴肌钙蛋白升高的患者从阿昔单抗中获益较大，而不伴肌钙蛋白升高的患者获益很小。

PRISM、PRISM-PLUS、PARAGON-A、PARAGON-B、CAPTURE及PURSUIT的荟萃分析也显示，ACS伴肌钙蛋白升高的患者从GPI中获益较大，而不伴肌钙蛋白升高的患者获益很小。

CAPTURE、PRISM-PLUS及PURSUIT的分析发现，NSTE ACS患者从GP Ⅱb/Ⅲa受体拮抗剂获益最大的时候是在围介入手术期。

GUSTO-IV ACS研究显示，非手术治疗的患者并不能从GPI中获益。

ISAR-REACT、ISAR-REACT-2（PCI或非PCI）对于中低危患者，使用大剂量氯吡格雷预治疗后，联合使用GP Ⅱb/Ⅲa受体拮抗剂不能使患者进一步获益。

附：美国经皮冠状动脉介入治疗指南（UAP/NSTEMI）

1. Ⅰ类（A） 不稳定型心绞痛/NSTEMI，没有严重合并症并且冠脉病变适合PCI的患者，有指征施行早期有创PCI策略。患者必须符合下述任何一项高危特征：

（1）出现强化抗缺血治疗后再次心肌缺血。

（2）肌钙蛋白水平升高。

（3）新出现的ST段下移。

（4）充血性心力衰竭症状、新出现二尖瓣关闭不全或原有二尖瓣关闭不全加重。

（5）LVEF降低。

（6）血流动力学不稳定等临床表现。

（7）持续性室性心动过速。

（8）PCI术后6个月内。

（9）既往CABG史。

2. Ⅱa类

（1）UAP/NSTEMI，单支或多支冠脉病变并且正在接受药物治疗、大隐静脉桥血管局限性或多处狭窄并且不适合再次实行外科手术的患者，可施行PCI（证据级别C）。

（2）UAP/NSTEMI但没有高危特征时，病变适合PCI并且没有或早期非手术治疗策略的禁忌证患者，可以实施PCI（证据级别B）。

（3）UAP/NSTEMI伴严重左主干病变（直径狭窄＞50%），同时适合血运重建治疗但不适合CABG的患者，可以实施PCI（证据级别B）。

3. Ⅱb类

（1）UAP/NSTEMI没有高危特征时，单支或多支冠脉病变并且正在接受药物治疗，并有一处或多处病变需扩张但成功可能性不高的患者，可谨慎考虑施行PCI（证据级别B）。

（2）UAP/NSTEMI、正在接受药物治疗、2支或3支冠状动脉病变，前降支近段严重病变、严重糖尿病或左心室功能不全的患者，可以考虑施行PCI（证据级别B）。

4. Ⅲ类 没有UAP/NSTEMI的有关高危特征时，单支或多支冠脉病变，没有参与药物治疗试验或者有下述情况之一或多项不稳定的 UAP/NSTEMI 患者，不主张行 PCI。

（1）仅小面积可能受累（证据级别 C）。
（2）拟行 PCI 的所有"罪犯"病变的形态学提示成功可能性低（证据级别 C）。
（3）与介入手术有关的并发症或死亡率高危（证据级别 C）。
（4）不严重的病变（冠脉狭窄＜50%）（证据级别 C）。
（5）严重左主干病变并且适合 CABG（证据级别 C）。

五、NSTE ACS 介入治疗指南与适应证

（一）早期策略

早期侵入策略主张早期（多在 4～48 小时）常规行心导管检查和（或）血运重建（包括 PCI 和 CABG）。早期的保守策略主张先予药物治疗，同时行无创检查以判断有无心肌缺血，再根据病情和检查结果决定是否行冠脉造影和（或）血运重建。

2007 年 ACC/AHA/SCAI 的 PCI 指南早期治疗策略的选择如下：

1. 早期侵入
（1）静息时反复发作心绞痛或心肌缺血或充分给予药物时活动耐量仍低下。
（2）心肌标志物 cTnI 或 cTnT 升高。
（3）新出现 ST 段压低。
（4）出现心力衰竭的体征或症状或新出现二尖瓣反流或原有反流恶化。
（5）无创检查结果显示高危。
（6）血流动力学不稳定。
（7）持续性室性心动过速。
（8）6 个月内曾行 PCI。
（9）曾行 CABG。
（10）高危评分（如 TIMI 或 Grace）。
（11）左心室功能减退（LVEF＜40%）。

2. 早期保守　低危评分（如 TIMI 或 Grace）；无高危特征时患者或医师优先选择。

（二）介入治疗的适应证

危险程度越高的患者越应尽早行 PCI。2009 年中国 PCI 指南关于非 ST 段抬高的 ACS 的 PCI 推荐指征如下：

（1）对极高危患者紧急行 PCI（2 小时内）（ⅡaB）。
（2）对早期中、高危患者行 PCI（72 小时内）（ⅠA）。
（3）对低危患者不推荐常规 PCI（ⅢC）。
（4）对 PCI 患者常规支架置入（ⅠC）。

第九章

高危患者的介入治疗策略

临床上,习惯将合并高龄、糖尿病、肾功能不全及心源性休克等冠心病患者称为高危患者,对其行PCI的风险增加。

一、高龄患者的PCI

定义:年龄>75岁的高龄冠心病患者。

特点:PCI并发症风险增加。需行PCI的高龄患者往往临床情况复杂,常有心肌梗死病史、LVEF减低或存在慢性心力衰竭。常合并其他多种疾病如肾衰竭、脑卒中、肿瘤等。多数高龄患者的血管病变支数相对较多、病变程度严重(包括钙化、病变弥漫等),因此风险较高。高龄患者的PCI成功率和非高龄相似,但是住院期间的心血管事件的发生率、远期死亡率、PCI相关的并发症和出血事件却明显增加。年龄75岁或以上的患者,早期PCI可以使6个月内的死亡和心肌梗死的发生率减少10.8%(相对风险率减少56%),提示高危冠心病患者的获益更大。因此年龄不能单独作为早期PCI的禁忌证。

适应证:参照稳定型冠心病PCI适应证。对于多支复杂病变的高龄患者,PCI主要着眼于处理与症状相关的"罪犯"血管,并不苛求完全血运重建。应该着眼于提高手术成功率,手术的目的是稳定临床症状和改善心功能,尽量减少X线曝光和手术时间,尽量减少造影剂用量。

高龄急性心肌梗死患者行急诊PCI的策略和措施与其他年龄组一致。在再灌注时间窗内应积极寻求再灌注治疗,尤其是直接PCI。如在PCI时间窗内有溶栓禁忌证,可转院至有条件的医院行PCI。年龄>75岁的患者STEMI或新出现LBBB的心肌梗死患者,如在心肌梗死后36小时内出现心源性休克,没有PCI禁忌证,可在休克出现18小时以内进行直接PCI。

二、糖尿病患者的PCI

特点:糖尿病合并冠心病患者的多支血管病变较多,血管病变多呈弥漫性;小血管病变、长病变的发生率也较高。胰岛素依赖型糖尿病患者常合并微血管病变,且血管的脆性增高。糖尿病也是再狭窄的最主要危险因素。

糖尿病患者行血运重建术的效果较差,死亡率和再狭窄发生率较高。

置入BMS的再狭窄发生率为24%~40%,高于非糖尿病患者的20%~27%。

适应证:DES置入是糖尿病患者PCI的最佳选择。DES可显著降低再狭窄的发生率。高危及中危的糖尿病患者合并NSTEMI/UAP,早期PCI的获益与非糖尿病患者相似。糖尿病合并STEMI的患者获益于早期再灌注治疗,获益与非糖尿病患者相似。

注意事项如下：

（1）糖尿病急性心肌梗死患者，急诊PCI手术的成功率和住院期间无心脏事件生存率与非糖尿病患者无显著差异。根据患者的病变血管及其直径、病变部位和是否残留血栓而选择支架。如果血管直径≥3.5mm且病变处有明显的血栓征象，宜选用裸支架，减少亚急性期和晚期血栓形成，减少术后治疗费用。

（2）糖尿病小血管病变患者，术后再狭窄发生率高，DES可以显著降低此类患者的再狭窄率。因此，<3.0mm的血管病变，应首选DES。糖尿病左主干病变、分叉病变、弥漫长病变、LAD病变患者行PCI也应考虑DES。

（3）糖尿病合并多支冠脉病变和左主干分叉病变的患者，手术应首选CABG。

（4）他汀类药物长期治疗能够改善糖尿病患者的动脉血管情况，提高糖尿病患者无心脏事件生存率，建议所有的糖尿病患者加用他汀类药物作为围术期和二级预防基础用药。

三、肾功能不全患者的PCI

特点：慢性肾衰竭患者中冠心病发病率高，但症状多不典型，多支病变、左主干病变发病率与肌酐清除率成反比。肾功能不全是手术后死亡和心血管事件的独立预测因子。

肾功能障碍患者的出血风险增加，出血并发症会导致死亡率增加。肾功能受损影响低分子肝素的排泄，严重肾功能不全时最好使用普通肝素抗凝，并严密监测ACT或活化部分凝血酶时间，调整普通肝素用量。

PCI风险增加，包括肾功能恶化、急性和亚急性血栓形成发生率增高、出血发生率增高。造影剂有潜在的肾功能损害。计算肾小球滤过率或肌酐清除率评估肾功能更准确。

介入治疗相关的肾功能损害与众多因素有关：①术前禁食、术后补液不足、造影剂渗透性利尿作用、出血并发症等因素引起血容量不足；②造影剂肾损害；③动脉粥样硬化碎片、胆固醇结晶等引起肾动脉栓塞；④主动脉夹层累及肾动脉开口；⑤IABP球囊位置过低阻碍肾动脉血流；⑥使用ACEI；⑦造影剂结晶阻塞肾小管；⑧前列腺增生等原因引起尿潴留导致肾盂压力过高。

一旦发生造影剂诱发的肾病或造影剂加重肾功能不全而需要透析者，PCI术后死亡率明显增加。一般人群介入术后肾功能不全的发生率<1%，而高危人群的发生率高达50%。高危人群包括原有肾功能损害的患者、糖尿病肾病患者、发生过与造影剂有关的肾损害的患者。

适应证：由于中度以上肾功能不全患者尤其是透析患者，外科CABG后死亡率增高（>40%），对于合并严重的冠心病心绞痛或缺血性心功能障碍的患者，PCI可作为改善冠脉症状的有效手段之一。中度以上肾功能不全的患者PCI术后长期预后不佳。目前建议对ACS和外科CABG高风险的患者优先考虑PCI治疗，对前降支正常的其他冠脉病变的患者也应考虑PCI。

对肾功能不全患者，首选DES。

慢性肾功能不全患者的术前准备：术前适当容量补充以维持足够尿量，一般可于术前2～3小时开始持续输注生理盐水或5%葡萄糖溶液（100ml/h），术后持续输注10小时直至出现充足尿量。合并左心室功能不全者，可适量给予利尿剂。应选用非离子型造影剂，尽量减少用量，控制在100～200ml。对于严重的肾功能不全者，可做好透析准备。

四、女性患者的PCI

特点：大多数女性冠心病患者都是绝经期后的女性，往往合并有高血压、糖尿病和高血脂，发生合并症的比率更高。在临床上，接受PCI患者的男女比例约为3∶1。女性患者表现为心力衰竭的比例显著增高。女性患者进行PCI的住院死亡率明显高于男性。女性患者PCI死亡率高与性别本身无关，可能与女性患者的体表面积相对较小有关。女性患者的血管床较小，发生内膜撕裂、穿孔及并发症的风险较高。IVUS显示，在斑块形态学和管腔内径方面没有性别差异。

女性患者的出血并发症也较男性多，应注意围术期抗凝剂的用量。根据体重使用抗凝剂，普通肝素最好根据ACT调整剂量。但是女性患者使用GP Ⅱb/Ⅲa受体拮抗剂的出血并发症并不高于男性患者。女性患者尤其是肥胖和高龄者股动脉穿刺部位易出现出血并发症。经桡动脉入路可减少出血并发症。

女性患者DES的应用可获得与男性一样的疗效。

五、心源性休克患者的PCI

特点：即使完成了血运重建，急性心肌梗死伴心源性休克的患者仍有相当高的死亡率，应使用IABP，其预后优于不使用者。

适应证：指南建议年龄＜75岁的患者ST段抬高或新发LBBB的心肌梗死、心肌梗死后36小时内发生心源性休克并且在休克发生18小时以内可以完成并适合血运重建治疗，并建议使用IABP和主动脉内测压。

对于无血运重建条件的医院，积极使用IABP并联合早期溶栓，然后迅速转至有条件的医院施行血运重建的治疗策略是合适的。

在特定条件下，如存在非梗死相关动脉严重狭窄并影响到其他心肌供血，需要同时对这样的非梗死动脉行PCI，力求达到相对有效的血运重建。

对于高龄患者，一旦发生合并心源性休克的心肌梗死，如果患者体质较差，合并其他脏器的功能障碍、曾有过心肌梗死病史等不利因素存在，急诊PCI的获益较小。对于＞75岁，体质较好、既往无心肌梗死病史且无其他脏器的功能疾病并有能力接受PCI者，仍建议早期行血运重建。

糖尿病患者心肌梗死合并心源性休克，如满足上述条件，血运重建的存活益处同非糖尿病患者。

六、血液病患者的PCI

（一）出血性疾病患者的PCI

特发性血小板减少性紫癜（ITP）是无明显外源性病因引起的血小板减少，是一类较为常见的出血性血液病。此类患者的动脉粥样硬化的发生率较低，仅有少数ITP患者行介入治疗成功的报道。PCI穿刺时应注意尽量避免对血管的过多损伤，术后的压迫止血亦需要较常人更多的时间。如血小板计数过低，可预防性输注大剂量丙种免疫球蛋白，推荐在围术期静脉应用。

血友病是先天性凝血因子缺乏以致凝血活酶生成障碍的出血性疾病。围术期输入缺乏的凝血因子，术中用直接凝血酶抑制剂替代肝素。

（二）贫血与PCI

贫血是一个影响介入治疗预后的重要因素。患者的血红蛋白越低，发生主要心血管事件的可能性越大。血红蛋白每下降10g/L，对于STEMI患者心血管死亡率增加21%，对于NSTEMI患者可使心血管死亡、心肌梗死和复发心肌缺血的发生率增加45%。

存在贫血的患者在住院期间发生大出血并发症的概率较无贫血者明显增加。

第十章

PCI基本流程及规范

PCI是冠心病治疗的重要手段。在完成了冠状动脉造影及其他对冠脉解剖或功能的侵入性检查后，将获得的冠脉病变特征结合患者的临床症状、客观证据及合并的疾病等情况决定介入治疗的策略。同时还要考虑手术相关的风险，包括手术并发症及合并用药所带来的风险（如造影剂肾病、双重抗血小板治疗导致的出血风险等），综合评价风险/获益。最后选择合理的技术手段，完成介入治疗。在此过程中，应将循证医学证据、相关指南与术者经验、患者的意愿进行有机的结合，以期获得最佳的治疗效果。PCI的规范更多体现在严格掌握指征、仔细评价手术相关风险并合理应用围术期药物治疗方面。

一、PCI的基本流程

（一）PCI适应证

对于稳定型心绞痛，PCI的价值主要在于缓解症状。尽管COURAGE研究的结果提示，起始介入治疗和起始优化药物治疗策略对于患者远期预后的影响无统计学差异，但是对于已经接受强化药物治疗而仍有心绞痛症状的患者，进行介入治疗仍然是缓解症状、改善生活质量的合理选择。而对于缺血范围较大的患者，有证据表明与药物治疗相比，PCI可以降低心血管事件的发生率。因此对于这一部分患者，问题的关键主要是两点：第一，对于改善生活症状这一适应证，优化药物治疗是前提；第二，对于降低心血管事件这一适应证，准确合理的危险分层是关键。优化的药物治疗应该包括足量的硝酸酯类和β受体阻滞剂，如患者的心绞痛症状仍达到加拿大心血管学会心绞痛分级Ⅲ级及以上，则需进行PCI。

（1）有较大范围心肌缺血的客观证据（ⅠA）。
（2）自体冠状动脉的原发病变常规置入支架（ⅠA）。
（3）静脉旁路血管的原发病变常规置入支架（ⅠA）。
（4）慢性完全闭塞病变（ⅡaC）。
（5）外科手术高风险患者（ⅡaB）。
（6）多支血管病变无糖尿病，病变适合PCI（ⅡaB）。
（7）多支病变合并糖尿病（ⅡbC）。
（8）经选择的无保护左主干病变（ⅡbC）。

NSTE ACS的PCI指征及手术时机更为复杂。其治疗策略取决于危险分层。根据目前的证据，高危患者倾向于选择早期介入治疗，而低危患者优先考虑早期非手术治疗。常用的危险分层工具包括TIMI危险积分、GRACE预测积分及ACC/AHA和ESC的相关指南的推荐。无论哪种危险分层方法，核心思路都是将患者的症状体征、心电图和心肌损伤标志物的变化,结合患者既往的危险因素进行综合判断。

其中心绞痛症状反复或持续发作、发作时伴有心力衰竭或二尖瓣反流性杂音、发作时心电图广泛而显著的ST段压低及心肌损伤标志物的升高提示患者的病情危重,需要加以重视,应尽早进行介入干预。对于随时可能进展为STEMI的情况,甚至怀疑已经发生了STEMI的患者,需要进行紧急有创评价,对于适合的患者进行介入治疗。这些极高危因素包括:①严重胸痛持续时间长、无明显间歇或>30分钟,濒临心肌梗死;②心肌损伤标志物显著升高和(或)ST段显著压低(>2mm)持续不恢复或范围扩大;③有明显血流动力学改变,有严重低血压、心力衰竭或心源性休克的表现;④严重恶性心律失常:室性心动过速或心室颤动。建议对于这些患者在2小时以内进行紧急PCI(ⅡaB)。

对于具有以下一项或多项的中、高危患者,建议在72小时内进行早期PCI(ⅠA):①心肌标志物升高;②ECG ST段压低(<2mm);③强化抗缺血治疗24小时内反复发作胸痛;④有心肌梗死病史;⑤有冠脉狭窄病史;⑥PCI或CABG后;⑦LVEF<40%;⑧糖尿病;⑨肾功能不全(肾小球滤过率<60ml/min)。

(二)早期策略

2007年ACC/AHA/SCAI的PCI指南早期治疗策略的选择如下:

早期侵入:①静息时反复发作心绞痛或心肌缺血,或充分使用药物时活动耐量仍低下;②心肌损伤标志物cTnI或cTnT升高;③新出现ST段压低;④出现心力衰竭的体征或症状,或新出现二尖瓣反流,或原有反流恶化;⑤无创检查结果显示高危;⑥血流动力学不稳定;⑦持续性室性心动过速;⑧6个月内曾行PCI;⑨曾行CABG;⑩高危评分(如TIMI或GRACE);⑪左心室功能减退(LVEF<40%)。

对于无上述临床表现的低危者,或未接受PCI治疗病情已稳定的高危患者,则应在出院前应用超声心动图及斑块负荷试验等手段对心脏射血分数和缺血心肌进行评价。如提示射血分数低或有中等以上面积心肌缺血,则应进一步行冠脉造影。

STEMI早期治疗的关键在于开通梗死相关血管(IRA),以尽可能地挽救濒死心肌,降低患者急性期的死亡风险并改善长期预后。

(三)患者的风险评估

患者PCI相关的风险主要来自手术本身的风险及围术期用药所带来的风险。前者包括术中各种并发症,如血管急性闭塞、冠脉穿孔、支架脱落、外周血管损伤及栓塞等;后者主要包括过敏、肾损害及出血等。这些风险发生的概率主要与患者的基本情况、基础疾病及冠脉病变的解剖特点有关,当然与术者的判断、操作及围术期的处理也有一定的关系。在进行介入治疗时,不仅仅要考虑手术的适应证及患者可能的获益,同时也要对手术风险有充分的估计,仔细复习患者病史及冠脉造影影像是进行全面风险评估的基础。

1. 患者基本情况及基础疾病因素

(1)年龄:超过75岁是高并发症发生率的一项主要的临床因素。在80岁以上的患者中,尽管大多数的介入治疗方法是适用的,但介入与非介入血运重建的风险均明显增加。在接受PCI治疗的80岁以上的患者中，更多合并心肌梗死、左心室收缩功能不全及心力衰竭。

在支架时代，与80岁以下的患者相比，80岁以上的患者院内及长期死亡率、血管及出血并发症增加，但手术成功率和再狭窄率无明显差异。

对于＞65岁的NSTE ACS患者而言，早期介入可以使6个月时的死亡及心肌梗死的绝对风险降低4.8%，相对风险降低39%。对于＞75岁的患者而言，早期介入可以使6个月时的死亡及心肌梗死的绝对风险降低10.8%，相对风险降低56%。但与保守组相比，介入治疗明显增加出血的风险。

CADILLAC试验显示，无论是否使用阿昔单抗，1年死亡率随年龄增长而增加，75岁以上患者1年时脑卒中及出血的发生率在老年人中也明显增加。在老年患者中使用阿昔单抗被证实是安全的，但不能获益。

在准备对老年患者进行介入治疗时，一定要考虑到高并发症出血的风险。

（2）性别：接受PCI的女性患者更倾向于高龄，更多合并高血压、糖尿病、高脂血症和其他共患疾病。同时女性患者更多表现为UAP和更高级别的心功能分级，尽管女性患者总体危险性较高，但其冠脉病变的程度与男性患者相似或轻于男性；尽管女性患者多支病变少于男性，左心室收缩功能高于男性，但心力衰竭高于男性。

研究发现，无论是造影结果还是术后心肌梗死及急诊CABG的比率均无明显性别差异。

大规模注册研究显示，女性患者的院内死亡率明显高于男性患者，即使校正了女性患者的高危因素，女性本身仍是PTCA术后急性期死亡率增加的独立危险因素。

IVUS检查在校正了体表面积后，斑块的形态及管腔的内径不存在明显的性别差异，提示血管大小的差异是引起男女性别间早期及晚期预后差异的主要因素。

无论男女患者，心力衰竭被认为是术后死亡率高的独立预测因素。

女性患者的出血及血管并发症的发生率较高。这种高的并发症发生率可以通过使用较小的鞘管、早期拔除鞘管、使用经体重调整的肝素剂量及相对较弱的抗凝强度得以改善。

（3）心脏功能

1）症状：NYHA心功能分级。

2）客观检查：左心室射血分数。

心功能受损的患者，发生严重心脏事件的风险更高，预后更差，因此更能从积极的介入治疗中获益。同时这部分患者的预后较无心功能受损的患者更差。

对于某些心功能不全的患者，CABG可能是比PCI更好的选择。

（4）糖尿病：糖尿病患者接受溶栓治疗后早期介入治疗获益很少。

与非糖尿病患者相比，糖尿病患者1年时的死亡率及血运重建率明显增加，因此，对于这部分患者的介入治疗应基于临床需要及缺血的危险分层。

DES与BMS相比在降低晚期再次血运重建方面具有优势。但与CABG相比，DES组再次血运重建的风险增加，不过在死亡、非致死性心肌梗死和脑卒中方面两组无差异。提示对于多支病变的糖尿病患者，应用DES进行PCI是一种可以选择的治疗。对PCI糖尿病患者，血糖的控制及二级预防至关重要。

（5）肾功能：肾功能不全是冠心病预后不良的重要预测因素，对于NSTE ACS患者，存在肾功能不全是早期进行介入治疗的指征之一。

肾功能不全的患者介入术中、术后并发症风险更高。这些并发症包括支架内血栓、出血事件及造影剂肾病等。

肾功能不全的ACS患者全因死亡的风险比随肾功能受损程度的加重从1.2升高至5.1，而任何程度的肾功能不全患者其发生心血管疾病及心脏事件的风险均高于肾功能正常者，这与此类患者同时具有心血管疾病的危险因素，并且肾功能不良可导致炎症状态、高同型半胱氨酸血症及凝血系统的激活等有关。

肾功能不全是出血的重要预测因素，其主要出血事件的风险比达到1.53，而出血并发症会导致死亡率增加。对于GFR＜30ml/（min·1.73m²）者，需要调整药物的剂量甚至禁用。

建议拟行PCI患者，术前常规计算eGFR。

（6）合并疾病：是否合并肿瘤、对金属严重过敏或存在出血性疾病，与患者家属及相关科室讨论后做出决策。

2.冠脉病变解剖因素　病变的形态及狭窄的绝对程度是影响PTCA即刻效果的最主要因素。

更新的ACC/AHA指南按照有无C型病变，将病变分为高危（至少一处C型病变）及非高危。

C型病变（高危病变，指技术上失败及再狭窄）诊断标准：①弥漫，长度大于2cm；②近段极度扭曲；③极度成角，角度大于90°；④大于3个月的CTO病变和（或）桥侧支形成；⑤无法保护的重要侧支；⑥退化的静脉桥伴脆弱病变。

心血管造影及介入治疗学会（Society for Cardiovascular Angiography and Interventions，SCAI）病变分类系统如下：

1.Ⅰ型病变（预测成功率高而危险性低）

（1）不符合C型病变标准。

（2）血管为开通的。

2.Ⅱ型病变

（1）符合AHA/ACC C型病变标准的任何一项：①弥漫，长度大于2cm；②近段极度扭曲；③极度成角，角度大于90°；④大于3个月的CTO病变和（或）桥侧支形成；⑤无法保护的重要侧支；⑥退化的静脉桥伴脆弱病变。

（2）血管为开通的。

3.Ⅲ型病变

（1）不符合C型病变标准。

（2）血管为闭塞的。

4.Ⅳ型病变

（1）符合AHA/ACC C型病变标准的任何一项：①弥漫，长度大于2cm；②近段极度扭曲；③极度成角，角度大于90°；④大于3个月的CTO病变和（或）桥侧支形成；⑤无法保护的重要侧支；⑥退化的静脉桥伴脆弱病变。

（2）血管为闭塞的。

基于SYNTAX试验开发出来的评分系统计算出的评分即SYNTAX积分，病变风险积分与PCI结果关系密切，而CABG的结果则不受积分影响。SYNTAX积分不仅可以通过对冠脉病变特点的定量分析评价PCI的风险，还有助于决定血运重建策略。

（四）术前准备

（1）知情同意。

（2）对于术前应用氯吡格雷不足3天的患者需要提前6小时（通常是术前1天晚）服用氯吡格雷300mg。如果术前准备不足6小时，需要给予600mg负荷剂量，以尽快达到对血小板的抑制。如连续服用3天以上，可不用负荷剂量。如未服用阿司匹林，需要在术前1天晚上给予阿司匹林300mg顿服。

（3）除药物外，午夜后应该禁食。

（4）正在使用低分子肝素或肝素的患者，手术当日上午停用一次。

（5）肾功能不全或造影剂肾病高危的患者，术前应充分水化，并停用可能导致造影剂肾病的药物，建议使用对肾功能影响相对较小的造影剂。

（6）过敏体质或既往曾对造影剂过敏者，建议术前3天开始服用泼尼松30mg/d，或术前给予地塞米松5mg。

（7）双侧腹股沟或双上肢备皮。

（8）触诊动脉搏动、Allen试验，必要时行血管超声，评价手术入路动脉血管情况。

（五）PCI策略及手术支持

PCI是冠心病治疗的重要手段，但不是唯一手段。

在介入诊疗过程中需要对患者进行严密的监测，根据患者病情和病变特点，术中应用药物或者辅助器械维持其生命体征稳定、冠脉灌注，确保操作过程安全。

1.药物支持

（1）硝酸甘油：术中应用硝酸甘油的目的在于解除冠脉痉挛，了解实际的管腔直径、判断病变导致的狭窄程度；缓解送入导丝、球囊扩张或支架置入过程中对血管刺激导致的痉挛；治疗由于微血管痉挛导致的慢血流或无再流现象。可冠脉内给药，根据患者的血压情况，可冠脉内注入50～200μg，也可以舌下含化。

（2）肝素：普通肝素作为术中常规抗凝药物，穿刺成功并置入鞘管后经鞘管侧臂注入2500U，决定行PCI后追加5000～7500U（或总剂量60～100U/kg），以后每小时酌情追加2000～5000U，使ACT保持在250秒（Hemotec法）或300秒（Hemochron法），急性心肌梗死行紧急PCI保持在350～400秒，同时使用替罗非班者则剂量减为50～70U/kg，使ACT保持＞200秒。如PCI术前8～12小时接受标准剂量的依诺肝素皮下注射，应于PCI前静脉追加0.3mg/kg的依诺肝素；如PCI术前8小时以内接受标准剂量的依诺肝素皮下注射，则无须追加依诺肝素（Ⅰ类推荐，证据水平B）。

（3）GPⅡb/Ⅲa受体拮抗剂：高危ACS患者，应在术前尽早使用，如术前未用，术中造影显示高危病变，可术中冠脉内或静脉内应用。

2.器械支持

（1）临时起搏：STEMI累及下壁时，多为右冠闭塞性病变。如患者在病程中有缓慢性心律失常发生,则再灌注后也易发生缓慢性心律失常,对于这些患者需要在血运重建以前,预防性置入临时起搏器备用,或者至少穿刺股静脉置入鞘管,以便一旦需要时迅速置入起搏导管行临时起搏。

(2) IABP:用于心源性休克、大面积心肌梗死、顽固性心律失常和心脏破裂等机械并发症的患者。造影后准备对无保护的左主干病变进行高危的介入治疗,也应预防性置入IABP导管。对于术中发生慢血流等并发症导致患者血流动力学不稳定的情况,也可以置入IABP导管进行治疗。

(3) 血栓抽吸和远端保护装置:主要用于血栓负荷中的病变。如急性心肌梗死的血栓闭塞性病变和退化的静脉桥血管病变。

(4) 左心室辅助装置。

(六) 术后用药、监测和随访

1. 术后用药

(1) 抗血小板药物治疗:所有患者均应长期接受阿司匹林抗血小板治疗,剂量为100~300mg/d。对于不能耐受阿司匹林者,则需长期服用氯吡格雷75mg/d。

BMS置入后至少1个月,DES置入后至少12个月,在阿司匹林基础上加用氯吡格雷75mg/d。对于高危而出血风险不高的患者,双重抗血小板治疗的应用时间还可以更长。

对于血栓负荷较高、病变不稳定而在术中应用GP Ⅱb/Ⅲa受体拮抗剂的患者,术后可根据手术的复杂性、术后病变血管的TIMI血流及患者的出血风险等因素,决定停用或者继续应用24~48小时。

(2) 抗凝治疗:术后不用常规抗凝治疗,但是对于高危患者,如手术过程较为复杂或者病变不稳定的情况下,可酌情使用LMWH 1~3天。

(3) 术后水化:用至术后12小时。

(4) 其他二级预防用药

1) 抗高血压治疗:初始使用β受体阻滞剂和(或)ACEI,必要时加用其他降压药,使血压达标(<140/90mmHg,慢性肾病或糖尿病患者应<130/80mmHg)。

2) 调脂治疗:使用他汀类药物达到以下目标。①LDL-C<2.60mmol/L (100mg/dl) (Ⅰ类推荐,证据水平A);②极高危患者(如ACS、糖尿病)<1.4~1.8mmol/L (50~70mg/dl) (Ⅰ类推荐,证据水平A)。

3) 糖尿病治疗:进行生活方式调整和药物治疗以使HbA1c<6.5%。

4) ACEI:如无禁忌证,所有LVEF≤40%,以及高血压、糖尿病或慢性肾脏疾病的患者均应开始长期服用ACEI(Ⅰ类推荐,证据水平A)。

5) ARB:①建议用于不能耐受ACEI的患者,心力衰竭或心肌梗死后LVEF≤40%的患者(Ⅰ类推荐,证据水平A);②用于不能耐受ACEI的高血压患者(Ⅰ类推荐,证据水平B)。

6) 醛固酮拮抗剂:建议用于心肌梗死后无明显肾功能障碍或高钾血症,且已经接受治疗剂量ACEI或β受体阻滞剂、LVEF≤40%、合并糖尿病或心力衰竭的患者(Ⅰ类推荐,证据水平A)。

7）β受体阻滞剂：除非有禁忌证，对于心肌梗死后、ACS、左心室功能障碍（无论有无心力衰竭症状）的患者，均应长期服用（Ⅰ类推荐，证据水平A）。

2. 术后监测

（1）症状：对于术中未处理的内膜撕裂、内膜下血肿或者分支受累的患者，需要特别注意监测患者的心绞痛症状；对于心脏压塞风险的患者，应注意观察心悸、气短、胸闷等症状。术后再发胸痛，需注意再梗死或者支架内血栓形成的可能性。腹膜后血肿患者的早期症状可不具有特异性，而只有烦躁不安、心悸等表现，应结合体征和血常规、腹部B超等做出迅速判断。

（2）生命体征：心率、呼吸频率等的变化，往往早于血压、血氧饱和度的变化。

（3）心肌损伤标志物：cTnI升高至正常上限的3倍以上者，诊断为PCI术后心肌梗死。

（4）血肌酐：血肌酐水平较使用造影剂前升高25%以上或血肌酐绝对值增加44.2μmol/L（0.5mg/dl）以上作为造影剂肾病的诊断标准。

（5）心电图：术后心电图监测可以评价PCI疗效，及时诊断介入并发症，如PCI术后心肌梗死、支架内血栓、心包积液等。

3. 术后随访

（1）目的

1）确保冠心病患者二级预防措施的有效性。

2）再发心脏事件风险的评估。

3）再发心脏事件的即时发现和处理。

（2）时间：术后半年内尽可能每个月1次，之后每2～3个月1次，1年后应每半年到1年进行针对性评估。

（3）内容

1）症状：可疑缺血症状——负荷试验或冠脉造影。

2）高血压、糖尿病、高脂血症——了解控制情况。

3）再狭窄风险高的患者：无论有无症状，应在术后半年至1年进行负荷评价。

二、PCI的操作规范

（一）手术入路的选择

1. 经股动脉途径

（1）优点：技术容易掌握；动脉内径大，可根据需要置入较大的鞘管。

（2）缺点：压迫止血较为困难；患者平卧时间较长；易发生局部血肿、假性动脉瘤及动-静脉瘘、腹膜后血肿。

（3）方法：选择搏动较强的一侧穿刺；如果股动脉在1周内被穿刺过，则改用另一侧。

2. 经桡动脉途径

（1）优点：容易压迫止血、不需长期卧床、无须闭合设备。

（2）缺点：操作复杂、血管内径较小不宜插入较大鞘管、血管易发生痉挛导致送入器械失败、血管损伤导致无脉症。

（3）适应证与禁忌证

1）适应证：桡动脉搏动良好，Allen试验阳性；腹主动脉以下的血管病变，不能使用股动脉途径；服用华法林等抗凝药物；患者不能平卧或不能很好配合者。

2）禁忌证：Allen试验阴性等。详见第三章一、介入诊疗路径及穿刺技术。

3.肱动脉途径

（1）优点：与传统股动脉途径相比，具有患者精神负担少、穿刺损伤小、止血方便、患者无须卧床、恢复快等优点。对于拟采用诸如旋切、旋磨、对吻球囊、远端保护器等技术的相对复杂病变，特别是左主干等复杂冠脉病变，常需要应用7F甚至8F的指引导管进行操作，肱动脉途径克服了桡动脉途径内径较小、只能选择5F或6F指引导管的限制。

（2）缺点：肱动脉位置皮下组织较疏松，动脉活动度大，穿刺难度大，穿刺失败易导致局部血肿，骨筋膜室综合征及正中神经损伤、假性动脉瘤形成。

（3）适应证与禁忌证

1）适应证：不适合经桡动脉途径治疗的复杂冠脉病变。

2）禁忌证：肱动脉严重狭窄或闭塞、同侧动-静脉瘘、同侧锁骨下动脉异常等大血管异常病史者。

（二）导引导管置入

左指引导管多在后前位或蜘蛛位调整到位，右指引导管则在左前斜位调整。

（三）导引导丝的准备和送入

（1）导引导丝的准备：肝素生理盐水冲洗，头端塑形、导入持针器。

（2）导引导丝的送入：将塑形好的导丝顶端退回持针器，拧松"Y"形连接管尾部螺旋，插入持针器，拧紧指引导管尾部螺旋。缓慢推送导引导丝进入冠状动脉。

（四）球囊扩张

预扩张的目的：扩张高度狭窄的病变，减少置入支架时的阻力；根据预扩张的反应，估计支架置入后是否可以完全打开；另外有助于判断支架的直径和长度。

通常选择比参考血管直径小0.5mm的球囊进行预扩张，为置入支架做准备。

（五）支架置入和后扩张

多体位造影以充分评估支架置入部位的准确性。一般采用高压（≥12atm）释放支架，释放支架时，应根据支架囊的充盈压及病变情况决定扩张压力的大小及扩张时间。释放支架后多体位造影或应用IVUS或OCT评价支架贴壁情况及有无血管内膜撕裂等并发症。应用非顺应性高压球囊进行后扩张，以保证支架贴壁良好，减少血栓事件的发生。

（六）撤出介入器械并处理穿刺技术

经股动脉介入治疗后，除JR导管外，其他导管均需要应用0.035in的导引导丝带出，以免导管尖端损伤血管。

经桡动脉介入治疗的患者,所有导管均需要应用0.035in的导引导丝带出。

三、PCI的效果评价

(一)造影成功标准

在使用支架前,单纯PTCA后血管直径狭窄＜50%,支架置入后显示最小狭窄管腔直径减少至20%以下,同时到达TIMI血流3级为血管造影成功。

(二)手术成功标准

PCI达到血管造影成功标准且在住院期间无严重临床并发症(如死亡、心肌梗死、急诊CABG)。

(三)临床成功

(1)近期临床成功:包括解剖形态成功和操作成功,术后患者心肌缺血症状和体征缓解(详见第七章)。

(2)远期临床成功:是近期成功的延续,术后患者心肌缺血症状和体征缓解持续6个月以上(详见第七章)。

第十一章

导引导管和导引导丝的选择及操作

导引导管和导引导丝的选择及操作是PCI的核心技术之一，了解其结构特点和性能特点，掌握其选择原则及操作方法，是手术成功的保障。

一、导引导管

（一）导引导管的结构及性能参数

1. 结构　分为四段、三层。

（1）四段（图11-1）

1）超软的X线可视头端（安全区）。

2）柔软的同轴段（柔软区、传送区）。

3）中等硬度的抗折段（支撑区）。

4）牢固的扭控段（扭控区、推送区）。

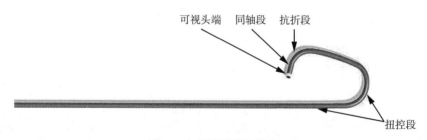

图11-1　导引导管的四段

（2）三层（图11-2）

1）外层：特殊的聚乙烯塑料材料。决定导管的形状、硬度和与血管内膜的摩擦力。

2）中层：由12～16根钢丝编织而成，使导管腔不会塌陷，抗折断并传送扭力。

3）内层：尼龙PTFE涂层，以减少导丝、球囊、支架与导引导管内腔的摩擦阻力，

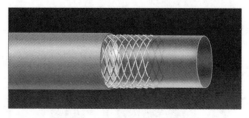

图11-2　导引导管的三层结构

并预防血栓形成。

2.性能参数 支持力、顺应性、内径大小、扭控性及抗折性（安全性）。

(二) 导引导管的类型及用途

1.类型

(1) 按形态分：Judkins、Amplatz、Multipurpose、Voda、Q Wave、XB、EBU 和 UBS。

(2) 按大小分：5F、6F、7F、8F。

(3) 按结构分：短头、带侧孔、大腔。

2.用途（表 11-1）

表 11-1 常用导引导管的用途

临床简称（名称）	用途
JL（Judkins Left）	绝大多数 LCA
JR（Judkins Right）	绝大多数 RCA 及 SVG
EBU（Extra Back Up）	靠在壁上，LCA 扭曲、成角、闭塞
XB（Extra Backup）	靠在壁上，LCA 扭曲、成角、闭塞
AL（Amplatz Left）	高位开口、偏前壁或成角的 RCA、有难度的 LCA、右冠 CTO、SVG
SAL（Short Amplatz Left）	对右冠 CTO 而言是较佳的选择，并发症发生率最低
AR（Amplatz Right）	开口向下的 RCA、SVG
SON（Sones）	开口向下、水平、血管近段长的 RCA、搭向 LCA 的 SVG
VL（Voda Left）	靠在壁上，LCA 扭曲、成角、闭塞
VR（Voda Right）	RCA 开口成角、近段长、扭曲、开口垂直向上的搭向 LCA 的 SVG
FL（Femoral Left）	绝大多数 LCA
FR（Femoral Right）	绝大多数 RCA
HS（Hockey Stick）	专用于开口向上、水平，血管近段长的 RCA
ElG（El Gamal Bypass）	专用于开口向上、水平的 RCA 或搭向 LCA 的 SVG，可随意成形
MP（Multipurpose）	开口向下、水平，血管近段长的 RCA、搭向 LCA 的 SVG
RAD（Radial）	专用于桡动脉途径，适合 LCA、RCA
CAS（Castillo）	类似于 Amplatz Left，但弯度较大
LCB（Left Coronary Bypass）	开口向上的搭向 LCA 的 SVG。RCA 开口在左前窦壁
RCB（Right Coronary Bypass）	开口水平的搭向 LCA 的 SVG，不适于开口向下的搭向 RCA 的 SVG
IMA（Internal Mammary Artery）	专用于内乳动脉

(三) 不同形态导引导管简介

1. Judkins Left（JL） JL4 导引导管的设计基于同样型号的造影导管，适用于左冠脉开口、升主动脉及主动脉弓在同一平面的情况。对于左冠脉开口起源正常、升主动脉正常（没有增宽/狭窄）的情况，大多数 JL4 导引导管能顺利到位，其第二弯曲抵在左冠脉开口的对侧主动脉壁上，可以提供"点状"被动支持力（图 11-3）。

2. Extra Backup（XB）/XBLAD　XB导引导管其实是在JL导引导管基础上进行了改进：一是头端改为直线形，能够更好地与左冠脉开口同轴；二是第二弯曲与左冠脉开口对侧的主动脉壁的贴合段更长，比JL导引导管能够提供更强的被动支持力（图11-4）。对于同一左冠脉，选择XB导引导管时，其型号应该比JL4导引导管小0.5，如XB4相当于JL4.5。

3. Jukins Right（JR）　其设计基于同样型号的造影导管，对于右冠脉开口与起源正常、升主动脉正常（没有增宽/狭窄）的情况，大多数JR4导引导管能顺利到位，到位后第二弯曲不与主动脉壁接触，因此不能提供良好的被动支持力，其支持力仅仅来源于导引导管本身的结构（图11-5）。

4. XBRCA/XBR　相对于JR导引导管，XBRCA（图11-6）/XBR导引导管的第二弯曲能与右冠脉开口对侧主动脉壁贴合更紧密，能够提供很好的被动支持力。

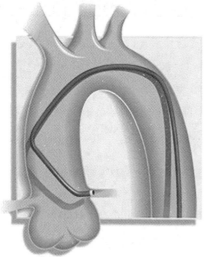

图11-3　Judkins Left（JL）

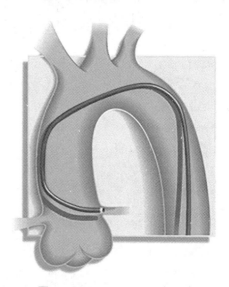

图11-4　Extra Backup（XB）

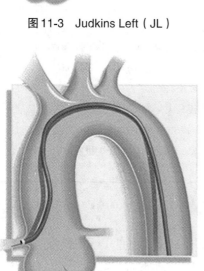

图11-5　Judkins Right（JR）

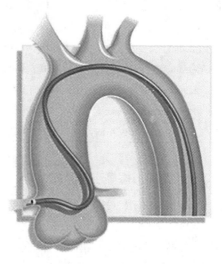

图11-6　XBRCA

与XBRCA导引导管相比，XBR导引导管（图11-7）的头端是直线形的，没有明显的第一弯曲，在提供强大的被动支持力的同时，还可以进行深插以提供更好的主动支持力。

5. Amplatz Left（AL） 是最常用的Amplatz导引导管（图11-8），适用于正常的主动脉情况，也用于冠脉开口、起源异常的情况。AL导引导管的第二弯曲整个与主动脉根部（冠状窦和对侧壁）贴合，能够提供较强的支持力（多点支持）。AL1导引导管通常应用于正常的RCA，AL2通常应用于正常的LCA。

6. Amplatz Right（AR） 其第二弯曲比AL导引导管小，这种小的第二弯曲会限制器械的顺利通过，如过长支架；同时因为第二弯曲比较小，不能提供较强的被动支持力。因此AR导引导管仅应用于RCA开口呈"牧羊钩"状情况（图11-9）。大多数情况下，AL 1/0.75（图11-10）可满足RCA的需求。

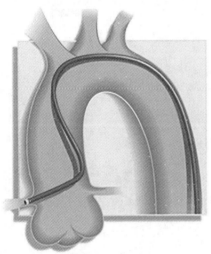

图11-7　XBR

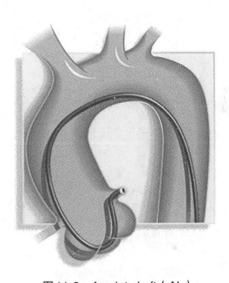

图11-8　Amplatz Left（AL）

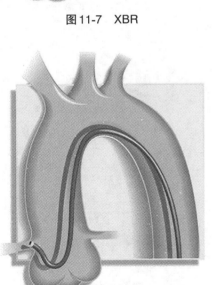

图11-9　Amplatz Right（AR）

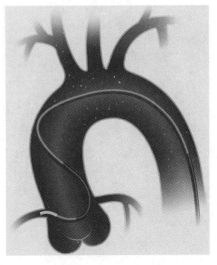

图11-10　AL 1/0.75

7. Multipurpose　相对于Judkins导引导管，多用途导引导管没有固定的第一弯曲，其直形的头端近侧有两个侧孔。它主要适用于冠脉开口向下的情况，可用于左冠状动脉、右冠状动脉和左心室（图11-11）。

8. IMA　是专门设计用于内乳动脉的导引导管（图11-12），其头端的特殊形状可以使其与内乳动脉很好地契合。但也因为形态特殊，其不能用于内乳动脉开口有病变的情况，而临床上JR导引导管亦可满足大多数情况下病变的需要。

9. LCB/RCB　专门设计用于SVG桥血管病变。临床上行SVG搭桥的冠心病患者，SVG-主动脉吻合口一般高于正常左、右冠脉开口，因此LCB（图11-13）/RCB（图11-14）的传导段一般较短。而临床上对于SVG病变，多数情况下小一号的JR导引导管亦能满足要求，如RCA需要JR4.0造影导管，对于SVG选择JR3.5是合适的。

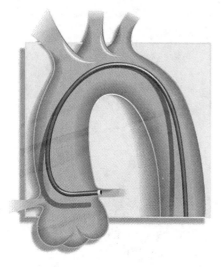

图11-11　Multipurpose

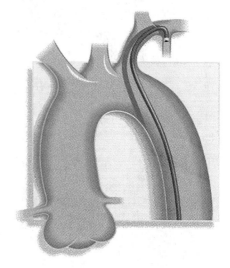

图11-12　IMA

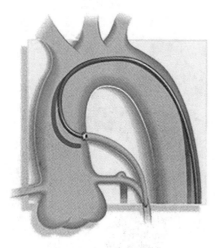

图11-13　LCB

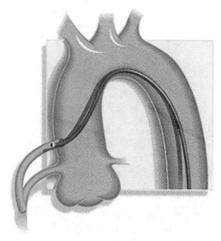

图11-14　RCB

二、导引导管的选择

导引导管的选择要求造影显示同轴性好、支持力好及冠脉内压力好，基本选择原则应依据冠脉开口的解剖特点、升主动脉根部大小及冠脉血管大小与部位。

1. 前降支　在大多数病例选择JL4.0导引导管。如左主干开口较高或主动脉根部较小，可用JL3.5导引导管。如果左主干较短，短头的导引导管可以提供较好的同轴性选择。可以在蜘蛛位或后前位得到证实。

对于LAD扭曲、钙化或闭塞病变等使操作导引导管困难的病例，应选择Amplatz、Voda、XB或EBU等支持力强的导引导管，Amplatz导引导管的第二弯曲可抵在主动脉窦。而Voda、XB、EBU导引导管的第二弯曲可抵在主动脉对侧壁上，提供较强的支持力。

2. 左回旋支　回旋支血管成形术有时会因其内在的弯曲造成导丝及球囊通过困难。一旦进入左主干，轻柔地顺时针旋转JL4导引导管可以获得稳定的同轴向插入。

当主动脉根部扩张或JL4导引导管头部指向前方时，选择JL5是可行的。对于成锐角或开口位置较靠下的回旋支，可考虑使用AL导引导管。

当近端血管扭曲、CTO或远端靶血管存在病变时，Amplatz导引导管也能够为球囊通过病变提供附加的支持力。

如果Amplatz导引导管插入过深，应将其部分撤出以免损伤血管。必须小心地将Amplatz导引导管从冠脉中撤出，以类似Judkins导引导管的方式简单地撤出将会导致导引导管头进一步指向血管。因此为了撤出Amplatz导引导管，不能直接上提导引导管，首先要旋转深坐导引导管，使导引导管头离开开口后向上提，以免损伤冠脉开口。

3. 右冠脉　右冠脉解剖变异较大，因此右冠脉较左冠脉难以达到，而且右冠脉开口病变多见，如导引导管操作不当可直接造成开口撕裂，因此选择导引导管应更加谨慎。对于水平方向的RCA及大部分近端病变，JR4导引导管就能满足要求。

当开口朝上呈"牧羊钩"状时，JR4导引导管的管尖与右冠脉不能同轴，导丝和球囊或是受阻或是根本不能通过钩状近端，因此需要附加支持力，应考虑应用Amplatz Left导引导管或Hockey Stick。

4. 冠脉起源异常　左冠脉开口于右冠脉或右冠状窦是常见的冠脉畸形，选用JR4或Amplatz导引导管常可获得成功。另一常见的冠脉畸形是右冠脉起源于左冠状窦，可用AL导引导管。如果常规导引导管不能发现右冠脉开口，不可盲目、重复操作，应进行升主动脉造影或复习左冠脉造影影像，这样有助于发现冠脉开口。

目前对于左冠脉起源于左冠状窦前壁或无冠状窦的冠脉畸形尚无适当的导引导管可选择，尤其是对于合并升主动脉扩张的病例，难度将更大。

5. 静脉移植桥　右冠脉的静脉桥往往起源于主动脉根部上方2～3cm的前壁，开口多向下，用多用途或Amplatz导引导管就可很好地到达。LAD和回旋支的静脉桥往往起源于右冠静脉桥的上侧方，需要用JR4导引导管，也可选用El Gamal、Left Coronary Bypass、Hockey Stick或Amplatz导引导管。静脉桥血管的导引导管选择常凭经验，通常难以预料哪一种适用，要不断使用不同的导引导管以找到理想的且与静脉桥开口同轴性好的导引导管。在试用前，可先进行升主动脉造影以帮助寻找静脉桥的开口。

6. 内乳动脉　内乳动脉开口如无明显成角，可用JR4导引导管到达；如果开口明显成角可应用专用的内乳动脉导管（IMA）。

三、特殊情况的选择原则

在选取导引导管时应综合考虑多方面的因素，不能一味追求小外径、大内腔的导引导管，应尽量选择综合性能较好的导引导管，以保障手术的顺利完成。就目前国内应用的多种器械而言，6F导引导管基本能满足常规冠脉介入的要求。

1. 需要更大的导引导管支持力　就导管本身具有的支持力（被动支持力）而言，导引导管直径越大其支持力越强，一般CTO或钙化、扭曲病变，需要支持力较好的传送系统，因此尽量使用7F导引导管。

根据不同的血管形状，可以深插6F导引导管进入冠脉获取更大的支持力（主动支持），这时通过深插导引导管获取的主动支持力可能会明显大于导引导管本身所提供的被动支持力。

深插时，一定要注意血管走行、直径及导引导管的形状和直径，较直的导引导管（如短头、改良形状）和较细的导引导管便于深插和减小对冠脉的损伤，常选择6F或7F导引导管。

2. 当引入的介入器械外径较大时　目前市面上常用的球囊和支架基本可以通过7F导引导管，但老型号支架及直径＞3.5mm的球囊预装支架可能通过7F导引导管困难。

当应用老型号支架或＞3.5mm直径的支架，尤其是以手捏、简单的人工方法置于球囊上的裸支架时，应考虑应用8F导引导管。旋磨时，直径≤1.5mm的旋头可用6F导引导管，直径≤2.0mm的旋头可用7F导引导管，较大的旋头仍需应用8F导引导管。

3. 多套介入器械通过导引导管时　分叉病变需要双导丝、可能需要双球囊操作时，两个较细的球囊可以在6F导引导管内勉强完成操作，但阻力较大，进入的双导丝易缠绕且不易进行准确的压力监测，可考虑使用7F导引导管。当两个支架同时放入时，应考虑应用8F或9F导引导管；现在临床应用的合抱双球囊预装支架也需要应用8F导引导管，当三导丝同时进入时也应考虑直径较大的导引导管。

4. 冠脉起始段直径与导引导管直径的选择　冠脉开口较细或有轻度斑块存在，选择直径较细的导引导管不会影响冠脉血流。注意导管不宜误插，操作轻柔。较大直径（7F、8F）的导引导管可能导致冠脉血流受影响或损伤冠脉开口。

选择较大直径的导引导管时，通常可选择带有侧孔的导引导管。有侧孔的导引导管可降低冠脉损伤的风险；侧孔的流量有限。血压正常的情况下，侧孔（一般为两个）100～150ml/min的流量可以满足右冠脉的需要，但不能满足左冠脉的需要；侧孔的存在，即使有较好的压力图形，也可能掩盖心肌灌注不足的情形。所以在选择导引导管时直径大小的选择和侧孔有无的选择方面应以直径选择为主，使既能减少冠脉开口损伤的风险，更能有效地避免对冠脉血流的影响。

四、导引导丝

（一）导引导丝的结构及性能

导引导丝的结构大致分为3部分：柔软尖端（soft tip）、连接尖端与轴心杆中间段

（solder joint）及近端推送杆段（图11-15）。

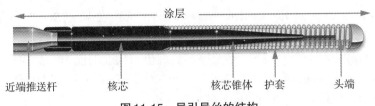

图11-15　导引导丝的结构

中心钢丝贯穿的粗细和变细阶段的长短、方式决定了导引导丝的支持力、推送力和柔软度。中心钢丝越粗，末端锥形变细越短，导引导丝支持力、推送性越好，但柔软性越差；中心钢丝越细长，导引导丝支持力、推送力越差，但越柔软。

各部分独特的设计和用料决定了它的调节力、通过力、头端的柔软性及对后续器械的推送力与支持力。

1.尖端设计

（1）柔软螺旋头的设计：轴心头端未达到弹簧圈帽端，靠一细钢丝连接，如ACS系列的Floppy Ⅱ、BMW（图11-16）、BHW等，因其柔软，适合于扭曲病变，对血管损伤小，但调节力和通过性较差，不适合通过闭塞性病变。

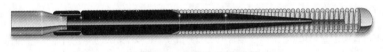

图11-16　BMW导引导丝

（2）轴心直达弹簧圈帽端的螺旋头设计：ACS的Travers（图11-17）、Extra Support和Cross IT（图11-18），Cordis的Stabilizer、Wizdom和ATW系列，Boston的尖端硅油涂层的Trooper系列和ChoICE PT系列，因其一根轴心至帽端的设计改进了导引导丝尖端操纵性能即调节能力，适合于扭曲、成角和经支架网孔传入边支的操作。

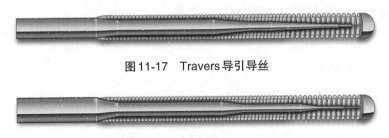

图11-17　Travers导引导丝

图11-18　Cross IT导引导丝

（3）金属轴心多聚酯包裹及超滑涂层的尖端设计：Boston公司的PT系列导引导丝（ChoICE PT系列及PT Graphix系列）、Cordis公司的Shinobi、Terumo公司的Cross NT。该系列导引导丝尖端为超滑尼龙头，通过性好，适合于钙化、长段扭曲闭塞病变。

2. 中间段的设计

(1) 中心轴直径不同导致导引导丝的传送强度不同：ACS 的导引导丝远段的柔软度依次为 Floppy、Travers、Intermediate 和 Standard。Cordis 公司的 Stabilizer 及 Wizdom 系列中心轴直径分别为 0.0085in 和 0.0070in，前者的传送能力较强。

(2) 中间轴渐变形式不同决定导引导丝通过扭曲病变的能力和操控性不同：Cordis 公司的 Stabilizer、Wizdom 系列为锥形渐变，推送力的传导较为均匀，较 ACS 公司导引导丝的阶梯式渐变更易通过扭曲和成角的血管病变。

(3) 减少中间段摩擦力的方式决定导引导丝的通过能力，一种是金属丝缠绕以点状接触血管内膜的方式减少摩擦力，如 ACS 的 Hi Torque 系列及涂有硅油的 Boston 的 Trooper 系列；另一种是以多聚酯加亲水涂层的方式减少摩擦力，如 Boston 的 PT 系列，目前各个公司均有类似的产品，如 Cordis 公司的 Stabilizer、Wizdom 和 ATW 系列；ACS 的 BMW、BHW；Boston 的 Luge 导丝。

(4) 中间段与两端的连接方式决定导引导丝的综合性能，如 Cordis 和 Boston 的导引导丝为一根整体轴心设计，其操控性和通过性优于 ACS 和 Medtronic 的多点焊接的导丝。

3. 近端推送段设计 目前多采用 0.0135～0.0140in 金属材料，材料不同，推送杆的硬度也不同。Boston 的 PT 系列的该部分易变性，推送力差。

4. 导引导丝性能

(1) 导引导丝的调节能力：即扭控性，指操作者旋转导引导丝近端，导引导丝远端随之扭动的能力，其反映导丝尖端的操控性，主要取决于导引导丝尖端和中心钢丝结构。

(2) 导引导丝的柔软性：主要取决于导引导丝的直径、尖端结构及连接段中逐渐变细部分的长短。

(3) 导引导丝的推送力：即导引导丝通过病变的能力，取决于导引导丝中心钢丝硬度及中间变细段的方式，中心钢丝越粗、变细段越平缓、呈锥形，其推送性越强。柔软、推送力差的导引导丝操作较安全，因导引导丝头运动容易受阻，不易穿孔，因此在操作导丝时切忌快速用力推送导引导丝，尤其在做完全闭塞或高度狭窄病变时，应耐心、轻柔地转动导引导丝尖端，寻找真腔。

(4) 导引导丝的支持力：即导引导丝体部的硬度，与中心钢丝直径、材料有关。

(二) 导引导丝的选择

1. 不同系列导引导丝的性能及使用范围详见表 11-2。

表 11-2 导引导丝的分类及使用范围

分类及名称	特征	使用范围
通用型导丝（又称工作性导丝）：简单病变和部分复杂病变		
BMW（Balanced Middle Weight）	柔软缠绕头端，操纵性、稳定性能较好的镍制轴心，中等支持力，亲水涂层	通用，中等支持力

续表

分类及名称	特征	使用范围
BMW Universal Ⅱ	Shaping Ribbon设计，强度较BMW普通不锈钢导丝提高28%，塑形保持能力更强。提高导丝的跟踪性和扭矩传导，并提高了可视性。推送杆采用双疏水涂层，提高了器械的输送性和导丝的跟踪性	通用，简单病变，而且适用于分叉病变中分支保护及穿支架网眼，轻中度纡曲、钙化病变，多支病变，急性血栓病变，夹层病变，溃疡病变和小血管病变等的介入治疗
BMW ELITE	Core-to-tip设计，头端的塑形保持能力和操控性明显改善，出色的跟踪性、接近1:1的扭控力和推送力传递，提高了导丝的操控性，并使得导丝在分支血管或成角病变中的支撑力变化非常均匀，器械输送能力更优。头端无涂层的裸露弹簧圈，术者获得更加精准的触觉反馈，提高了控制力	适用于分支血管病变，成角病变
Runthrough NS	Core-to-tip设计，良好的操控性、顺应性、跟踪性及支撑力，头端2mm采用硅涂层，增加触觉反馈，头端硬度为0.8gf，对血管损伤小	常规介入首选导丝，而且还常用于纡曲、成角、分叉病变及穿支架网眼等复杂介入
超滑导丝：过度弯曲的血管或严重纡曲病变		
Pilot 50	Core-to-tip设计，流线型核芯，高强度不锈钢核芯，聚合物护套，亲水涂层	良好的通过性，出色的扭控性和均匀的支撑力，是一类具有"滑行能力"的导丝
PT2	Shaping Ribbon单一轴心设计，芯丝为不锈钢丝，亲水涂层，导丝末端接有逐渐变细的镍钛金属丝	成锐角弯曲血管，极度弯曲血管，侧支血管
ChoICE PT	高通过性的尼龙尖端，改善远段推送力的亲水涂层多聚酯外套，35cm可视段	通用型，严重扭曲和狭窄病变
PT Graphic	高通过性的尼龙尖端，改善远段推送力的亲水涂层多聚酯外套，增强的轨迹支持力	置入支架，严重扭曲和狭窄病变
强支撑力导丝：血管严重弯曲，近端严重成角，严重钙化		
BHW（Balanced Heavy Weight）	柔软缠绕头端，操纵性、稳定性能较好的镍制轴心，轨迹支持，亲水涂层	提供轨迹支持
Iron Man	极超支持力的不锈钢轴心，软头	超轨迹支持
Crosswire NT	芯为镍钛合金，前端有聚胺酯涂层，亲水涂层，后端有硅涂层	推送器械，拉直弯曲和成角血管
Stabilizer	芯丝为304V不锈钢，远端有不透X线的铂钨合金盘绕，有PTFE涂层	扭曲、成角病变和经支架网孔穿入边支的操作
CTO病变导丝：慢性闭塞病变		
Sion	双核芯设计，头端为中央核芯和缠绕核芯，弹簧圈缠绕护套和SLIP COAT亲水涂层。双核芯设计改善了导丝头端塑形的保持能力和扭矩传导，在很大程度上避免了操作过程中导丝尖端的跳跃现象	部分术者将其作为通用型导丝，亦用于进入开口严重成角的分支血管，更多的则与微导管结合用于逆向导引导丝技术中，通过侧支血管到达闭塞病变远端血管

续表

分类及名称	特征	使用范围
Sion blue	复合核芯和双弹簧圈结构，头端耐用，通过细小扭曲的血管时，操控性好的优势更加明显；方便进入侧支，无甩尾现象发生（头端硬度0.5gf）	操控性更强，且支撑力优于Sion导丝，逐步替代Sion导丝用于逆向导丝技术中
Sion black	复合核芯设计，无跳跃且头端记忆性好。适合扭曲血管的治疗以及扭曲的侧支血管跟踪（头端硬度0.8gf）	跟踪性进一步增加，其为Fielder FC导丝和Sion导丝的结合体，亦多用于逆向导丝技术
Miracle 3/4.5/6/12	共同的特点为平头头端，头端显影区为11cm，全程疏水涂层，操控性能较佳，触觉反馈较好。头端硬度分别为3gf、4.5gf、6gf、12gf；穿透力分别为32kg/in^2、36kg/in^2、72kg/in^2、106kg/in^2	非常适合闭塞段较短的CTO病变。穿透闭塞近段或远段纤维帽、治疗伴有纤曲的长段闭塞病变，或者尝试由假腔进入真腔时常选用
Conquest	无亲水涂层且头端尖削至0.009in，头端硬度为9gf	比Miracle系列具有更强的渗透性，9gf的硬度和锥形头端便于找到高度狭窄病变的微通道并渗透进去
Conquest pro	除弹簧圈部分具有亲水涂层之外，结构和硬度与Conquest几乎一样	通过病变更加顺滑。最远头端帽没有亲水涂层，更容易进入病变。头端1mm以后的部分，后者增加了硅油涂层，理论上可降低导丝通过闭塞段的摩擦力
Conquest pro12	结构类似Conquest pro（具有亲水涂层），但头端硬度增加至12gf	对坚硬纤维帽和钙化病变具有更强的穿透力
Conquest pro8~20	头端硬度达到20gf，直径0.008in，是目前市场上最细和最硬的PTCA导丝	严重钙化、纤维帽极为坚硬的复杂病变
Gaia First	亲水涂层，直形段15mm，锥形段30mm，尖端硬度1.5gf	CTO病变
Gaia Second	头端无亲水涂层，为裸露头端，直形段6mm，锥形段30mm，尖端硬度3.5gf。此设计同时保持了尖端的灵活性和对病灶的穿透能力	有利于导丝利用其尖锐的锥形尖端"刺"破闭塞近段坚硬的纤维帽并顺利"穿"越闭塞段到达远端
Gaia Third	尖端硬度为4.5gf，头端更硬，具有"针尖样"头端	更适宜穿刺纤维帽
Pilot 50/150/200	均为平头导丝，按头端硬度不同分为2gf、4gf、6gf，其采用Core-to-tip设计，Respons ease流线型核芯锥体，Durasteel高强度不锈钢核芯材质，聚合物护套，亲水涂层设计且头端有弹簧圈缠绕，每一款导丝均有头端4.5cm处单个黄金标记	Pilot导丝在CTO病变的操作中可以保持较强的塑形能力，并因为其表面涂层的存在更加顺滑，有良好的通过性，同时因为其流线型核芯锥体而有出色的扭控性和均匀的支撑力，是一类具有"滑行能力"的导丝
Fielder	头端硬度为1gf，聚合物上面加亲水涂层	有时也可以作为CTO病变的选择
Fielder FC	头端硬度为0.8gf。其设计之初拟作为常规导丝使用，但聚合物上面加亲水涂层	有时也可作为CTO病变的选择，尤其是作为逆行导丝的首选，适用于高度狭窄和扭曲病变

续表

分类及名称	特征	使用范围
Fielder XT	头端硬度为0.8gf	尤其适用于逆向开通CTO病变
Fielder XT-A/R	Core-to-Tip锥形头端，更易进入微孔道，具有复合双芯设计，扭控性及跟踪性更好，防止甩尾现象的发生，Fielder XT-A，锥形头端；头端硬度为1.0gf；适用于"滑行"技术 Fielder XT-R头端直径0.010 in；头端硬度为0.6gf；导丝跟踪性好	Fielder XT-A，适用于"滑行"技术。Fielder XT-R可用于次全闭塞及侧支血管跟踪

我们应当清醒地认识到完美的导丝是不存在的，因为灵活性的增加会降低调节力，尖端支持力的增加会减少灵活性。因此在选择导丝时不仅要考虑它的调节力、可视性、灵活性及对前向装置的支持力等综合性能，也应依据病历特点选择某一性能更突出的导丝。

尽管较大的导丝（0.016～0.018in）增加了可操纵性，可以使得扭曲的冠脉段变得较直，而且提供了更好的支持力，但它们大部分已经被特殊的0.014in的导丝所替代。导丝头或是制作成J形，或是直的且需要塑形，由于不同的血管直径、病变部位特点决定了导丝尖端的塑形。目前J形尖端导丝已基本被淘汰。大部分导丝有短的（2～3cm）或长的（25～40cm）不透射线的头。尽管它们操作起来没有不同，但都有各自不同的优缺点。长的不透射线的头在导引导管及靶血管中都能见得到，然而导丝的这种不透射线性经常影响管腔形态细节的正确评价，如管腔内充盈缺损或夹层，尤其是在小血管中。如果这种不透射线性导丝存在，大部分的数字量化冠脉造影（QCA）不能计算管腔直径。由于这些限制，不建议使用带有长的不透射线性的头的导丝。导引导丝的长度一般为180～195cm。当交换整支球囊时（OTW球囊），需长的交换导丝，有270cm、300cm、400cm或延展导丝。

2.依据病变选择导引导丝（表11-3）。

表11-3　依据病变选择导丝

病变类型	建议选择导丝名称（按优递减排序）
普通简单病变	BMW，Runthrough NS，Rinato，ATW，Whisper，Luge，Wizdom Soft，Wizdom Supersoft
扭曲病变	
不使扭曲血管变形（不阻碍血流）	Pilot 50，Luge，ChoICE PT Floppy，Wizdom supersoft，Floppy Ⅱ
使扭曲血管变形（以利置入支架）	ATW，Extra support，Stabilizer supersoft
钙化扭曲病变	Stabilizer supersoft，Luge，ATW，ChoICE PT Floppy
严重钙化、扭曲、成角病变，要求柔软的头端和更好的支持力，以便拉伸血管输送体积较大的治疗装置如切割球囊或较硬、较长的支架到达病变处	Balanced Heavy Weight，Iron Man，Extra Support & All Star，Supersoft，Cross Wire NT

续表

病变类型	建议选择导丝名称（按优递减排序）
分叉病变	PT2、Runthrough NS、Rinato、Whisper、Traverse、ATW
完全闭塞病变	
短、直病变（＜2cm）	
闭塞时间＜3个月	Stabilizer soft、Hi Torque Intermediate
闭塞时间＞3个月	Conquest、Miracle、Hi Torque Standard、Shinobi、Cross IT
病变＞2cm	
闭塞时间＞1个月	PT Graphix Intermediate、Cross NT、Cross IT、Conquest、Miracle
急性心肌梗死闭塞	BMW、ATW、Supersoft、Luge、Traverse
近端纤曲、无分支的慢性闭塞（CTO）病变和次全闭塞病变	Pilot系列导丝（50、150及200）
中度扭曲病变和较硬的CTO病变	Miracle系列导丝（4.5g、6g、12g）
边支保护（禁用多聚酯包裹导丝）	Traverse、Trooper
开口病变（左主干、右冠脉）	Stabilizer、ATW、Luge、Extra support、BHW
二级血管	Stabilizer supersoft、Wizdom soft、BMW、Traverse、Trooper

五、导丝的改进与应用

在传统的冠脉介入治疗的基础上，目前应用的导丝主要考虑实用性方面。针对不同的病变情况使导丝的某些特点更加突出，从方便性方面考虑，使一些导丝结合不同的特性，兼顾多种特性。

现已经基本统一应用直径为0.014in的导丝。在统一直径的基础上，更便于多种厂家不同类型球囊的通用性。更重要的是，使0.014in导丝能更充分体现导引导丝的三个主要特点：调节能力、通过能力和支持力。为了体现这些主要特性，目前导丝的改进主要体现在如下两方面：

1. 综合性能的改善　即调节能力、通过能力和支持力更有效的结合，传统的ACS导丝以其导丝鲜明而著称；如果需要较好的调节能力，常选择较软的导丝，如Floppy，尤其是在高度弯曲的血管内。Travers（ACS）的出现使调节能力更强、转动自如。如果需要较好的通过能力，则需要选择更硬的导丝，如中等硬度（Intermediate）或标准硬度（Standard）导丝。如果仅以提高支持力为目的，则用尖端柔软的导丝，如Extra support。新的导丝特性改进完全根据上述模式，只是通过大量的试验及临床应用将调节力和支持力更好地结合，如ACS新推出的导丝BMW（Balanced Middle Weight）、Cordis的ATW、Stabilizer和Wizdom导丝，以及Boston Scientific公司的Luge导丝均结合了调节能力好和支持力强的特点，被称为通用导丝，使操作更方便。

2. 提高导丝的通过能力　过去提高导丝的通过能力主要依靠增加导丝尖端的硬度，但过硬的导丝易穿破血管，且严重丧失了调节能力。目前通过在导丝表面进行涂层以减少导丝与血管内膜的摩擦力的方法来改善通过能力，涂上一层亲水性好的物质

(hydrophlic coating），使其通过病变时的摩擦力减小，明显增加不同硬度导丝的通过能力，且导丝不易造成血管损伤，也在一定范围内提高了调节能力。如 Boston Scientific 公司较早推出的 ChoICE 系列，导丝尖端有亲水膜涂层，后又推出中等硬度导丝，远端表面涂有亲水膜（PT graphic intermediate），使导丝通过病变的能力增加。Terumo 公司从 Radiofocus 系列导丝最早具有亲水膜涂层，后发展为 Crosswire 导丝全程具有亲水膜涂层。Cordis 公司推出 Shinobi（standard 硬度）及 Shinobi Plus（比 standard 导丝更硬），其尖端具有超滑亲水膜涂层，已被许多介入医师认为是治疗慢性完全闭塞病变的最好导丝。值得注意的是，PT Graphix 和 Shinobi 与 Crosswire 不同，前者仅在导丝远端具有亲水膜涂层，而在亲水膜涂层近端采用了比一般导丝硅涂层材料摩擦力更大的物质，使远端导丝超滑，近端摩擦力大，更有效地提高了导丝的支持力。此外，ACS 公司的 BMW 导丝远端也具有亲水膜涂层，只是 BMW 仍然是尖端较柔软的导丝，属于 Floppy 或 Soft 一类的软导丝。

专家认为，通过扭曲病变的能力从强到弱的顺序依次为 ChOICE PT floppy、Stabilizer supersoft、Luge、ATW、BMW、Floppy Ⅱ、Wizdom supersoft、PT intermediate、Wizdom soft、Traverse Stabilizer soft、Hi-Torque intermediate、Hi-Torque standard、Shinobi。

第十二章

球囊导管的临床应用

为保证手术顺利成功，球囊扩张导管的预扩张与后扩张是大多数支架置入前后不可缺少的操作步骤；而且可以利用预扩张球囊与后扩张球囊的特点，去处理一些特定的病变。

一、球囊扩张导管的基本结构与分类

（一）球囊扩张导管的结构分类

目前常用的PTCA球囊扩张导管按结构分为两种类型：①单轨球囊或快速交换球囊；②经导丝球囊（OTW），而固定导丝球囊及灌注球囊已经退出市场。

按球囊材料的顺应性分为顺应性球囊、半顺应性球囊和非（低）顺应性球囊。

（二）球囊扩张导管的基本结构

单轨球囊改良于OTW球囊，仅球囊的远段部分15～30cm可以沿导丝同轴滑行，其余推送杆无导丝通过的内腔，配合使用标准长度的182cm导丝，是目前主要使用的球囊导管。单个操作者可以快速简单地更换球囊导管，减少放射性辐射损伤。其缺点为无法交换导丝；处理复杂病变时，难以通过球囊导管使导丝获得额外的后座支撑。

OTW球囊全长有可以通过导丝的内腔，球囊沿着300cm导丝滑行。需助手协助，操作不便，但是可以交换导丝，而且能使用球囊获得更好的支撑。这种球囊目前主要用于慢性完全闭塞性病变或需要交换导丝的情形，或者室间隔化学消融及中心腔测压或取血等用途。

二、球囊扩张导管的性能及主要评价指标

不同用途的球囊导管其性能的评价指标不尽相同。预扩张球囊和后扩张球囊的顺应性要求不同。

预扩张球囊的性能评价指标：①球囊导管的尖端外廓和整体外径小，易于到达和通过目标病变；②可控性好，能够精确扩张和测量病变（长度和直径）；③重裹性良好，对于较长的病变一次扩张不够长，重复扩张时外径恢复良好；④有良好的耐穿刺能力。

预扩张球囊的性能评估主要包括以下几个方面：①推送性；②跟踪性；③通过性；④球囊外径；⑤球囊材料。

（一）球囊的顺应性及特点

首先需充分了解球囊顺应性。球囊顺应性是指随着充盈压的增加，球囊直径增加或

拉长的能力。公式：顺应性（%）=（高充盈压时直径－低充盈压时直径）/高充盈压时直径。

球囊按材料性能分为顺应性球囊、半顺应性球囊和非顺应性球囊3种。

1. 顺应性球囊导管　现在较少应用。

（1）优点：①柔软，可以将球囊外径做得很小；②球囊重裹性好；③穿过病变的能力强；④跟踪性好。

（2）缺点：①耐高压的能力弱，有狗骨头现象；②抗穿刺的能力弱；③精确扩张的能力弱；④爆破压比较低。

目前运用较多的是半顺应性球囊，半顺应性球囊直径增加趋势降低，多用于单纯球囊扩张和病变预处理，可以进入病变为支架置入做病变预处理工作，同时还可以辅助测量病变的长度、直径和形态。然而由于病变内外阻力不同，会出现狗骨头现象，造成正常血管损伤和不必要的血管扩张。

2. 非顺应性球囊导管

（1）优点：①耐高压的能力强；②抗穿刺的能力强；③精确扩张的能力强；④爆破压比较高。

（2）缺点：①材料比较硬，不能将球囊外径做得很小；②球囊重裹能力弱；③穿过病变的能力弱；④跟踪性很弱。

非顺应性球囊随着充盈压增加而直径增加的倾向最小，具有更高的爆破压，主要用于支架置入术的后扩张等辅助性措施和不易扩张的坚硬病变的预处理。扩张压力是球囊作用于病变或支架的径向作用力，充盈压、球囊材料、球囊直径和病变类型都会影响其高低。非顺应性球囊具有最大的径向扩张压力，均匀一致地扩张支架，降低轴向球囊的增长。但是该种球囊灵活性低，输送性较低。

（二）命名压和爆破压

命名压指的是球囊达到包装上所示的直径所需的扩张压。

爆破压是指额定爆破压（rated burst pressure，RBP），定义为99.9%的球囊不会发生破裂的最高的扩张压。其为术者提供了理想的扩张压力安全范围。

平均爆破压（MBP）是指50%的球囊发生爆破时的压力，高于RBP，但大多数厂家并未公布该数据。

四分之一压：球囊直径高于或低于命名压直径1/4尺寸时的压力，反映了球囊尺寸选择的灵活性。

（三）推送性和跟踪性

推送性是指球囊到达并成功通过病变的推力总和。

通过性是指球囊到达并通过病变的能力。

跟踪性是指球囊通过纡曲的解剖结构的能力。

（四）球囊外径

球囊外径包括病变进入外径、中球囊外径和通过外径。

三、球囊扩张导管的临床应用

PTCA球囊扩张导管的临床应用：①球囊血管成形术；②病变预扩张：可以辅助测定血管直径，评估病变长度，确定病变形态和类型，从而优化支架的释放；③支架置入术后的扩张：优化最小管腔直径（MLD），支架贴壁完全有助于药物的均匀吸收，而支架贴壁不良可以导致血栓和亚急性血栓形成。

四、预扩张与后扩张

（一）预扩张

使用球囊进行病变预扩张可以为支架的置入开辟道路，辅助确定支架的直径和长度，避免支架贴壁不良所引起的并发症，还可以防止DES输送过程中损伤药物涂层。直接支架术不会减少血栓和再狭窄等并发症的发生，也不会减少手术时间和放射性照射时间，同时会引发以下风险：①支架不能通过病变导致的导引导管、导丝移位；②严重钙化病变或纤维病变无法充分扩张支架，甚至支架无法释放（少见）；③"西瓜籽效应"导致的支架移位；④支架无法通过病变，回撤过程中出现支架脱载；⑤DES药物涂层损伤；⑥支架不能输送到靶病变部位造成的支架栓塞。

基于病变的复杂性会影响手术和支架置入术的成功率，目前倾向于遇到以下病变需要进行预扩张。

1. CTO 打开闭塞血管，提供足够的空间使支架能够通过病变。适用于CTO的球囊应该具有以下特点：外径小、推送性强、跟踪性强和通过能力强等。OTW球囊由于方便交换导丝、通过能力强而适用于处理CTO。

2. 复杂病变 使支架顺利通过病变处，优化支架的释放，减少"西瓜籽效应"，尤其是开口病变，保护分叉病变的边支，探测钙化病变的打开能力，从而决定是否在支架术前使用旋磨装置。处理复杂病变可以选择具有以下特点的球囊导管：外径小、跟踪性和灵活性好，钙化病变可以选择非顺应性球囊，"西瓜籽效应"小的球囊。

3. 药物洗脱性支架DES置入前的病变预处理 病变预扩张后有利于药物涂层支架的作用发挥，同时还可以避免损伤药物涂层，降低晚期支架贴壁不良和晚期血栓形成。应用直接支架术更多的是考虑便利性，而非安全性或后期结果。

建议备有两种或两种以上的不同球囊分别用于不同病变类型的预处理。

综上所述，以下病变使用球囊预扩张技术：CTO；高阻力病变；B2-C型的复杂病变；开口和分叉病变；左主干病变和支架置入术前；钙化病变，必须进行预扩张处理。

（二）后扩张

常规释放支架后，支架扩张不全与贴壁不良较常见。使用IVUS可准确地评估支架的释放状态，包括支架是否充分膨胀并完全贴壁，还可以用于评估支架近端和远端是否发生边缘性夹层。超声较造影标准更为客观。

根据IVUS标准，理想的支架释放包括支架扩张充分（定义为最小支架直径MSD大于或等于参考血管支架直径的90%），没有贴壁不良并且最小血管面积达到5～5.5mm^{2}以上时。支架梁突出于血管壁并在支架与血管之间有血流通过称为支架贴壁不良。

目前的临床经验倾向于在大多数患者支架置入后使用球囊进行后扩张。后扩张可以优化支架的释放，改善患者预后，减少靶血管血运重建和支架血栓。

再狭窄、靶血管再次血运重建（TVR）和支架内血栓形成的预测因素包括病变的长度、参考血管直径或面积、斑块负荷和术后支架内面积（也就是IVUS测定的支架内最小面积，MSA）或最小支架内直径（MSD）。

CRUSER等研究结果表明，后扩张可以优化支架释放，具有降低靶病变血运重建率（TLR）、亚急性血栓形成（SAT）和再狭窄的作用。

后扩张球囊的性能不仅取决于不同的球囊材料，后扩张球囊增长率越低，扩张越精确，支架得到的扩张压力也越大。

POSYTIT等研究发现，支架输送系统只能在很少部分病例中保证支架释放完全。支架球囊为半顺应性球囊，其设计目的是提高输送性和保证支架不脱落，压力过大，产生狗骨头效应。

非顺应性球囊随充盈压的增高，直径的变化很小且局限，低压下就可以产生较大的径向扩张压力，有助于支架的扩张和贴壁。有时，非顺应性后扩张球囊可以尺寸大一点，长度可以短于支架长度，这样支架可以扩张完全，减少并发症的发生。

不是所有的病变都需要后扩张，如置入DES的全新病变的后扩张。大血管（直径3.5mm或以上）可以不后扩张。

但如果是复杂病变如开口病变、分叉病变、高阻力病变、ISR、斑块负荷较重的病变或钙化病变，一般需要非顺应性球囊后扩张。小血管、长病变、多个支架重叠和糖尿病患者必须使用后扩球囊。

综上所述，DES时代非顺应性球囊的使用策略是：①高阻力病变，包括钙化和斑块负荷较重的病变；②小血管；③近端和远端参考血管直径不匹配；④支架直径同参考血管直径相差太大；⑤弥漫型支架内再狭窄；⑥支架血栓和发生靶血管再次血运重建（TVR）高风险的患者。

五、球囊扩张的操作方法

（一）球囊导管的准备

1. OTW球囊　取出球囊导管，向导丝腔内注入肝素盐水，然后用装有造影剂和肝素盐水（1∶1）3～4ml的10ml注射器与球囊腔相连接，用负压抽吸球囊内气体，将注射器从球囊导管尾端取下，排出气体后再次接到球囊导管上，重复负压吸引，球囊中的气体完全排出后，要特别注意保持导丝前端形状不变地从球囊导管的尾端插入球囊导管的导丝腔内，插入过程中导丝不要打折，注意与球囊导管同轴，持导丝的手不要离球囊导管太远。也可将导丝尾端从球囊导管的前端逆行插入。

2. 单轨球囊　操作与OTW球囊导管几乎相同，导丝腔的冲洗要从球囊导管前端进行。

（二）球囊导管的操作

使用OTW球囊时，导丝的前端要预成形，然后回撤导丝使其前端在球囊导管内。充分打开"Y"形连接器的止血阀，球囊导管的前端通过"Y"形连接器插入导引导管中。当推送杆的标记到达"Y"形连接器时，透视确定球囊的位置。关闭"Y"形连接器的止血阀后，操作导丝使其留在病变的远端。再次松开止血阀，右手固定导丝，左手推送导管，使球囊到达狭窄部位。如果使用单轨球囊，先松开"Y"形连接器的止血阀，置入导丝导入器，通过该装置将已塑形的导丝前端置入导引导管中，送到病变远端。推出导入器后将球囊导管从导丝尾端穿入，球囊到达"Y"形连接器后，将止血阀放松，插入球囊导管。左手固定导丝，右手将球囊导管送入导引导管，用附带的夹子将球囊导管和导丝固定，便于操作。

导丝到达病变远端后，将球囊沿导丝送到狭窄处，注入造影剂，通过球囊标记带判断球囊位置。一旦球囊到达狭窄处，即可开始扩张。有时球囊到位后患者会出现心绞痛或心电图缺血性的ST段变化，这大多是球囊机械阻塞所致。迅速加压充盈球囊，完全膨胀后即减压，缺血症状往往会消失。

（三）球囊扩张

1. 球囊加压方式　用压力泵将造影剂1∶1稀释后注入球囊，逐渐增高压力直至球囊完全打开。

2. 球囊充盈压力的大小　一般以球囊腰消失的压力为宜。

3. 球囊充盈时间　第一次充盈时间以30～60秒为宜，可反复多次，持续时间可长达2～3分钟，直至扩张满意为止。

六、药物涂层球囊的临床应用

根据国家卫生健康委员会冠心病介入治疗质控中心和国家心血管病中心统计数据，我国PCI手术数量已由2013年的45.45万例增至2018年的91.53万例，支架置入量达130万条，始终保持13%以上的年增长率。随着支架使用数量的增加，支架内再狭窄（in-stent restenosis，ISR）问题日益严重。尤其对于老年ISR患者，冠状动脉旁路移植术的危险因素及禁忌证较多，再次置入支架的风险和再次ISR的风险较高。药物涂层球囊（drug coated balloon，DCB）是表面覆盖抗增殖药物的半顺应性球囊，药物在球囊与血管壁接触过程中迅速局部释放到血管壁中，从而抑制内皮增生，降低再狭窄率。2014年欧洲心脏病学会（ESC）和2018年欧洲心胸外科协会（EACTS）指南推荐DEB可用于治疗置入BMS或DES后形成的ISR（ⅠA级）。随着大量的在原发病变包括分叉病变、小血管病变中应用的临床研究，DCB应用的循证医学证据不断加强，为老年冠心病治疗提供了新的理念和治疗方法。

（一）DCB作用机制

1977年，Gruntzig通过球囊导管实施了首例冠脉成形术，成功开通了狭窄的病变血管，挽救了患者生命。但是后期研究发现，30%～40%的患者会出现术后再狭窄。

DCB通过赋形剂（碘普罗安、尿素、聚乳酸等）将抗增殖的药物（紫杉醇、西罗莫司等）固定在球囊表面，球囊到达病变部位后，充起球囊，使球囊表面的药物在与血管壁接触过程中迅速释放到血管壁中。相对于药物支架，DCB允许更广泛的表面接触面积和更均匀的药物释放，同时无金属网格及聚合物基质，减少了内膜炎症反应和血栓形成的风险，既缩短了服用双联抗血小板的时间（DCB术后仅需1～3个月双联抗血小板治疗），也为患者保留了后续治疗机会。部分药物涂层球囊的特征见表12-1。

表12-1 部分药物涂层球囊的特征

品牌	制造商	国家	药物	药物浓度（μg/mm²）	赋形剂
SeQuent Please	B.Braun	德国	紫杉醇	3.0	碘普罗安
Ranger	Boston Scientific	美国	紫杉醇	2.0	丁酰枸橼酸三正己酯
IN.PACT Falcon	Medtronic	美国	紫杉醇	3.5	尿素
Lutonix	C.R.BARD	美国	紫杉醇	2.0	聚山梨酯和山梨醇
Stellarex	Philips	荷兰	紫杉醇	2.0	聚乙二醇
Cotavance	Lubrizol	美国	紫杉醇	3.0	碘普罗安
Pantera Lux	Biotronik	美国	紫杉醇	3.0	丁酰枸橼酸三正己酯
RESTORE DEB	Cardionovum	德国	纳米紫杉醇	3.0	铵盐
Bingo	垠艺生物	中国	紫杉醇	3.0	碘海醇
NA	申淇医疗	中国	紫杉醇	3.0	碘普罗安
Vasoguard	瑞安泰	中国	紫杉醇	3.0	超声响应性聚乳酸微球
Magic Touch	Concept Medical	印度	西罗莫司	1.27	磷脂
SELUTION DEB	Med Alliance SA	瑞士	西罗莫司	NA	聚乳酸-羟基乙酸共聚物

（二）DCB适应证

基于大量的循证医学证据，2016年中国介入心脏病大会（CIT）上，中国介入心血管专家提出有关药物球囊使用的专家共识。共识认为，药物球囊在冠状动脉应用的主要适应证为支架内再狭窄、冠状动脉原发性病变（包括分叉病变和小血管）。其他适应证包括：①有高出血风险的患者，如血友病、既往出血史、胃溃疡、严重肾衰竭的患者；②正在口服抗凝药或近期进行外科手术的患者；③有血管内皮功能障碍或既往有亚急性支架内血栓史的患者；④拒绝体内置入异物的患者。

（三）DCB临床使用流程（图12-1）

1.预扩张的一般原则　使用传统或半顺应性球囊，球囊、血管直径比率为0.8～1.0，使用适中的压力（8～14atm，1atm＝101.325kPa）进行预扩张，避免夹层。如果扩张不充分，可以考虑选择非顺应性球囊或切割球囊进行充分预扩张，也可以辅助血管成像技术如IVUS、OCT，功能性测试血流储备分数（FFR）。

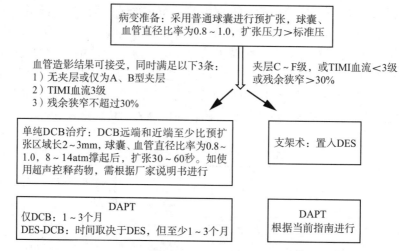

图12-1 DCB临床使用流程

2.判定预扩张的效果　充分预扩张后,依据预扩张结果,判断是否适合进行DCB治疗。如果同时满足以下3种情况,可以使用药物球囊治疗：血管没有夹层,或者A、B型夹层；TIMI血流3级；残余狭窄≤30%。如果充分预扩张后,以上3项任何一项不满意,则采用其他介入治疗术式进行治疗（DES、BMS、可降解支架）。

3.DCB治疗　药物球囊的直径要与血管直径匹配（参考直径比率为0.8～1.0）；扩张药物球囊时使用适中的压力（7～8atm）,贴壁扩张持续30～60秒。为避免预处理部位或支架部位与药物球囊之间的"地理缺失",要确保DCB覆盖预处理部位长度并超出边缘各2～3mm。

（四）术后双联抗血小板治疗

单纯使用药物球囊时,术后双联抗血小板治疗时间为1～3个月。如果联合支架治疗,则遵循所用支架的双联抗血小板药物治疗要求。

（五）注意事项

（1）球囊取出时应轻柔,避免药物涂层因暴力脱落。

（2）取出后,切勿用手触摸球囊部位,切勿触碰任何液体物质。

（3）药物球囊的作用主要是输送药物,送管过程不能蛮力,进入人体后应于2分钟内送达病变部位,以免血液冲刷造成的损失。

（4）球囊为一次性使用装置,不能重复使用,也不可作为后扩张球囊使用。

（5）DCB使用后如出现严重夹层,需要及时补救性置入DES,同时避免"地理缺失"。

（六）DCB的未来

丰富的临床证据证明了DCB处理ISR病变时显示的良好疗效,同时也有证据支持DCB可用于治疗小血管病变、分叉病变、部分冠状动脉血管原发病变,以及不能耐受或不适合长期口服双联抗血小板药物的患者。但DCB仍存在一些问题有待解决。例如，关于DCB治疗冠脉原发病变的研究较少，观察时间短，其证据强度有待进一步加强；DCB虽然能有效地抑制血管内膜增生，但不能克服管壁弹性回缩，后者在再狭窄中起着重要作用。因此，目前DCB还不能完全取代DES，需积累更多的临床数据，尤其是我国人群中的研究证据，并在未来不断完善产品的设计。尤其是紫杉醇药物的生物利用度低（＜10%，药物被动扩散至血管壁，因此个体差异大），大量的药物和赋形剂随血液冲刷而丢失，造成一定的安全隐患。另外，在药物洗脱支架的研究中，紫杉醇支架相对于西罗莫司支架带来了更多的慢性炎症反应和血栓事件。对比紫杉醇和西罗莫司的药物性质、作用机制可以发现，西罗莫司是一种新型大环内酯类免疫抑制剂，可以抑制炎症反应，将细胞周期停滞在G1/S过渡点而不会诱导细胞凋亡；紫杉醇通过与β-微管蛋白的氨基末端结合破坏微管动力学，阻止正常的微管解聚，并随后导致细胞停滞在M期继而死亡，从而实现其抗增殖作用。但是西罗莫司相对分子质量大，亲脂性和药物转移效率低于紫杉醇，生物利用度低成为限制其在药物球囊上使用的瓶颈。因此，将紫杉醇或西罗莫司通过可降解高分子包裹，借用超声能量等方法促使其进入血管壁，实现时序性释放，是提高药物生物利用度和生物安全性的重要手段。

第十三章

冠状动脉支架的选择及置入技术

支架的选择及置入是PCI的核心技术，心血管介入医师必须了解支架的构造及原理，熟悉支架的分类及性能特点、常用各类支架的作用及局限性，掌握支架置入策略及技术、并发症的预防及处理。

一、冠状动脉支架的分类及特性

(一) 冠状动脉支架的分类

1. 根据支架的置入方式分类

(1) 自膨胀支架：支架由保护鞘固定于支架释放装置上，定位后回撤保护鞘，支架自行膨胀至设计直径或靶血管直径。既往曾用于桥血管病变、不累及分叉的右冠脉病变，也可以用于直径相差较大的长节段病变。缺点：对分支影响较大，再狭窄率较高等，目前较少用于冠脉病变，但在外周血管介入中仍在使用。

(2) 球囊扩张支架：支架固定于球囊导管上，定位后，加压扩张球囊使支架膨胀，随后将球囊减压并回撤球囊，而支架则留在冠状动脉内。目前临床使用的冠脉支架几乎全是这一类型（图13-1）。

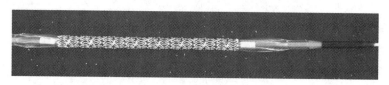

图13-1　球囊扩张支架

2. 根据支架的结构、设计分类

(1) 缠绕支架：由单股金属丝按照特殊形状缠绕而成。如 Gianturco-Roubin（GR Ⅰ&Ⅱ）、Cross Flex、Wiktor、AngioStent等。

(2) 环状支架：将无缝金属管经激光切割成金属环，再把金属环压成预定的几何结构，由数个至十多个金属环相互焊接而成，如 AVE Micro Stnet Ⅱ、AVE GFX、Bard XT、Driver。

(3) 管状支架：由无缝金属管经激光切割、抛光而得，临床使用的支架多为此种类型。

(4) 网状支架：由多条金属丝编织呈网状，如 Magic Wallstent。

(5) 多重设计的支架：由一块金属薄板经激光切割后卷成圆筒状再焊接而成，如 NIR、NIROYAL、Navius。

（6）特殊用途的支架：如用于分叉处病变的Jostent B、Bard Carina Bifurcate Stent，用于分支病变的NIR Side、Jostent S，用于开口病变的Devon Ostial Stent，以及用于动脉瘤和穿孔部位的Jostent Coronary Stent Graft。

3. 根据X线下的可视性分类

（1）高可视性支架。

（2）中可视性支架。

（3）低可视性支架。

4. 根据支架的材料分类

（1）医用不锈钢支架（316L）：目前市场上绝大部分冠脉支架都是由经过退火处理的316L不锈钢制成。

（2）钽金属支架：已退市。

（3）带有铂金属核心的钴合金：现已退市，如Wallstent。

（4）镍钛合金支架。

（5）铂铱合金支架。

（6）新型钴合金支架：由不同比例的钴、铬、镍等金属制成合金，强度优于316L不锈钢，在保证同样径向支撑力的前提下可以减少金属用量，将支架的金属丝做得更细，支架的性能明显改善，同时使制造很小直径的支架成为可能。

（7）金属被膜支架：在两层金属支架之间夹入一层薄膜材料，用于封闭血管瘤或很小的血管穿孔，如Jostent Coronary Stent Graft。

5. 根据支架表面是否经过特殊涂层处理分类

（1）金属裸支架。

（2）涂层支架和药物洗脱支架：在支架基础上附着特殊药物材料，支架置入人体后所携带的药物在一定时间内释出，用以降低支架术后血栓形成和再狭窄率。如早期的磷脂酰胆碱涂层的Biodiv Ysio支架、肝素涂层支架；近期的西罗莫司或紫杉醇涂层支架，所携带的药物可以抑制细胞增殖、有效降低再狭窄率。

（3）生物可降解支架。

（二）冠脉支架的性能指标

1. 生物相容性　理想的冠状动脉支架具有生物相溶性，不发生异物反应，不刺激血栓形成。

2. 柔软性　目前大多数的支架柔软性都较好且外形轮廓（profile）较小，基本满足临床需要。

3. 跟踪性　支架系统在推送过程中依导引钢丝方向顺利转向、循着导丝的轨迹前进，与支架的硬度、球囊尖端的行状及球囊导管与导丝间的紧密程度有关。

4. 跨越性　支架跨过严重狭窄、成角、钙化病变的能力，与外形轮廓、球囊尖端形状、球囊导管的推送性有关。

5. 可视性　316L支架多为中可视性，而钽金属支架的可视性较好。目前多数支架释放系统的标记是在释放支架的球囊导管上而不是在支架上。支架释放前应特别注意标记与支架的关系，及早发现支架移位等问题。理想的支架应该是低（中）可视性，在支架的两端有X线下清晰可见的标记。

6.可靠的伸展性能 球囊扩张支架的直径为2～5mm，支架释放后的大小取决于最终扩张球囊所达到的直径。

7.金属表面积 指支架释放后围成的圆柱体面积中金属丝面积所占的比例，它直接影响支架术的即刻和远期疗效。金属表面积过小有可能不能完全覆盖冠状动脉病变，遗漏撕裂片或短病变，或缺乏足够的径向支撑力，不能抵抗动脉壁的弹性回缩；金属表面积过大易引起亚急性血栓形成并增加再狭窄。目前多数支架的金属表面积在7%～20%，不同类型支架的金属表面积不同，需要根据病变的特点来选择适宜的支架。

8.径向支撑力 是指支架释放后对血管壁支持作用的强弱。支撑力除受金属丝的直径和间距的影响外，也与支架结构有关。总体来说，管状支架的支撑力强于缠绕和环状支架。支撑力和柔软性是矛盾的两个方面，很难两全。

9.缩短率 是指支架释放后长度缩短的程度，一般直径越大的支架释放后缩短越明显。多数常用支架的缩短率在5%以下，而Magic Wallstent的缩短率高达15%～20%。

10.球囊通过已释放支架的可能性 有时支架释放后，球囊、另一个支架或其他器械须通过刚释放的支架到其血管远端病变部位进行操作，已释放支架的特性可能会决定该操作成功的机会。Wiktor、Cordis coil stent结构较松散，易被损毁变形，其他器械遇有阻力时不可强行通过。

11.弹性回缩率 是指与释放术中球囊扩张到的最大直径相比，支架释放后直径缩小的比率。

12.预装支架命名压 指将支架扩张到标称直径所需的压力。不同结构和设计的支架的命名压有较大的差异，在选择和释放支架时，应对所选的支架的命名压十分了解；此外，还应该清楚不同压力所对应的球囊（支架）直径。

13.概率破裂压和平均破裂压 概率破裂压是指达到此压力时，0.1%的球囊将破裂；而平均破裂压是指达到此压力时，50%的球囊将破裂。

二、支架置入冠状动脉的技术要领

（一）支架的适应证

冠状动脉内支架从用于处理急性闭塞并发症到预防再狭窄，从大血管、短病变到小血管、长病变，从病情稳定、无血栓形成的择期介入治疗患者到病情凶险、有血栓形成的急性心肌梗死患者，适应证范围不断拓宽。支架置入术占总介入治疗病例数的比例在多数导管室为80%以上，国内多数医院甚至高达90%以上。药物洗脱性支架面市后，支架内再狭窄的发生率明显降低，适应证范围进一步扩大，但须注意DES面临内皮修复缓慢、亚急性甚至晚期血栓形成、需要长期服用抗血小板药物、可能诱发动脉瘤形成等新问题，因此不可以不加选择的盲目应用。

用于处理球囊扩张后急性闭塞或有急性闭塞危险的病变是支架应用早期最主要的适应证。支架可以永久地支撑于冠状动脉壁，有效地对抗血管弹性回缩、预防血管塌陷，使内膜和中层撕裂膜片重新贴附于血管壁，保持前向血流通畅，是治疗急性血管闭塞最重要的手段。

目前使用的支架的主要适应证是降低介入术后的残余狭窄，获得足够大的管腔直径，防止血管弹性回缩，预防再狭窄。

有研究表明，血管直径＜2.6mm或＞3.4mm时，支架置入在再狭窄率和临床事件发生率方面与单纯球囊扩张相比并无明显优势。因此，在球囊扩张满意、无明显内膜撕裂时，可以不必置入支架。但前降支近段病变、开口病变、完全闭塞病变、桥血管病变、分叉病变的主支血管等一般主张置入支架治疗。

对无保护的左主干病变尤其是不涉及主干分叉的病变进行支架治疗，可以考虑，但应首选DES且不宜作为常规推广。对于LAD、LCX直径都较大的或左主干分叉病变或左主干＋多支病变，仍建议选择CABG。

支架置入在急性心肌梗死患者，尤其是直接PCI治疗中，也取得了令人满意的效果。但血栓负荷重、梗死相关血管细小、血流缓慢等情况，不建议草率置入支架；DES在急性心肌梗死急诊介入治疗中的使用尚有争议。

（二）支架置入技术要点

（1）导引导管的选择：综合导管直径和支撑力。

（2）导引钢丝的选择。要综合考虑导丝的支撑力和调控等性能，对于严重纡曲的血管，一方面要选择较柔软的导丝，以便到达血管远端。另一方面，置入支架时，又需要导丝能够提供足够的支撑力。对于慢性完全闭塞病变，可选用尖端较硬的导丝，Pilot、Mirasle、Conquest等，但这些导丝容易进入夹层，甚至造成穿孔。操作时应特别小心。

（3）病变的球囊预扩张：病变狭窄严重、纡曲成角、钙化时为减少支架前进的阻力，避免支架脱落，一般应进行预扩张。预扩张的球囊一般比靶病变的血管直径小0.5mm。球囊不能扩张的病变不适宜置入支架。对严重钙化病变可先行旋磨，然后再酌情置入支架。一般病变可直接置入支架。

（4）支架的选择：分叉病变需选择网孔较大的管状支架；对于开口、LAD近端、小血管病变，建议首选DES。

支架的直径要照顾到病变近端和远端血管的直径、释放系统的顺应性，一般支架与血管直径之比为1.1∶1为宜，在病变不长时，支架最好能够覆盖病变全长。使用DES，建议完全覆盖病变段血管。

（5）支架置入前的准备：术者应先洗净手套上的血迹，确认支架尺寸无误，冲洗导丝腔，用湿纱布擦洗导引钢丝。支架到位前不要对释放系统的球囊腔抽吸负压，以免破坏支架与球囊壁的紧密接触。

（6）支架的置入：将"Y"形连接头止血阀完全打开，均匀平稳地推送支架，在支架被送出指引导管前，应确定导引钢丝在冠状动脉内，然后固定指引导管、导丝，平稳将支架送到病变处，多角度投照确定最佳位置后，连接装有少量稀释造影剂的20ml压力泵，抽吸负压，迅速充盈球囊，将支架置入病变处。

（7）同一血管置入多个支架时的顺序：先远后近，尽量避免穿过近端支架再置入远端支架。

（8）支架置入后球囊后扩张：选用耐高压球囊，球囊与血管比例为（1.0～1.1）∶1。

压力多选择14～16atm。IVUS对确定血管腔的真正大小、指导支架置入后的高压力球囊后扩张及判断支架置入效果有一定的帮助。

（9）非预装支架的使用：按常规准备球囊，连好压力泵，在体外加压到4atm，用湿纱布擦洗球囊壁，去除其表面的润滑物后抽吸成负压，将0.014in的钢丝插入球囊的钢丝腔中起到支撑作用，将非预装支架套到球囊上，轻轻捏住支架，抽掉支架内的保护管，将其一端定位于球囊标记处后逐渐压捏支架，转动90°继续压捏，最后轻轻拉动一下支架确认紧密固定在球囊上，捏好后将压力泵恢复到常压。

（三）支架置入后并发症及处理

1.支架内血栓形成　急性支架内血栓形成较为少见，发生率低于1%。亚急性血栓形成有时较难找出原因。

支架内血栓形成的预测因素包括：①支架远端有未放支架的＞50%的残余病变或未覆盖的撕裂；②支架内有造影剂充盈缺损；③支架置入在直径＜3.0mm的血管内；④在抑制血管内置入多个支架。

支架内血栓的处理：急诊冠状动脉造影和血运重建术，大部分血栓可以通过球囊扩张处理成功。内膜撕裂片偶尔可以从支架的缝隙中脱入管腔，可再次置入支架完全覆盖内膜片。顽固性血栓形成可行CABG。

支架内血栓形成的预防：术者必须有熟练、正确的支架释放技术，获得理想的即刻效果，即①支架完全覆盖冠状动脉病变及撕裂；②支架充分膨胀；③支架与血管紧密贴附；④支架同轴对称。支架置入后酌情行高压扩张至少15atm，必要时辅以IVUS。

2.分支闭塞　应结合分支的大小、分支有无病变等来选择支架的类型和介入治疗策略（详见分叉病变的介入治疗的有关章节）以预防分支血流减慢甚至闭塞。

3.支架脱落、栓塞　在冠状动脉严重纡曲、成角、狭窄伴严重钙化且预扩张不充分，而支架的外形轮廓较大，安装不够牢固时，支架脱落引起栓塞的可能性较大。选用较大内径的导引导管，对病变预扩张、支架推送困难需回撤到导引导管内时在持续X线透视下轻柔缓慢操作，避免强行用力，可降低支架脱落的风险。若支架脱落可使用异物钳、活检钳、异物套取网、双球囊、双钢丝等方法取出。若支架脱落在冠状动脉内可使用外形轮廓较小的球囊穿入其中就地扩张，或将其挤压在血管壁上。

4.冠脉穿孔　有关因素有病变形态复杂、血管直径小、置入支架的血管段直径变化大、严重钙化病变、选用球囊与血管直径之比达到1.2∶1以上、导引钢丝重新跨越撕裂部位。

处理：带膜支架置入或灌注球囊长时间扩张堵塞，中和肝素。心脏压塞者行心包穿刺，必要时转外科修补。

5.冠状动脉瘤形成　指局部冠状动脉的异常扩张，其直径达到邻近"正常"参考段血管直径的1.5倍以上。DES后发生动脉瘤的风险比裸支架高，分为真性动脉瘤和假性动脉瘤。真性动脉瘤是指瘤体部位与邻近血管段之间血管壁的中层和外膜完整、延续；而假性动脉瘤在瘤体部位中层和外膜均已破坏，仅有粘连的脏层心包保持血管的完整性。IVUS有助于判断。

真性动脉瘤不必特殊处理；假性动脉瘤应积极治疗，经典的方法是外科治疗。现在也可以置入带膜支架覆盖瘤体。

三、DES的临床应用

（一）DES的基本概念

DES以支架为载体，靶向性携带药物到达血管损伤部位，并在一定时间内持续作用于支架置入部位，抑制血管壁的炎症反应和内膜的过度增生，降低介入治疗后再狭窄的发生率。支架是局部药物释放的理想平台，它与涂层基质及生物活性药物构成了DES的三个基本部分。

理想DES的特征：①具有明显抑制内膜增殖的作用，将再狭窄率降低至10%以下，作用途径可能是抗血栓形成、抗炎症反应、抗增殖效应；②不影响靶血管局部正常的损伤修复过程，置入支架后能够快速内皮化而且无或只有轻微新生内膜形成；③不增加早期及晚期血栓形成的风险；④无边缘增生效应；⑤无晚期动脉瘤形成、延迟再狭窄现象，不促进动脉粥样硬化反应；⑥具有生物相容性，无毒性。

1. 金属支架本身的特点

（1）有理想的几何形状以保证药物分布均匀。

（2）置入支架后与血管壁紧密贴合以保证有效地将药物释放到血管壁。

（3）有一定的可视性以保证精确定位，尤其是置入多个支架时，能保证既不重叠过多又不在两个支架间留有空隙。

（4）不影响分支血流及对分支的介入操作。

（5）对各种复杂病变都能顺利置入。

2. 对支架涂层基质的要求

（1）不引起炎症反应和血栓形成。

（2）有精确的血流动力学数据（释放时间-剂量曲线）。

（3）药物涂层具有一定的弹性，在支架膨胀过程中不会裂开、撕脱。

（4）不影响药物的药理性质。

（5）不影响支架的结构和操作性。

（6）稳定、经济，方便消毒灭菌。

多种药物涂层方式：直接将药物负载于支架上，如前列腺素、紫杉醇；大部分药物需要采用不可降解或可降解物质作为涂层材料携带药物。Excel支架采用可降解的聚乳酸。

3. DES对所携带药物的要求

（1）有明确的作用机制。

（2）有精确的药动学和药代学数据。

（3）有明确的治疗剂量和中毒剂量。

（4）根据患者和血管解剖情况的不同可以调整剂量。

（5）具有联合应用其他药物的可能性。

（6）轻微的全身和局部毒性反应，在所用的剂量和释放动力学特征下具有良好的血管相容性。

（7）方便消毒灭菌、制备成带药支架后能维持一定时间的稳定性，且价格不高。

DES常用的药物依据药物的作用机制及其所针对再狭窄过程的不同靶点分为两大类：一类为被动的抗血栓作用的DES，即通过携带磷酸胆碱、肝素、硅碳合金等在支架的表面形成完整的被膜，以减少血栓的形成，从而降低再狭窄。另一类为主动抗增殖、抗炎症作用的DES，即携带细胞周期抑制剂（如西罗莫司及其衍生物、紫杉醇及其衍生物、放线菌素D等）、抗炎剂（地塞米松）、金属基质蛋白酶抑制剂、一氧化碳供体、抗硬化因子、雌二醇等药物，抑制支架术后血管内膜的过度增生，降低再狭窄率。

（二）DES的种类和特点

1.非生物降解DES　第一代冠状动脉支架：西罗莫司、紫杉醇DES：Cypher Select、Taxus、Endeavor、Xience V、Firebird等。

西罗莫司的释放周期为28天，具有较强的抗细胞增殖和免疫抑制作用，主要作用于平滑肌细胞有丝分裂的G1期，使细胞有丝分裂停止于G0期。但它不破坏正常的细胞周期，在一定条件下被抑制的细胞可恢复到正常的细胞周期。研究发现，西罗莫司可以选择性地抑制平滑肌细胞的迁移和增殖，抑制内膜的过度增生。

紫杉醇DES：紫杉醇通过抑制微管聚集、稳定多聚微管的功能而在细胞周期的G0/G1期和G1/M期抑制平滑肌细胞的增殖，也抑制细胞的迁移。Taxus支架是将Paclitaxel包被于Boston公司的Express 2支架上的DES。

2.生物降解涂层的DES　主要有金属支架＋生物可降解涂层＋特异性的药物，如聚乳酸为载体的DES：Excel，可生物降解的特殊合金（镁＋稀土材料）直接携带药物、携带药物并可完全降解的组织工程支架。

Excel支架的涂层为聚乳酸生物可降解材料，在体内3～6个月后可完全降解为水和二氧化碳，且支架的涂层和携带的药物混合后仅涂布于支架的外层，即与血管壁接触的一侧，管腔内侧无涂层和药物。

（三）DES的适应证和禁忌证

1.适应证　除原有的支架适应证外，DES的临床应用还具有以下特点。

（1）DES的临床适应证：有缺血证据的冠心病，尤其是合并糖尿病等高再狭窄危险的患者。研究显示对ACS（含急性心肌梗死）患者使用DES也是安全有效的。

（2）推荐的病变/血管适应证：自身冠状动脉病变、CTO、小血管（靶血管直径＜3mm）、弥漫性病变（尤其是病变长度＞15mm）。

（3）病变/血管的相对适应证：分叉/血管开口处病变、CTO、多支病变、无保护的左主干、支架内再狭窄病变、桥血管病变等。

2.禁忌证或相对禁忌证　大量血栓病变、无法扩张的病变，不能耐受阿司匹林和氯吡格雷治疗及抗凝的患者，不适宜介入治疗或支架治疗的患者，以及对316L不锈钢、支架或涂层药物过敏的患者。

对于以下情况建议使用金属裸支架：依从性差、经济困难，不能保证长期药物治疗的患者，近期需要进行非心脏手术的患者，预期寿命较短伴有其他不适宜DES的情况。

介入治疗前，应对患者的临床情况给予恰当的评价，除外肿瘤、血液病、出血性疾病等。如患者在术后发生出血并发症，应权衡血栓形成与出血的风险比，慎重决定。如果患者在DES后出现特殊情况必须接受外科手术，抗血小板药物的停用不少于5天，并在术后立即开始应用，其外科手术尽量在1年后再进行，但应交代停用抗血小板药物的风险。

（四）DES的操作要点

1. 支架类型的选择　目前临床上使用的DES包括Cypher（强生公司）、Taxus（波士顿科学公司）、Firebird（微创公司）、Partner（乐普公司）、Excel（吉威）和Endeavor（美敦力公司）。

2. 预扩张　是否需要预扩张，应根据病变特点来决定，基本原则同金属裸支架，中重度钙化、成角、扭曲病变或其他难以通过的病变需要预扩张。宜采用小球囊（较靶血管直径小0.5～1mm）、低压力扩张。对部分病变可以直接置入支架。

3. 长度的选择　以完全覆盖住病变或损伤血管段为宜，应从病变或损伤血管段近端的正常血管通过病变或损伤血管段到达远端的正常血管。并且支架的两端应超出病变3～5mm。一般认为，DES应比金属裸支架长5～10mm。在DES未覆盖的部位，可以产生边缘效应。

4. 支架直径的选择　可以根据造影结果，参考邻近血管段的直径确定，或根据血管内超声测量结果来选择。支架与血管的直径之比为（1.1～1.2）:1，支架直径和靶病变血管直径差异在0.5mm以内为宜，避免置入小支架后再用大球囊扩张（如2.5mm的支架用3.5mm以上的球囊后扩张）。尽量避免在直径＜2.5mm或＞4.0mm的血管内置入DES支架。

5. DES释放和后扩张问题　支架直径在合适情况下，推荐12～16atm释放支架，并酌情行高压后扩张，确保支架完全贴壁且扩张充分，但不主张过度后扩张。在左主干、长段病变或造影结果不满意的情况下，可行IVUS检查。可选用耐高压的短球囊在支架内后扩张。后扩张时不要损伤到支架未覆盖的部位，不主张置入支架后部分回撤球囊在支架近端高压扩张。

6. 支架重叠释放问题　长节段病变需要置入2个以上支架时，应重叠2～3mm，以避免支架间出现无药物覆盖的间隙而增加并发症或再狭窄。第二个支架定位时要熟知不同种类和不同型号的支架存在的缩短率（0.3～1mm），保证重叠段足够长。两支架重叠部位需要进行高压后扩张。一般不主张在同一支血管内重叠置入携带不同药物的支架。

7. IVUS　复杂病变和冠状动脉造影结果不理想的病例可使用IVUS指导和判断药物支架的置入效果，尤其是左主干病变等高风险病变。

（五）DES的成功率和并发症（不良反应）

1. 成功率和影响因素　即刻成功率与普通金属裸支架相似，远期效果优于金属裸支架。

2. 并发症　DES并发症与金属裸支架相似，但还有血栓形成（尤其是亚急性、晚期或极晚期支架内血栓形成）、支架贴壁不良、过敏反应、血管瘤形成等DES特有或高发的并发症。

（1）急性血栓形成：是指在支架置入24小时以内发生的支架内血栓，发生率与金属裸支架相似。主要与介入治疗本身有关，如支架未能完全覆盖病变或内膜撕裂、支架膨胀不全/未完全贴壁、支架血流缓慢等，支架置入后发生出血并发症被迫停用抗凝、抗血小板药物也是原因之一。

（2）亚急性/晚期血栓形成：发生率为0.5%～2%，但常导致严重的临床事件，如心肌梗死或死亡。亚急性血栓形成指术后1～30天发生的血栓，30天以后发生的支架内血栓则定义为晚期血栓形成（＞1年为极晚期血栓形成）。血栓的形成大多与未正规使用抗血小板药物、阿司匹林/氯吡格雷抵抗、涂层聚合物过敏导致的炎症反应或高敏反应有关。

（3）迟发性支架贴壁不良：发生率为4%～5%，与聚合物涂层引起的炎症反应、血管异常重塑有关，也可能与药物的抗增殖、内皮修复延迟有关。

（4）支架断裂：发生率为1.9%～2.6%，造影或IVUS可见支架结构连续性中断。引起支架断裂的因素是多方面的：较硬的闭环设计较开环设计的支架更易发生；介入因素包括长支架、过度扩张和重叠支架；病变因素包括长病变、钙化病变、重度成角病变、右冠状动脉的病变、静脉桥血管病变和承受心脏运动产生较大应力之处。支架断裂与支架内血栓和再狭窄有关。

（六）DES的合并用药

1. 术前用药　抗血小板药物的应用：阿司匹林同金属裸支架；氯吡格雷负荷剂量300～600mg并在术前至少6小时以前给予；急诊PCI推荐剂量600mg负荷剂量，其他用药同金属普通支架。

2. 术中用药　同金属普通支架。

3. 术后用药　DES术后的关键治疗是充分的、联合抗血小板治疗。

（1）阿司匹林：终身服用，我国100mg/d；国外325mg/d，3～6个月（西罗莫司3个月，紫杉醇6个月），此后10mg/d终身服用。

（2）氯吡格雷：75mg/d，推荐用药时间为12个月。

如怀疑有阿司匹林/氯吡格雷抵抗，或高危血栓形成患者也可采用三联抗血小板治疗，加用西洛他唑（100mg，2次/日）。

（3）其他：加强他汀类药物和其他冠心病的二级预防。

四、生物可降解支架的临床应用

传统的药物洗脱支架在支撑起狭窄病变，避免血管弹性回缩和抑制新生内膜过度增生中发挥着重要作用。但是永久的支架平台可能引发长期的慢性炎症反应、新生动脉粥样硬化和晚期血栓。理想的支架材料在体内存在时间应该与血管修复的时间一致，在血管重塑期间有效支撑血管以保持闭塞部位的开放，不再需要机械支撑时能够无害地降解吸收或代谢出体外，从而降低作为人体异物的支架平台引发的长期不良反应，有利于恢复血管壁自然的生理功能。在血管重建的过程中，支架材料应不断降解，直至最后被人体全部吸收。因此，通过可降解或可吸收血管支架（biodegradable or bioabsorbable vascular scaffolds，BVS）治疗心血管狭窄性病变实现血管修复治疗成为引领冠状动脉介入治疗领域的第四次革命。

五、BVS优势

概括来说，理想的生物可降解支架较目前的永久性金属支架存在以下五方面的优势：①在血管重塑后降解吸收，可以减少长期存在的支架平台对血管的刺激，降低再狭窄并缩短服用双抗的时间；②支架完全降解后解除对血管弹性的束缚，恢复内皮自然的生理功能。尤其是针对青少年患者，靶血管可随之自然生长；③降低因内皮化不全、晚期贴壁不良导致的晚期和极晚期支架内血栓的发生率；④有利于再次血运重建，给其他介入治疗创造了更多可能；⑤吸收后不留伪影，不影响计算机断层扫描（CT）和磁共振成像（MRI）。目前，两大类可降解支架材料在临床中获得广泛应用：可降解聚合物和可降解金属。生物可降解聚合物支架以大分子聚合物为基本组成，主要有聚乳酸（PLA）、聚羟基乙酸（PGA）、PLA-PGA（PLGA）共聚物、聚己内酯（PCL）、聚羟基烷酸酯（PHA）、聚丁二酸丁二醇酯（PBS）等。聚合物支架的降解产物明确，可以通过调控分子量控制降解速率和时间。

1. BVS代表　日本的Igaki-Tamai支架是最早进行临床试验的。其由单丝聚（L-丙交酯）纤维螺旋式缠绕成"zigzag"花形，具备一定的弹性和自膨性。但是当支架置入指定部位后，需要用55℃以上的造影剂冲刷支架以激发支架的自膨性。支架在30分钟内发生自膨，撑起狭窄病变血管。临床随访50例患者，10年累计血运重建发生率高达28%，和金属裸支架效果相似。这可能跟支架置入时高温造影剂损伤了冠状动脉内膜有关。美国Abbott公司研发的BVS，是目前临床研究和应用最为广泛的支架。它以左旋PLA为支架平台、右旋PLA做抗增殖药物依维莫司的缓释涂层，壁厚150μm，支架两端各设1个金属标记，在体内完全降解时间约为3年。荟萃分析（ABSORB Ⅱ、ABSORB Ⅲ、ABSORB China、ABSORB Japan）比较了（3389例患者）ABSORB BVS与XIENCE Ⅴ支架，1年的复合终点、器械水平的复合终点及缺血驱动的靶病变血运重建均没有差别。全因死亡、所有心肌梗死、确定/可能的支架血栓、缺血驱动的靶病变血运重建均无差异，提示在简单至中等复杂病变中生物可吸收支架（BRS）有较好的有效性和安全性。该产品于2010年获得欧洲CE证书，2016年获得美国FDA的上市批准。但是随着临床证据的积累，提示ABSORB BVS可显著增加支架内血栓风险，尤其是晚期和极晚期支架内血栓发生率，最终于2017年9月撤出市场。研究发现，在急性期和亚急性期，血栓形成的最常见原因是支架贴壁不良（23.5%），其次是支架杆未覆盖（17.6%），支撑力不足（11.8%），急性支架破坏（5.9%），支架重叠（5.9%）和急性支架回缩（5.9%）。中国乐普医疗NeoVas逆流而上，于2019年2月获得中国国家药品监督管理局（NMPA）审批上市。表13-1汇总了各类BVS的特征。

2. BVS规范临床操作　对于可降解聚合物支架，临床研究已证实，PSP规范化操作可显著降低患者远期靶病变失败率和血栓发生率。其中，P指的是充分预扩张病变，S指的是准确测量血管直径，P指的是充分后扩张。腔内影像学（IVUS和OCT）检查可以验证PSP 3个过程的效果。

表 13-1 生物可吸收支架的各类特征

品牌	制造商	国家	支架平台	涂层	药物浓度	壁厚（μm）	支架网密度（%）	完全降解时间（月）
ABSORB BVS	Abbott Vascular	美国	左旋聚乳酸PLLA	外消旋聚乳酸PDLLA	100 μg/mm^2	157	27	36～42
DESolve Nx	Elixir Medical	美国	左旋聚乳酸PLLA	聚乳酸基聚合物	5 μg/mm	150	30	24
DESolve Cx	Elixir Medical	美国	左旋聚乳酸PLLA	聚乳酸基聚合物	5 μg/mm	120	NA	24
DESolve NXT	Elixir Medical	美国	左旋聚乳酸PLLA	聚乳酸基聚合物	5 μg/mm	120	NA	24
Fantom	REVA Medical	美国	聚碳酸酯PC	聚碳酸酯PC	115 μg（30mm×18mm支架涂层）	125	NA	36
ART-BRS	Arterial Remodeling Technologies	法国	外消旋聚乳酸PDLLA	NA	NA	170	＜25	6
MeRes 100	Meril Life Science	印度	左旋聚乳酸PLLA	外消旋聚乳酸PDLLA	1.25 μg/mm^2	100	24	24
Mirage	Manli Cardiology	新加坡	左旋聚乳酸PLLA	左旋聚乳酸PLLA	NA	125～150	40～47	14
FORTITUDE	Amaranth Medical	美国	左旋聚乳酸PLLA	外消旋聚乳酸PDLLA	96 mg/cm^2	150	20	12～24
APTITUDE	Amaranth Medical	美国	左旋聚乳酸PLLA	外消旋聚乳酸PDLLA	96 mg/cm^2	115	21	＞36
MAGNITUDE	Amaranth Medical	美国	左旋聚乳酸PLLA	外消旋聚乳酸PDLLA	96 mg/cm^2	98	22	24～36
XINSORB	威高华安	中国	左旋聚乳酸PLLA	外消旋聚乳酸PDLLA	12 μg/mm	160	NA	＞36
NeoVas	乐普医疗	中国	左旋聚乳酸PLLA	外消旋聚乳酸PDLLA	15.3 μg/mm	170	NA	36
Firesorb	微创医疗	中国	左旋聚乳酸PLLA	外消旋聚乳酸PDLLA	4 μg/mm	100～125	NA	36
Magmaris	Biotronik	德国	镁合金	左旋聚乳酸PLLA	140 mg/cm^2	150	NA	9～12
IBS	先健科技	中国	铁	外消旋聚乳酸PDLLA	115 μg/cm^2	70	NA	＞12
Cordisorbmax	瑞安泰	中国	锌合金	聚乳酸-羟基乙酸共聚物PLGA	1.4 μg/mm^2	100	NA	＞24

（1）病变预处理：推荐使用非顺应性球囊，球囊/血管直径为1∶1（或球囊比血管直径小0.25mm），参照所选用球囊的顺应性表使用适中的压力进行扩张；对于不易充分预扩张的病变，如钙化病变，可以使用切割球囊、棘突球囊、双导丝球囊等器械进行处理。理想的预处理扩张效果：残余狭窄应＜40%，TIMI血流应达到3级，两个条件都满足方可实施高分子BVS的置入。

（2）准确测量靶血管直径和选择匹配支架：测量靶血管参考直径之前，向冠状动脉内注射硝酸甘油；可以使用在线QCA测量或腔内影像IVUS或OCT辅助测量。根据测量结果，选择与靶血管直径最相匹配的支架尺寸；如果靶血管近端和远端的直径相差较大，选择的支架以近端尺寸为准；选择合适的支架长度，以确保支架的两端边缘能覆盖2mm左右。不建议在小血管（RVD＜2.5mm）中置入支架。

（3）支架置入和释放：在置入人体前，室温静置5分钟；支架系统沿导丝输送至靶血管的过程中，切记不能暴力推送和拉拽；释放时，先用10秒时间缓慢加压至3atm，观察支架系统近段、中段和远段均扩张到相同直径后，然后以每秒1atm的速率加压至所需压力，持续保压20~30秒。释放完成后，撤出输送系统时小心操作，不能剐蹭到刚释放的支架。

（4）后扩张处理：使用高压非顺应性球囊进行后扩张；球囊长度不应超过支架长度，并保证球囊位于支架边缘以内，以免因"狗骨头"效应发生边缘夹层。建议使用与血管等直径的球囊进行后扩张，且所选用球囊直径不超过支架直径0.25mm以上；应按照所选用球囊的顺应性表选择适当的压力，以免支架被过度扩张。为保证良好的贴壁效果，后扩张之后应无明显残余狭窄，一般建议残余狭窄＜10%。

充分的预扩张可以使支架顺利通过狭窄病变，充分释放；准确测量血管直径可以选择与血管最相匹配的支架尺寸；充分后扩张确保支架梁充分贴壁。通过PSP规范化操作降低支架贴壁不良、支架杆暴露、内皮化不良的问题，降低因BVS支架置入导致的炎症反应引发的新生冠状动脉粥样硬化和血栓问题。

3. BVS的未来　众所周知，聚合物支架的降解产物明确，可以通过调控分子量调节降解速率，但是支架支撑力不足，弹性回缩，支架杆过厚是导致持续的炎症反应和血栓的根本原因。聚合物材料支撑力不足，提高分子量则降解太慢，增加支架杆厚度则导致内皮化困难。相对聚合物支架，可降解生物金属材料因具有众多优点受到越来越多的关注。可降解金属材料和永久支架材料一样具有较好的力学强度，能够有效支撑病变血管。良好的韧性为支架设计提供了更多的灵活性和可变性。另外，更薄的支架柱更好地与血管贴合，降低对血流的影响，一定程度上减少了血栓事件的发生。目前可降解金属支架材料主要有镁合金、铁合金和锌合金三类。Biotronik公司生产的Magmaris镁合金支架，支架小梁厚度为150μm，弹性回缩为4.94%，已获得CE证书。先健科技有限公司研发的注氮铁支架，支架梁厚度可以达到70μm，回弹为2.21%，径向支撑力为171kPa，已获得CFDA临床试验审批。锌及锌合金由于其适中的腐蚀速率、良好的机械性能和生物相容性，成为最具前瞻性的生物医用可降解金属材料。瑞安泰公司研发的锌合金支架，受到国家重点研发计划项目的支持，支架小梁厚度为100μm，弹性回缩4%，径向支撑力为（114±3）kPa。将锌合金支架置入猪的冠状动脉，1个月完成内皮化，支架置入6个月时仍能保持结构完整性，9个月开始降解，在置入后的24

个月内提供了足够的结构支撑并显示出适当的均匀的降解速率，而且没有降解产物的积聚、血栓形成或炎症反应。在可降解支架的研发过程中，随着我国工业基础的完善和科研实力的增强，我国的科研工作者由跟跑到并跑再到领跑，做出了惊世瞩目的成绩。作为引领冠状动脉介入治疗领域的第四次革命的可降解血管支架，胜利的曙光即将到来。

第十四章

血栓抽吸及远端保护

PCI后一些患者出现慢血流或无复流现象，其可能机制包括微血管再灌注损伤、微血管痉挛、微血管结构破坏，以及由血栓、斑块破裂的碎片所造成的微血管远端栓塞等，使得这些"罪犯"血管虽然能够开通，但达不到组织水平真正意义上的再灌注。为了减少或清除远端栓子，改善组织水平的灌注，许多栓子保护装置（embolus protection device，EPD）应运而生，包括远端保护装置（distal protection device，DPD）、近端保护装置和血栓抽吸导管。而远端保护装置与近端保护装置的应用价值在于预防远端栓塞的发生，对于已经发生远端栓塞者，应用价值有限，且近年来大规模研究结果提示其在ACS急诊PCI的应用并未显示出较好的临床效果；血栓抽吸导管则主要用于已经发生远端栓塞或病变血管血栓负荷较大的患者，可以直接抽吸悬浮血栓，由于操作简易，费用相对低廉，在临床上应用较多。

一、远端保护装置及抽吸导管

常用的远端保护装置基本都是在普通0.014in PTCA导丝基础上改造而成，具有与普通导丝相似的扭力及推力，头端可以塑形，可以代替普通导丝通过病变，以及输送球囊、支架或其他介入器械。一般在导丝头端加用机械保护装置，通过靶病变后进行介入操作释放、激活装置，操作结束后，通过该装置附加的血栓抽吸设备或拦捕装置将捕获的栓子引出体外。

抽吸导管多为快速交换设计，与常规PTCA导丝（0.014in）及导引导管［6F，内径≥1.73mm（0.068in）］相匹配。其顶端有1（Zeek）～3（Driver）个侧孔（直径为1.5mm）。导管尖端柔软，末端带有不透X线的标记，远端轴采用亲水涂层设计。其操作简单，主要步骤包括将抽吸导管沿PTCA导丝送至冠状动脉开口处，排气后将20～30ml注射器通过三通与抽吸导管尾部相连，将抽吸导管远端送至病变血栓近端时，回抽注射器并保持负压，缓慢前送导管，然后缓慢回撤导管至病变近端。重复多次后造影评估抽吸效果，必要时重复前述操作。根据抽吸效果随后置入支架或再次球囊扩张。

二、远端保护装置的临床应用

（一）分类

1.球囊堵塞保护装置　包括Percusurge Guardwire（Medtronic AVE）、Parodi Anti-Embolic、TriAvtiv（Kensey Nash）等，其中Percusurge Guardwire系统为该类装置的代表。

2. 滤网保护装置　Angiogard™装置（Cordis公司）、Filter Wire EX/EZ™（波士顿公司）、AccuNet装置（Guidant公司）、Medtronic Embolic DPD（Medtronic AVE）、Neuroshield装置（Mednova）等，其中Angiogard™与Filter Wire EX/EZ™为该类装置的代表。

（二）操作技术要点

现以Percusurge装置为例介绍其技术要点：

Percusurge装置由3个主要部分组成：GuideWire带球囊导丝、MicroSeal适配器和Export栓子抽吸导管。GuideWire带球囊导丝长度为190cm，直径为0.014in，中空加镍不锈钢。远端附着一个低压封堵球囊，充盈后可以阻塞血流，近端空心导丝中有一个细小活塞，可通过MicroSeal适配器来对球囊进行充盈或减压。GuideWire带球囊导丝既可以提供远端保护，同时亦是血管成形术操作的导引导丝。实际应用时，将GuideWire带球囊导丝送至靶病变远端2cm左右处，将MicroSeal适配器连接于导丝，加压球囊，封堵远端血管。移除MicroSeal适配器后球囊仍可以保持扩张状态，这时可通过导丝进行介入操作，而不必担心术中脱落的栓子造成远端栓塞。介入治疗结束后，将Export栓子抽吸导管沿导丝伸入血管腔将血栓颗粒吸出。最后，再将MicroSeal适配器连接于导丝，减压球囊，恢复血流。

（三）适应证与禁忌证

1. 适应证
（1）CABG后的静脉桥病变行介入治疗。
（2）高危的颈动脉介入治疗估计远端栓塞可能性较大时。
（3）高危的ACS伴有血栓负荷较大时，尤其是：①梗死相关血管粗大（直径＞4mm）；②不完全闭塞病变，病变处含有大量血栓，血栓长度大于3倍IRA直径者；③闭塞形状为断端齐头截断者；④闭塞处近段大量血栓，血栓长度＞5mm者；⑤闭塞处近段有浮动血栓者；⑥闭塞处远段存在持续造影剂滞留者；⑦经IVUS或血管镜证实病变处为斑块破裂，且病变斑块富含较大脂质池者。

2. 禁忌证　①稳定型心绞痛者；②小血管病变者；③分叉病变者；④严重钙化病变不容易通过者；⑤CTO病变者；⑥已发生明显远段栓塞者；⑦冠状动脉夹层者。

（四）临床应用与临床试验结果

Safer研究结果显示，Percusurge组30天时终点事件明显减少，无复流现象亦较对照组显著减少。在处理同样具有高血栓负荷的冠状动脉原位病变（如急性心肌梗死）的效果，目前尚无统一结论。几项大规模、多中心、随机对照试验（Emerald试验、PROMISE、UPFLOE MI试验等）结果显示，DPD并没有优越性。但仍有研究认为，如有选择地应用于高危急性心肌梗死，如梗死相关血管较大、冠状动脉造影提示病变处富含大量血栓时，应用DPD仍是获益的。

三、血栓抽吸导管的分类及操作技术

（一）分类

目前临床上常用的血栓抽吸装置有 Driver、ZEEK、Export、Angojet、X-Sizer、RESCUE、Rheolytic、Pronto 及 TVAC 导管，国内前三种应用较多。

（二）操作要点

抽吸时应注意以下几点：

（1）由近及远抽吸，然后由远及近抽吸，要十分缓慢地前送抽吸导管并保持负压。

（2）要反复多次（≥5次）抽吸。

（3）退出抽吸导管时要保持负压，并且冲洗抽吸导管，避免血栓或碎屑物质遗留在导管内。

（三）适应证与禁忌证

除 CABG 术后桥血管的介入治疗及颈动脉介入治疗外，以上适应证与禁忌证亦均适用于血栓抽吸导管。

（四）临床应用与临床试验结果

REMEDIA、VAMPRIE、DEAR-MI、Export 研究及新近的 TAPAS 研究结果均表明，相比于常规的介入治疗，急诊 PCI 时联合应用血栓抽吸导管能够改善急性心肌梗死患者介入治疗后的心肌灌注状况，有助于减少急诊 PCI 术中无复流和慢血流的发生率，并且在一定程度上改善患者的临床预后。

四、保护装置的临床选用原则

与其他 DPD 相比，球囊阻塞 DPD 如 Percusurge 的远段保护作用最完全，不仅能够防止远端微血管栓塞，亦可防止病灶处释放的炎症介质和血管活性物质流向远端，因此亦能防止远端血管痉挛。另外，相对于其他 DPD，Percusurge 导丝的外径较小，且球囊膨胀后与血管的贴壁较好。该装置存在以下不足：①由于球囊堵塞引起缺血，因此不适合于能够引起大面积缺血的病变和高风险的患者，有些情况下需要操作快捷；②与标准的指引导丝相比，Percusurge Guardwire 可控性和推送力较差，球囊远端回吸后其直径仍较大，不利于通过严重的狭窄，操作时间长；③无法保护近端分支血管和治疗已发生的远端栓塞；④如操作失误或 MicroSeal 适配器出现故障，球囊将无法及时充盈和去充盈；⑤球囊充盈时难以进行造影，不利于评价球囊扩张和支架置入术后的效果。

与球囊保护装置相比，滤网装置具有易操作、不会阻塞前向血流等优点，后者是与球囊保护装置相比最有优越性的方面，尤其是血流动力学不稳定的患者。滤网装置的缺点包括：①滤网拦捕不到小的栓子及血管活性物质，因此远端血管保护并不完全；②其外径较大，通过病灶时本身就可造成栓塞；③支架置入术后可出现滤网挂在支架小梁上的情况，导致回收困难、损坏滤网和破坏支架结构；④与球囊保护装置相比，滤网与血管壁的贴壁性较差，尤其是"罪犯"血管不规则时，导致滤器与血管之间出现较大的缝隙，碎片可以通过间隙栓塞下游血管。

但是不论是球囊阻塞DPD还是滤器DPD，其操作均较复杂且不易准确定位，因此不适用于复杂病变的患者。而单纯血栓抽吸导管设计简单，易于操作，由近及远抽吸，不存在定位困难的问题；且持续抽吸冠状动脉内的血栓，无须阻断冠状动脉血流。因此，可有效应用于复杂病变的患者。抽吸导管的优点还包括费用相对低廉。因此临床实际应用时，相对于DPD，血栓抽吸导管更适用于急诊PCI操作中。

第十五章

老年患者PCI中的循环支持

循环支持对PCI的高危患者，尤其是PCI术前、术中、术后出现血流动力学不稳定者尤为重要。循环支持分为机械循环支持和药物循环支持，前者包括主动脉气囊泵或气囊反搏（IABP, intra-aortic ballon pump/counter pulsation）、体外膜肺氧合（extracorporeal membrane oxygenation，ECMO）及左心室辅助装置（left ventricular assistant device, LVAD）等，其中以IABP最为常用；后者主要指应用正性肌力药物等。

一、主动脉气囊反搏

主动脉气囊泵（IABP）是最早以氧供氧耗理论为基础的循环辅助方式，1968年首次用于临床。IABP早期主要用于心脏围术期血流动力学不稳定、心源性休克或心力衰竭的循环支持。通常需要动脉切开置入。20世纪80年代，经皮穿刺的出现使创伤减小，目前已经广泛应用于高危的PCI患者的循环支持。

（一）IABP组成、原理及操作方法

IABP由气囊和驱动控制系统两部分组成。目前使用的是双气囊导管，除与气囊相连的管腔外，还有一个中心腔，后者可通过压力传感器检测主动脉内的压力。20世纪90年代出现了无鞘气囊导管，使IABP可以用于股动脉较细者。

气囊导管的气囊由高分子材料聚氨酯制成，呈长纺锤状，其顶端有米粒状大小的不透X线的标志点。不同规格气囊导管的长度、口径及气囊长度、容积各不相同，国内成人常用8.0～9.5F、气囊容积为30ml或40ml的气囊导管。

控制系统由电源、驱动系统（氦气）、监测系统、调节系统和触发系统等组成，其触发模式包括心电触发、压力触发、起搏信号触发和内触发。主动脉内气囊通过与心动周期同步地充放气，达到辅助循环的作用。在舒张早期主动脉瓣关闭后瞬间立即充盈气囊，大部分血流逆行向上升高主动脉根部压力，增加大脑及冠状动脉血流灌注。小部分血流被挤向下肢及肾，轻度增加外周灌注。在等容收缩期主动脉瓣开放前瞬间快速排空气囊，产生空穴效应，降低心脏后负荷、左心室舒张末期容积及室壁张力，减少心肌做功及心肌氧耗，增加心排血量10%～20%。IABP操作简便，绝大多数经股动脉置入。在无菌操作下，穿刺股动脉，送入导丝于股总动脉，将扩张管/鞘管组件插入股动脉然后拔出扩张管。将气囊导管中心腔穿过导丝，经鞘管缓慢送至左锁骨下动脉开口以下1～2cm的主动脉内（气管隆凸水平），撤出导丝。固定鞘管和气囊导管，经三通接头将导管体外端连接反搏仪，调整各种参数后开始反搏。采用无鞘反搏气囊导管时，先用血管扩张器扩张血管，再用止血钳扩张皮下组织，经导管直接送入气囊导管。

（二）IABP的适应证和禁忌证

1.适应证

（1）急性心肌梗死并发心源性休克。

（2）难治性不稳定型心绞痛。

（3）血流动力学不稳定的高危PCI患者（左主干、严重多支病变或重度左心功能不全）。

（4）PCI失败需要过渡到外科手术。

2.禁忌证

（1）主动脉夹层动脉瘤。

（2）重度主动脉关闭不全。

（3）主动脉窦瘤破裂。

（4）严重周围血管病变。

（5）凝血功能障碍。

（6）其他：如严重贫血、脑出血急性期等。

（三）IABP并发症和局限性

常见的并发症包括主动脉或股动脉夹层、动脉穿孔、穿刺点出血、气囊破裂、斑块脱落栓塞、血栓形成、溶血、血小板减少及感染等，其中最常见的并发症为下肢缺血。

IABP的最大局限性是不能主动地辅助心脏，心排血量的增加依赖于心脏自身的收缩及稳定的节律，且支持程度有限，对严重左心功能不全或持续快速心律失常的患者疗效欠佳。IABP也不适用于股动脉较细或动脉粥样硬化严重的女性或老年患者。此外，IABP不能解决冠状动脉狭窄远端的血流，放置时间过长会引起肢体缺血等并发症。

（四）IABP在PCI中的应用

Benchmark研究评价了IABP在临床中的应用情况。IABP主要应用于心导管术中或术后血流动力学支持（20.6%）、心源性休克（18.8%）、辅助ECMO脱机（16.1%）、高风险患者术前辅助（13.0%）、顽固不稳定型心绞痛（12.3%）等。

急性心肌梗死合并心源性休克是IABP的主要适应证，目前AHA/ACC/ESC指南均推荐用于STEMI合并心源性休克的患者，但目前关于IABP联合不同再灌注治疗策略的安全性仍有争议。NRMI-2注册研究结果显示，IABP能显著降低溶栓治疗组的住院死亡率，但对直接PCI患者的住院死亡率无明显改善。STEMI合并心源性休克患者的荟萃分析结果类似。指南推荐IABP用于STEMI合并心源性休克患者的再灌注治疗，但其获益主要体现在接受溶栓的患者，而急诊PCI联合应用IABP的疗效有待于进一步的研究证实。

对于高危PCI患者预防性使用IABP的疗效和时机同样存在分歧。高危急性心肌梗死患者直接PCI术后预防性使用IABP不仅不能改善预后，且增加IABP相关并发症的危险。高危患者术前预防性使用IABP可显著降低6个月死亡率和主要心脏不良事件发生率，预防性使用IABP是提高高危PCI患者6个月生存率的独立预测因子。

目前IABP在临床上的使用已比较成熟，尤其是在PCI辅助循环中发挥着重要作用。合理选择PCI患者、熟练掌握技术及提高IABP使用期间的管理等，才能更好地发挥IABP的治疗作用，提高PCI的成功率，改善患者预后。

（五）IABP的操作和使用要点

IABP的工作原理：通过股动脉在降主动脉放置一个体积为20～40ml的长球囊。主动脉瓣关闭后球囊被触发膨胀，导致主动脉舒张压增高，在球囊的反冲压力下使舒张期冠状动脉的血流灌注增加，从而提高心肌血流灌注。在收缩期前球囊被抽干，使左心室的后负荷降低，心脏做功降低，心肌耗氧量降低，从而起到辅助心肌功能恢复的作用。

适应证：顽固性左心衰竭伴心源性休克，急性心肌梗死合并心源性休克，急性心肌梗死出现机械并发症如乳头肌断裂、室间隔穿孔等，顽固性不稳定型心绞痛，为高危外科及CABG的患者提供心脏辅助过渡，外科重症患者体外循环脱机过渡，高危PCI预防性置入。

禁忌证：夹层及严重主动脉瓣关闭不全、主动脉瘤、腹主动脉钙化或外周血管病变。

操作要点：腹股沟区皮肤消毒铺巾，局部麻醉，穿刺针刺入股动脉，通过穿刺针芯放置0.035in（0.89mm）的"J"形指引导丝于股主动脉，退出穿刺针，送入IABP鞘管，沿导丝送入球囊。身高大于165cm的患者，选用40ml的IABP球囊；身高低于165cm的患者，选用30ml的IABP球囊；球囊充盈阻塞主动脉85%～90%的内径为佳，以免造成主动脉损伤。球囊产生的舒张压峰值（PDP）应高于收缩期峰压。

球囊放置的位置：推荐在透视下将球囊置于左锁骨下动脉开口下1～2cm，但下端不要超过肾动脉开口。如床边行IABP，可将导管尖端与患者的胸骨角平齐做一测量，粗略判断置入的球囊长度。置入后可复查胸片，球囊尖端应在第2～3肋。

IABP的触发：IABP的触发有7种模式，大多情况下，可通过心电图的R波信号作为触发信号。当置入起搏器，可选起搏信号触发。当心电图无法获得或信号不佳时，可选用动脉压力波形触发模式。

IABP压力波形分析和充气、放气时相判断球囊充气、放气时相确定对取得良好的血流动力学效果至关重要。

通常根据压力波形来准确选择，在最初调节时，将辅助时间设置为2∶1，以便观察无IABP时的动脉压力波形。为起到增加冠状动脉灌注和增加系统灌注压的作用，就需要增加舒张期血压和降低脉压，这就要求在舒张期一开始就充气。这时，识别压力波形的重搏切迹（dicrotic notch，DN）较为重要，充气应该恰在重搏切迹开始前。放气时间的选择并无明确的特殊心动周期识别点，而为起到减少心肌耗氧量和增加每搏量的作用，就需要减少心脏后负荷，需仔细调节时相使球囊辅助的舒张末压低于自身的舒张末压，而同时球囊辅助的收缩期峰压要低于自身的收缩峰压。

IABP撤机：病情趋于稳定、血流动力学改善时，可停用IABP。撤机应逐渐进行，由1∶1（气囊∶心率）改为1∶2或1∶3。若血流动力学稳定，则可停机。在撤出球囊导管前，气囊必须继续工作，以避免1∶3运行时间大于8小时或停搏超过30分钟，以防止气囊上血栓形成。

IABP的效果：IABP正常运转后通常能使患者的心排血量增加20%～39%。对于高危患者，预防性置入IABP可使PCI成功率提高到95%。

二、体外膜肺氧合

体外膜肺氧合（extracorporeal membrane oxygenation，ECMO）问世于20世纪70年代，通过心肺旁路途径将血液引流至体外，经膜氧合器氧合后再灌注体内，主要用于心肺功能衰竭的循环和呼吸辅助治疗。

（一）ECMO组成、原理和操作方法

ECMO由动静脉插管、连接管、离心泵、膜氧合器、热交换器及各种监测设备组成，分为静脉-静脉和静脉-动脉两种应用模式，前者主要是辅助呼吸功能，后者兼有辅助呼吸和循环功能。其机制是，左心室的前负荷明显降低，膜氧合器代替了肺的作用，离心泵代替了左心室的收缩功能，为心肺功能衰竭患者提供辅助支持。

ECMO可通过血管切开或经皮插管，插管后通过超声诊断仪确定位置。PCI术中应用ECMO通常采用经皮静脉-动脉模式，一般选用股动脉插管，静脉插管尖端直接伸入右心房，动脉插管置于腹主动脉，来自右心房的静脉血在体外经膜氧合器和热交换器氧合后，再泵回动脉系统。成人动脉插管后可选用16～20F导管，静脉插管选用18～28F导管。ECMO不依赖于心脏的功能和节律，即使在心脏停止跳动时也能提供完全循环功能支持，流量可达4～6L/min。

（二）ECMO的适应证和禁忌证

任何需要暂时性心肺支持的PCI患者，都是ECMO可能的使用对象，尤其是在应用药物或IABP无效且血流动力学不稳定的PCI患者。ECMO的禁忌证包括：①不能全身抗凝及存在无法控制的出血；②存在中、重度慢性肺部疾病；③恶性肿瘤；④多脏器功能衰竭；⑤中枢神经系统损伤等。

（三）ECMO的并发症和局限性

由于血液和人工材料表面的接触导致血小板数量减少及功能下降，增加DIC、出血、溶血及血栓形成等的风险。此外，还可能出现低钾血症、低镁血症、感染、末端肢体缺血、肺水肿及中枢神经系统受损等并发症。ECMO使用时间短（一般＜24小时），且增加心脏后负荷，不适合长时间循环支持。ECMO使用期间需要用大剂量肝素，维持ACT＞400秒。部分患者可能出现脱机失败，但经IABP辅助4～12小时后多可撤离。

（四）ECMO在PCI中的应用

研究者认为，ECMO用于高危PCI及急性心肌梗死合并心源性休克患者的PCI是安全可行的，ECMO能够提供稳定的循环支持，有利于支架的顺利置入，患者远期预后较好。

ECMO也可以作为非高危PCI患者的备用循环支持。ECMO在非高危PCI患者术中发生循环衰竭时同样发挥重要作用。

ECMO与IABP在高危PCI患者中循环支持的疗效相似,但ECMO组周围血管并发症如血肿、需要修补血管及输血等更为常见。目前关于ECMO与IABP孰优孰劣尚无定论,ECMO熟练操作需要较长时间培训,而IABP操作更容易,且可提供较长时间循环支持。

三、左心室辅助装置

左心室辅助装置(LVAD)是指用机械的方法直接将心房或心室中的血液经辅助泵转流到动脉系统的循环辅助方法,主要用于急性心肌梗死或心脏手术后泵衰竭及等待心脏移植的终末期心力衰竭患者的循环支持,多数需要开胸后心室或心房切开插管。与传统LAVD相比,经皮LVAD避免了外科开胸手术的风险,费用低而操作简单,近年来发展迅速。经皮LVAD提供的血液没有传统LVAD高,只适用于短期循环支持,或者作为长期LVAD的过渡措施。在置入经皮LVAD时,应行主动脉、髂动脉、股动脉的血管造影检查,确定没有明显血管病变,保证插管能够顺利进行。

经皮LVAD常用循环通路包括左心房-股动脉通路和左心室心尖-升主动脉通路。

(一)左心房-股动脉通路的经皮LVAD(TandemHerat)

1. TandemHerat组成、原理及操作方法　TandemHerat是美国FDA获准用于临床的左心房-股动脉通路的经皮LVAD,又称经皮跨房间隔左心室辅助装置(PTVA),由动脉灌注导管(15～17F)、穿房间隔引流管(21F)、离心泵和体外控制系统组成。TandemHerat能在30～40分钟建立,不依赖于左心室残余功能,流量可达4L/min,可提供2周的短期循环支持。TandemHerat将房间隔套管经股静脉送至右心房,在透视或超声引导下经卵圆孔穿刺房间隔进入左心房;动脉灌注导管经股动脉送至主动脉分叉处;将房间隔套管和动脉灌注导管与体外离心泵相连;通过离心泵将左心房氧合血泵入动脉系统,产生连续非搏动性血流,从而降低左心室负荷。

2. TandemHerat的适应证及禁忌证　TandemHerat用于以下患者优于IABP:①合并心房颤动或其他心律失常;②射血分数＜0.20;③左主干病变;④应用旋磨或旋切等装置,可能延长PCI时间;⑤PCI时间＞60分钟,且需要循环支持。

TandemHerat依赖于充足的肺静脉血流,不适合肺水肿和严重右心衰竭患者。其他禁忌证包括凝血功能障碍、败血症、严重周围血管病变、6个月以内脑卒中史、中度以上主动脉反流及室间隔破裂等。

3. TandemHerat的并发症及局限性　由于动脉灌注导管较粗,穿刺止血比较困难,血管并发症较多。大血管穿孔、心内结构损伤(主动脉根部、冠状窦、右心房后壁)、引流管打结、持续存在的卵圆孔未闭、低体温及引流管脱落引起右向左分流是TandemHerat的特有并发症。由于泵腔内常有纤维蛋白沉积和血栓形成,需要系统抗凝治疗,置入时需ACT＞400秒,治疗期间维持在180～200秒。另外,存在发生败血症、心脏压塞、严重出血、肢体缺血和DIC等的风险。

4. TandemHerat在PCI中的应用　Burkhoff等研究证实,与IABP相比,TandemHerat显著增加心源性休克(CS)患者的心脏指数和平均动脉压,且明显降低肺毛细血管楔压,能提供更佳的血流动力学支持。Burkhoff等比较了IABP与TandemHerat在急性心肌梗死伴CS患者PCI中应用的疗效。结果显示，两组的PCI成功率和30天死亡率无显著差异。与IABP相比，使用TandemHerat患者的各种血流动力学和代谢指标改善得更明显，但严重出血及肢端缺血等并发症的发生率也较高。Al-Husami等在6例有循环衰竭风险的高危PCI患者中（均为多支病变，其中5例为无保护左主干病变）观察TandemHerat的循环辅助效果。结果显示，所有患者均成功置入TandemHerat，无相关并发症；PCI成功率为100%；5例患者存活超过30天，1例患者术后3天死于多器官衰竭。Vranckx等研究了23例使用TandemHerat作为循环支持的急诊或择期高危PCI患者。循环支持建立所需时间平均为35分钟，维持时间平均为（31±49.8）小时。在TandemHerat循环支持下，心排血量可达4L/min，左心室充盈压和肺毛细血管楔压明显降低，而平均动脉压显著增加。5例患者在TandemHerat置入后死亡，其中4例入院时为不可逆CS，2例患者出现严重低体温，1例患者发生远端肢体缺血，轻到中度穿刺部位出血发生率为27%。结果表明，TandemHerat作为高危PCI患者的循环支持安全有效，并发症发生率较低，尤其适合PCI时间较长的冠状动脉复杂病变。Rajdev等在20例高危PCI患者中预防性应用TandemHerat，并联合应用perclose血管缝合器以减少血管并发症的发生。结果表明，TandemHerat能提供稳定的血流动力学支持，但对长期预后无明显影响；联合应用perclose血管缝合器可减少血管并发症的发生。

尽管TandemHerat能为高危PCI患者提供更稳定的血流动力学支持，使患者耐受更长的手术时间，但对患者预后无明显改善，且血管并发症发生率较高。此外，TandemHerat费用昂贵，操作较为复杂，需要有经验的医师进行操作。

（二）左心室心尖–升主动脉通路的经皮LVAD（Impella LP）

1. Impella LP 2.5的组成、原理及操作方法　Hemopump是第一代经左心室心尖–升主动脉通路的经皮LVAD，曾用于PTCA时代的循环支持，由于血管损伤、栓塞及溶血等并发症发生率高，已逐渐被淘汰。Impella LP 2.5是当前最小的轴流泵，用于左心辅助的Impella全部重量仅为8g。通常将直径为4mm（相当于12F）的Impella LP 2.5固定在9F猪尾导管末端，经股动脉置入左心室，泵前部导管口位于左心室，导管出口位于升主动脉内，泵体位于主动脉瓣膜平面。根据阿基米德螺旋原理，轴流泵逆压力阶差从左心室抽吸血液直接泵入主动脉，提供最大2.5L/min的流量，可减轻左心室负荷。Impella LP 2.5不依赖心脏自身节律产生非搏动连续性血流，具有体积小、无须氧合血液、支持时间较长（最长5天）及肝素用量小等优点，患者可轻松地在医院内或医院间转送。Impella LP 2.5治疗期间需维持ACT＞160秒。

更大流量的Impella LP 5.0能提供5L/min的流量，也可经股动脉送入左心室，但需要切开股动脉置入。与TandemHerat相比，Impella LP 2.5不需要穿刺房间隔，血液亦不流经体外，操作简便，创伤小且并发症少，特别适用于需要临时循环支持的PCI患者。

2. Impella LP 2.5的适应证及禁忌证　Impella LP 2.5在PCI中应用的适应证与TandemHerat相同。Impella LP 2.5的禁忌证包括周围血管病变、金属主动脉瓣及主动脉瓣严重钙化等。

3. Impella LP 2.5的并发症及局限性　Impella LP 2.5的并发症包括肢体缺血、出血、溶血、DIC及感染等。Impella LP 2.5的主要局限是由于血流的作用力，泵体有被推入左心室或主动脉内的倾向，因此如何将其维持在跨主动脉瓣的位置上是一个棘手问题。Impella LP 2.5提供的流量有限，对伴有严重心源性休克患者效果不好。

4. Impella LP 2.5在PCI中的应用　ISAR-SHOCK研究是一项在急性心肌梗死合并CS患者中比较Impella LP 2.5与IABP循环支持疗效的随机对照临床试验，25例患者随机分为IABP组（$n=13$）和Impella LP 2.5组（$n=12$）。结果显示，Impella LP 2.5与IABP相比，循环支持30分钟后心脏指数的增加更为显著［Impella组：心脏指数=（0.49±0.46）L/（min·m^2）；IABP组：心脏指数=（0.11±0.31）L/（min·m^2），$P=0.02$］，而两组的30天死亡率无显著差别。Henriques等在Impella LP 2.5辅助下，成功对19例高危患者（高龄、陈旧性心肌梗死病史及射血分数较低等）行PCI，无任何LVAD置入相关并发症发生。Burzotta等观察Impella LP 2.5对10例高危PCI患者（伴左心室功能减低的多支病变或左主干病变）早期及晚期预后的影响。Impella LP 2.5在所有患者PCI术前置入，术后撤除。结果显示，无穿刺点出血及输血等并发症发生，1例患者在Impella LP 2.5撤除后发生急性支架内血栓死亡，其余患者5天内出院。随访1年，除2例患者需再次血运重建治疗外，其余患者无死亡及心肌梗死发生，且左心室射血分数显著提高［（41±13）% vs（31±7）%，$P=0.02$］。Vecchio等观察Impella LP 2.5在11例高危PCI患者（$n=5$）和CS患者（$n=6$）中的循环支持作用，其中10例成功置入Impella LP 2.5。结果显示，发生穿刺点出血7例（其中5例为CS患者）、肾衰竭4例及严重血小板减少症1例（均为CS患者）。Lmpella LP 2.5在所有高危PCI患者和2例CS患者中能提供稳定的循环支持，随访30天时患者仍存活。该研究表明，Impella LP 2.5辅助高危PCI患者是安全可行的，在严重CS患者中，维持血流动力学稳定可能需要更大流量的经皮LVAD。

随着高危PCI的广泛开展，循环支持的地位日渐突出。循环支持增加了PCI安全性，扩大了PCI的适应证。IABP由于创伤小、操作简便及价格相对便宜等优点，已成为心导管室常规设备。ECMO操作复杂且并发症多，主要用于心肺功能衰竭或心搏骤停的患者。TandemHerat和Impella LP使经皮LVAD能在短时间内提供更佳的循环支持，是未来辅助循环装置发展的方向。

第十六章

老年患者左主干病变的介入治疗

对于需要血运重建的冠状动脉左主干病变，即使是微创切口的冠状动脉旁路移植，相当一部分老年患者及其家属难以接受，而选择介入治疗。这就需要心脏科介入医师掌握左主干病变介入治疗的策略、器械选择和操作技巧。

一、左主干病变的定义及病变特点

冠状动脉左主干病变占冠状动脉造影病例的3%～5%，一般认为左主干狭窄>50%，需行血管重建。左主干病变包含左主干开口、体部和末端3个部位的病变，并分为有保护和无保护左主干病变两种亚型。有保护左主干是指存在以前经冠脉旁路移植术（CABG）搭至左冠脉一支或多支主要分支的通畅血管桥或自身右向左的良好侧支循环。无保护左主干指不存在上述的移植血管桥和自身的侧支循环。二者所采取的治疗原则截然不同。

由于左主干提供左心室70%的血供，如无保护左主干血流被阻断，后果严重，易出现严重的心肌缺血并发症，如心室颤动、心搏骤停或心源性休克；主干开口病变斑块多延续至主动脉壁，富含弹性纤维，具备所有开口病变的特点；左主干末端分叉病变，即三分叉（左主干、前降支及回旋支）病变，具备所有分叉病变的特点；此外，左主干病变具有血管腔径较大、病变长度较短及较少扭曲的特征。

二、左主干病变的治疗策略

外科治疗一直被认为是左主干病变的首选治疗方法。球囊扩张治疗无保护左主干病变在技术上是可行的，但手术中和3年的死亡率很高，不推荐使用。BMS的应用，有效解决了冠状动脉弹性回缩和血管急性闭塞的问题，使即刻手术成功率大幅提高，但是再狭窄仍然是一个重要问题。在DES时代，PCI的结果和风险得到改善，DES可以明显减少再狭窄的发生率，有关试验显示左主干PCI具有与外科治疗相当的近、中期甚至远期疗效。在我国有经验的中心，无保护左主干PCI同样具有较好的操作成功率及近、中期疗效。

最近公布的SYNTAX研究中约30%的患者为左主干病变，是目前关于支架置入治疗左主干病变最大的随机对照研究。1年随访结果发现，紫杉醇洗脱支架（TAXUS支架）治疗左主干病变的MACE发生率与CABG组相当（15.8% vs 13.7%，$P>0.05$），且孤立左主干及合并单支病变者，支架置入组MACE发生率稍低于CABG组（7.5%vs 13.2%）。既往担忧的随着支架置入后内膜增生最大化时突发心脏事件增高的现象并未出现，表明左主干病变TAXUS支架置入与CABG具有相似的安全性与有效性。

这些建议与FREEDOM的后续研究结果相符，该研究显示与手术血运重建组相比，

PCI组随访8年的死亡率更高（24.3% vs 18.3%，$P=0.010$）。

CABG在三支病变有一定优势，在左主干病变则没有。然而，这两项研究均存在局限性：PCI组患者使用的是第一代治疗药物洗脱支架（DES），目前已不再使用，而且它们都只报告了全因死亡率，而不是以患者为导向的心血管终点。

EXCEL试验克服了这些局限性，选用了第二代DES，并以全因死亡、心肌梗死或脑卒中作为复合终点。5年随访发现，PCI组和CABG治疗组之间的复合终点没有差异。与SYNTAX研究中报道的情况相似，在3年和5年的随访中，糖尿病和非糖尿病患者两种治疗策略的结局无差异。

DES置入治疗左主干病变作为一种新的治疗手段，更为长期的安全性及有效性如何？DELFT研究是目前关于DES置入治疗左主干病变随访时间最长的多中心注册研究。参与研究的7个研究中心纳入DES置入治疗无保护左主干病变358例，其中包括19.6%的急诊PCI患者。左主干开口及体部病变为94例（26.3%），末端分叉病变264例（73.7%）；50.8%的患者合并多支血管病变。研究结果显示，即刻技术成功率为100%，而临床成功率为87.6%。所有患者均随访3年以上，无事件生存率为73.5%，心源性死亡的发生率为9.5%，再发心肌梗死发生率为8.6%，靶血管再次血管重建率为5.8%，靶血管再狭窄率为14.2%。其与既往报道的CABG治疗左主干病变的死亡率相当，而靶血管再狭窄率稍高。3年中明确支架内血栓形成的仅2例，1例为急性血栓（左主干口部急诊PCI术后当天），1例为极晚期支架内血栓（术后439天），这一发生率明显低于其他血管PCI术后血栓发生率。此研究还发现，不良事件的发生主要集中于术后1年，提示DES置入具有长期的安全性及有效性。

韩国著名的介入心脏病学者Park S.J.等在《新英格兰医学杂志》上发表了一组目前最大样本的关于支架置入治疗左主干病变多中心注册队列研究的长期随访结果。在2240例左主干病变患者中，1102例患者行支架置入术（318例置入BMS，28.9%；784例置入DES，71.1%），1138例行CABG术，并尽可能使用内乳动脉桥。为了消除患者基础临床状况不平衡的影响，该研究采用危险因素校正的配对比较。在3年随访期中，支架置入组死亡率与CABG组相似（7.8% vs 7.9%，$P=0.61$），联合终点事件（死亡、Q波心肌梗死及脑卒中）发生率两组无差异。靶血管再次血管重建率支架置入组高于CABG组（12.6% vs 2.6%，$P<0.001$）。其中BMS组靶血管再次血管重建率高于DES组（17.5% vs 9.3%，$P<0.001$）。这一研究结果再次表明，支架置入治疗左主干病变具有良好的长期有效性及安全性。

上述研究表明，在DES时代无保护左主干病变不再是介入治疗的禁区。对于存在CABG禁忌证、拒绝外科治疗或经严格选择的左心功能正常的无保护左主干狭窄患者，冠状动脉支架置入术是一种有较理想结果的治疗方案。应高度重视左心功能不全的无保护左主干病变患者，介入治疗可以在主动脉内气囊反搏支持下进行。目前，一般将年龄<75岁、LVEF>40%和参考血管直径>3.6mm的左主干病变定义为低危左主干病变，其支架置入术的即刻结果满意，住院死亡率为0～2%。对于外科手术高危患者或不宜手术的患者，支架置入术的住院死亡率较高（6%～13%）。处理左主干病变，对介入医师的技术要求比较高，应选择合适的病例，同时还要有外科支持。

三、左主干病变的介入技术及器械选择

（一）选择性支架术的适应证和相对禁忌证

1. 较理想的指征

（1）左心功能好且左主干病变解剖位置适合支架术，如开口和体部病变。

（2）左心功能好，病变累及左主干末端分叉部位，但前降支或回旋支其中一支发育细小或闭塞。

（3）急诊临床情况如急性左主干闭塞。

（4）进展性慢性阻塞性肺疾病或肾功能严重衰竭而不能耐受外科手术或外科手术高危的患者。

（5）合并左主干病变的多支血管弥漫病变而解剖部位不适合桥血管吻合的患者。

2. 相对禁忌证

（1）左心功能差（LVEF＜40%）。

（2）合并多支血管弥漫病变，解剖特点适合CABG且左心功能差。

（3）血管严重钙化的左主干病变。

（4）左主干短（＜8mm）或直径过大（＞6mm）。

（5）LVEF＞40%，左主干末端分叉病变且其中一支血管粗大、供血范围广。

（二）器械选择及手术技巧（视频5. 左主干支架置入）

1. 手术路径选择　手术路径的选择与手术选择的器械大小及病变特点有关。目前常规经桡动脉路径行PCI，多采用6F导管以减少对主干的损伤，只在远端分叉病变可能应用双球囊技术时才选用7F导管从股动脉入路。股动脉路径的血管较少痉挛、变异，采用7F导引导管经股动脉路径进行左主干病变PCI，操作相对简单、手术速度明显提高；一旦需要更换特殊器械可不受导管和路径的限制。

2. 导引导管的选择　以不影响冠状动脉灌注、避免损伤血管及确保完成手术为原则。

（1）左主干开口、体部病变：需较好支持力、不影响血管远端灌注的导引导管，我们的经验是常规选择短头的导引导管。如Judkins Left ST。大腔的6F导管虽然可不阻塞左主干开口，但更容易深插、损伤开口斑块，还有遗漏开口狭窄的可能；且较软，当导管撤离时提供的支持力差。禁止使用易深插的Amplatz Left导引导管，避免损伤血管。

（2）左主干分叉病变：常需双球囊对吻技术或斑块旋切术的应用，因此推荐使用7F导引导管，以减少由于腔径较小，勉强通过双球囊或旋切器械而增加手术操作的风险。多选用支持力好的Voda、XB、EBU等导引导管。

3. 导引导丝

（1）一般不十分重要，但尽量使用尖端柔软的导丝以避免损伤主干斑块，尤其是易损斑块，如BMW、ATW、Stablizer supersoft等。

（2）对于开口病变，由于操作中常需将导管撤离左冠状动脉开口，一般选择支持力较高的导引钢丝。

（3）如旋磨后拟置入支架，需更换支持力好的导引导丝。

4.球囊扩张

（1）一般不推荐直接支架术，除非病变经仔细观察除外钙化。尽管省略预扩张，可节省费用，但在不了解病变特点的前提下增加了支架不能充分释放的手术风险，从而影响支架术后的即刻最小腔径。

（2）预扩张均选用直径为2.5mm的半顺应性球囊，扩张的时间＜10秒，压力为6～8atm；不宜高压，以防止造成内膜撕裂等急性缺血并发症。

（3）如果病变为严重钙化，可先旋磨，再扩张，最后置入支架，以减少术后亚急性血栓的发生。

5.支架

（1）置入支架的时间＜10秒，压力为12～16atm，用于开口病变的压力较大；左主干开口和体部应选择强支持力的管状支架；分叉处可选用开环、柔软性好的管状、环状支架或缠绕支架。

（2）如直接支架置入，建议选用外径小易通过的管状支架。

（3）有关支架大小的选择，在不影响分支的前提下，尽量覆盖所有病变；欧美测定的左主干直径的通常值是开口为5mm，远端为4mm。

（4）左主干支架释放务必使其贴壁良好，目前推荐在IVUS指导下进行。

6.不同病变的处理原则

（1）左主干开口病变处理原则

1）选择6F/7F短头的导引导管；为充分暴露开口病变，推荐行左、右前斜及后前位＋头15°。多个体位投照。

2）预扩张应短时、高压。

3）为支撑延至主动脉窦壁上的斑块，应将支架近端放置在左冠状动脉开口外0.5～1.0mm，同时避免所置入的支架影响回旋支和前降支开口，以16～18atm高压扩张使开口外支架呈喇叭状。

（2）左主干体部病变处理原则：如无钙化、主干长度＞8mm，可以16～18atm高压力直接置入支架。如支架不能完全充分扩张，可给予20atm行支架后扩张；或换用短的、直径＞0.5mm的球囊后扩张，直到最后腔径大小满意为止。

（3）左主干末端分叉病变：介入治疗技术较困难，适用于高危人群，不同病变分型的处理原则不同。如果左回旋支较小或其开口未被累及，可在前降支近段置入支架；如果左回旋支粗大且开口未累及，在置入支架于前降支后，因斑块移动现象需球囊后扩张左回旋支；如果左回旋支粗大且病变累及开口，一般采用"T"形支架。具体步骤如下：

1）选择较大的导引导管（＞7F）。

2）应用双导丝技术分别预扩张前降支和回旋支。

3）先置入网眼较大的管状支架于前降支，遗留导丝于回旋支。

4）"对换导丝"技术。

5）将预扩张球囊通过前降支支架的网眼送入回旋支并扩张。

6）置入支架于回旋支。

7）对吻球囊技术。

置入"T"形支架的步骤顺序根据血管支大小及与左主干成角的程度决定，一般原则是先将支架置入与左主干成角大的血管或相对粗大的血管。如果分叉处的粥样硬化斑块较大，可选择消蚀性旋切术（定向性旋切或旋磨术）。其他双支架术，如Crush技术、Cullote技术等，可根据病变解剖特点及术者经验进行选择。

四、左主干病变介入诊疗注意事项

由于左主干病变多合并其他血管病变，应尽可能达到完全血管重建。此外，左主干直径，右优势冠状动脉是否完全闭塞，左主干病变的其他特征如体部病变、开口病变或末端分叉病变等，同样是决定能否进行PCI治疗的重要因素。对于冠状动脉造影时左主干开口病变展现困难及弥漫性的左主干病变，IVUS检查能提供更为丰富而准确的信息，有利于支架的选择及定位；IVUS也能准确判断支架是否贴壁良好，故推荐有条件的单位可在IVUS指导下行左主干病变PCI治疗。

左主干病变行介入治疗前，必须充分抗血小板和抗凝治疗。术前3天予以阿司匹林（300mg/d）和氯吡格雷（300mg负荷量，以后75mg/d），术中动脉应用肝素70～100U/kg，维持ACT于250～300秒。术后长期服用阿司匹林100mg/d，氯吡格雷75mg/d，推荐服用1年以上。同时加强血小板反应性检测，对于阿司匹林抵抗或氯吡格雷低反应性的患者，可加大氯吡格雷剂量或采用三联抗血小板治疗。治疗术后早期每个月的门诊或电话随访十分必要，以便发现问题、尽早治疗。如果3个月以内未出现心绞痛复发等临床心肌缺血事件，以后的随访间期可以延长一些。术后6个月应常规复查冠状动脉造影，有条件者可行OCT检查以判断支架贴壁、血管内膜覆盖等情况，以便指导下一步治疗。

第十七章

老年患者分叉病变的介入治疗

PCI中分叉病变较常见，约占30%，其处理是冠脉介入治疗的难题之一。分叉病变的介入治疗会导致斑块移位、分支血管开口弹性回缩等，甚至出现分支血管闭塞，从而增加并发症的发生和影响介入治疗的效果。

一、分叉病变分型及介入治疗策略

对冠状动脉分叉处病变介入治疗时，有可能造成分支血管开口狭窄加重甚至闭塞，其后果取决于该血管的重要性和供血范围。分支闭塞的机制主要是斑块移动，即所谓"铲雪现象"所引起的。血管内超声检查发现，动脉粥样斑块具有不可压缩的特性，气囊扩张或支架置入时，斑块的体积不会因受压迫而缩小，而会沿血管长轴重新分布。当球囊扩张主支病变时，部分动脉粥样硬化斑块被挤入分支，造成分支开口的狭窄或闭塞，反之亦然。

治疗分叉病变时要对斑块移动有预见性，术前要根据病变分型、血管解剖特点和临床特点，制定治疗策略及合理的介入治疗方案。当分支血管较重要时需要采取保护措施，尽可能避免分支血管闭塞。分叉病变单纯的气囊扩张术由于成功率低、并发症和再狭窄率高、疗效欠佳而被放弃使用，消斑块装置如定向旋切术和冠状动脉旋磨术对提高分叉处病变的介入性治疗效果并不十分明显，支架置入术成了分叉病变介入的唯一选择。药物洗脱支架的疗效优于BMS。

对分叉病变的主支进行处理时采用一个支架还是两个支架目前仍然存在很大的争议。到目前为止，还没有唯一有效的、标准的治疗方法。晚近的资料显示置入一个支架的简单方式优于复杂方式，多个支架的置入如支架挤压技术（crush）、裙裤技术（culottes）虽然更好地保护了分支及可获得更好的即刻效果，但没有获得更优的远期疗效，而且手术的复杂程度和费用均增加。简单的一个支架介入方式并不适合所有的患者，有些复杂的真分叉病变必须使用两个支架，术者应根据患者具体情况决定合理的治疗策略。

（一）分叉病变的分型

掌握分叉病变分型有助于介入治疗方案的制订。主干与分支角度大小、斑块负荷的确切位置对分叉病变治疗效果和操作技术影响较大。真分叉病变是指病变分布于主干及分支开口，非真分叉病变是指病变仅累及主干，分支开口没有受到累及。目前有多种分叉病变分类方法，相互间各有优缺点。术者常只需要熟悉其中的1～2种，灵活应用于实践中。

1.根据主干与分支血管的成角大小分型　分叉病变的角度对于斑块移动性和治疗策

略而言有重要的意义，根据分叉角度可将分叉病变分型如下：

"Y"形分叉病变：指分支和主干之间的夹角＜70°时，即小夹角分叉病变。"Y"形分叉病变的介入治疗有以下特点：导引钢丝或支架进入分支血管较为容易，但扩张主支时斑块移动（铲雪现象）也更明显，并且很难采用"T"形支架技术满意覆盖分支开口。

"T"形分叉病变：是指分支和主干之间的夹角超过70°，即大夹角分叉病变。"T"形分叉病变PCI时有以下特点：导引钢丝或支架进入分支有一定难度，但一旦导引钢丝成功进入分支血管后，由于导引钢丝的牵拉作用，分叉的夹角可能会变小；扩张主支时斑块移动不明显，进行"T"形支架时容易满意覆盖分支开口。

2.根据斑块负荷的位置分型　斑块负荷的位置对治疗效果及预后是一个重要的影响因素，尤其是斑块累及分支开口的病变，在处理主支血管的时候往往会发生斑块移位，导致分支狭窄加重甚至闭塞。具体分型如图17-1所示。

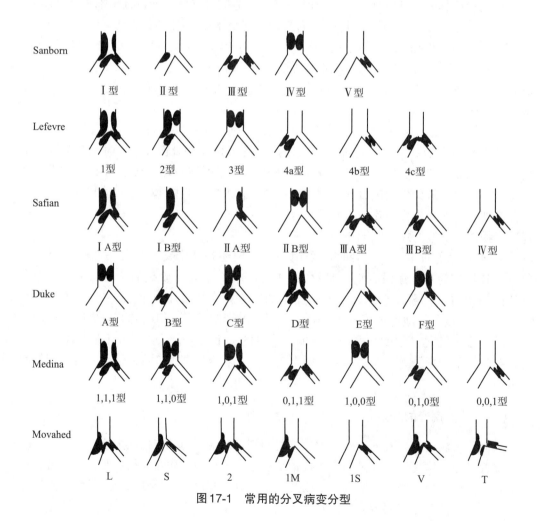

图17-1　常用的分叉病变分型

(1) Sanborn 分型

Ⅰ型病变：与Lefevre分型1型相同，通常称为"真性"分叉病变，病变范围累及主干分叉处及其邻近部位，以及分支血管的开口。此类型病变在干预主支时容易发生分支开口狭窄加重，易出现斑块移动现象。

Ⅱ型病变：病变位于主干分叉远端，分支无病变。

Ⅲ型病变：病变位于主干分叉远端及分支开口部。

Ⅳ型病变：病变位于主干分叉近端，分支无病变。

Ⅴ型病变：病变位于分支，主干无病变。

(2) Lefevre 分型：根据斑块负荷的位置将分叉病变分为4个类型（图17-2）。

1型病变：通常称为"真性"分叉病变，病变范围累及主干分叉处及其邻近部位，以及分支血管的开口。此类型病变在干预主支时容易发生分支开口狭窄加重，易出现斑块移动现象。

2型病变：病变范围累及分叉处主干近段和远段，但不累及分支血管开口。

3型病变：病变仅局限于主干分叉前，没有累及主干远端及分支开口。这种病变被认为是分叉病变，是因为冠状动脉支架置入到分叉前，往往因斑块移动引起分支或合并主支远端狭窄。

4型病变：病变位于分叉处两支血管的开口部，但分叉近端没有病变。

4a型病变：主干远端病变，但未累及分支开口。

4b型病变：分支开口病变，未累及主干。

4c型病变：主支远端和分支开口部病变，未累及主支近段。

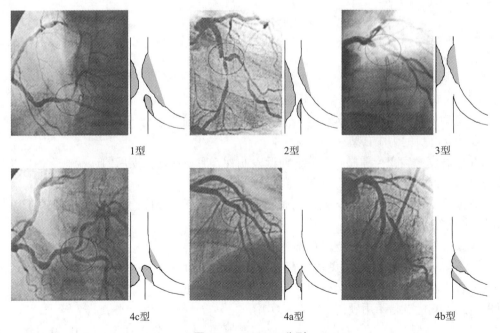

图 17-2　Lefevre 分型

［摘自 Lefevre T，Louvard Y，Morice MC，et al.Stenting of Bifurcation Lesions：Classification，Treatments，and Results［J］.Catheter Cardiovasc Interv，2000，49（3）：274-283.］

（3）Duke分型：根据斑块负荷的位置将分叉病变分为六个类型（图17-3）。

A型分叉病变：相当于Lefevre 3型病变，病变仅局限于主干分叉前，没有累及主干远端及分支开口。

B型分叉病变：相当于Lefevre 4a型病变，病变局限在主干远端，未累及分支开口。

C型分叉病变：相当于Lefevre 2型病变，病变范围累及分叉处主干近段和远段，但不累及分支血管开口。

D型分叉病变：相当于Lefevre 1型病变，为真分叉病变。

E型分叉病变：相当于Lefevre 4b型病变，病变局限在分支开口，未累及主干。

F型分叉病变：主支近端和分支开口部病变，未累及主支远端。

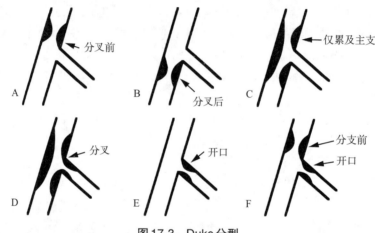

图17-3　Duke分型

（摘自Popma JJ，Gibson CM//Topol EJ. Textbook of Interventional Cardiology. 4th ed.Philadelphia：WB Saunders，2003.）

（4）Safian分型：根据斑块负荷的位置将分叉病变分为4个类型（图17-4）。

Ⅰ型病变：病变范围累及主干分叉处近端及远端血管，累及分支开口的为ⅠA型，未累及分支开口的为ⅠB型。

Ⅱ型病变：病变范围局限于分叉处近段血管，但不包括分支后的远端血管，累及分支开口部位的为ⅡA型，未累及开口部位的为ⅡB型。

Ⅲ型病变：病变位于分叉处远端血管，累及分支开口部位的为ⅢA型，未累及开口部位的为ⅢB型。

Ⅳ型病变：病变位于分支开口部，但未累及主干。

（5）Medina分型：根据斑块负荷在主干和分支的位置，按主干近端、主干远端、分支血管为顺序，使用"0"和"1"分别代表有病变和没有病变，将分叉病变进行分型（图17-5），其优点是不用硬记，方便、实用。

Medina分型1，1，1型相当于Lefevre 1型病变，为真分叉病变；1，0，0型相当于Lefevre 3型病变；0，1，0型相当于Lefevre 4a型病变；1，1，0型相当于Lefevre 2型病变；0，0，1型相当于Lefevre 4b型病变；1，0，1型相当于Duke F型。

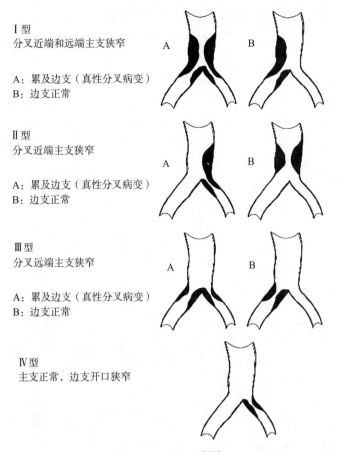

图 17-4 Safian 分型

（摘自 Safian RD.Bifurcation lesions［MA］//Safian RD，Freed MS. The Manual of Interventional Cardiology.3rd ed.Boston，MA：Physicians' Press，2001：222）

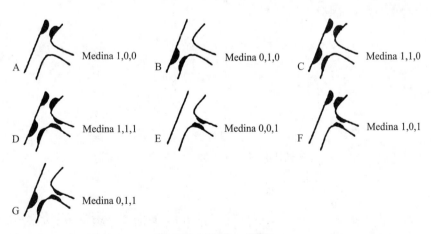

图 17-5 Medina 分型

［摘自 Medina A，Suárez de Lezo J，Pan M. A new classification of coronary bifurcation lesions［J］.Rev Esp Cardiol，2006，59（2）：183.］

（6）陈氏分型：我国陈纪林教授根据是否真分叉病变，病变累及主干近端、远端及分支开口侧、开口对侧进行分型（图17-6），其优点是简单易记、病变形态描述详细、实用性较强。

Ⅰ型为真分叉病变，Ⅰa型为Lefevre 1型病变，Ⅰb型为病变累及主干近端及分支开口，Ⅰc型为病变累及主干远端及分支开口，Ⅰd型为病变累及分支开口及主干的对侧壁，Ⅰe型为病变累及分支开口及主干的开口侧壁。

Ⅱ型为非真分叉病变，Ⅱa～Ⅱe型病变的主干病变分布与Ⅰ型病变相同，但分支开口没有病变。

Ⅲ型为分支开口病变，主干没有病变。

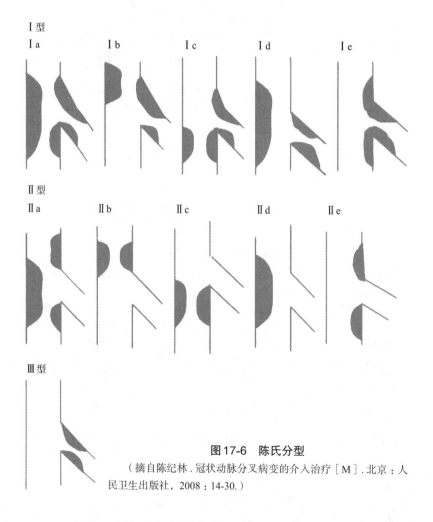

图17-6　陈氏分型

（摘自陈纪林.冠状动脉分叉病变的介入治疗［M］.北京：人民卫生出版社，2008：14-30.）

（7）Movahed分型：对分叉病变的命名由五部分组成：前缀，后缀1～4（图17-7），其中后缀4为可选择项。后缀1～2主要用于描述斑块的分布和血管的直径，后缀2主要用于描述斑块是否累及分支血管；后缀3用于描述分叉血管之间的角度；后缀4用于描述该分叉病变是否同时合并显著的钙化或者左主干分叉病变。Movahed分型弥补了以前一些分型方法对治疗技术选择指导性不强的缺点，如在Movahed分型中，BL型分叉病变可选用对吻支架术（V支架术），而BS则不宜采用该技术等。与Medina分型相似，临床医师只需熟悉Movahed分型的命名方法，即可对临床上众多的分叉病变进行分类。但是，虽然4个后缀包含了很多内容，但仍不能完全反映临床实际情况，具体治疗方法的选择还必须结合患者的临床表现和病变特征。

后缀1：C＝近分叉
N＝不重要的边支
S＝近段血管细小
L＝近段血管较粗

后缀2：1_M＝仅累及主支开口
1_S＝仅边支开口受累
2＝主支和边支开口都受累

后缀3：V＝血管夹角＜70°
T＝血管夹角＞70°

后缀4：CA＝钙化
LM＝主干受累
TR＝含血栓
T0＝完全闭塞
LL20＝主支病变长度＜20mm

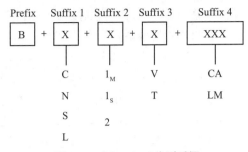

图17-7　Movahed分型后缀

［摘自 Movahed MR, Stinis CT.A new proposed simplified classification of coronary artery bifurcation lesions and bifurcation interventional techniques［J］. J Invasive Cardiol, 2006, 18（5）: 199-204.］

（二）分叉病变介入策略的制定

对分叉处病变行PCI时，处理策略的正确制定比手术技巧更为重要。因此，每例均应根据患者的实际情况制定出正确的介入治疗策略。在制定策略之前要充分了解患者的病史，详细阅读冠状动脉造影片，了解病变的类型、分叉角度的大小、斑块容积大小、是否有严重钙化等，了解患者的心功能状态、是否伴随其他疾病（如糖尿病、肾功能不全）等，选择合适的体位。在充分掌握上述资料的基础上，制定出合理的介入治疗策略。

1.一个支架与两个支架的疗效差异　对分叉病变进行介入治疗时，是简单的单纯主干支架，分支球囊扩张，还是复杂的主干和分支支架？目前尚存争议，但更倾向于简单的单支架效果更好。观察性资料和小样本的随机对照研究结果几乎获得一致性的结果：简单的单纯主干支架，分支球囊扩张的效果更好，其住院期间重大临床事件的发生率更低，靶血管血运重建率更低。在DES时代，简单处理效果更好的结果并没有受到影响。晚近报道的NORDIC研究为DES时代的第一个随机对照研究观察分叉病变的处理方式（一个与两个支架）的优劣，结果显示两组之间MACE没有差异。这些结果提示简单的单纯主干支架，分支球囊扩张效果更好。BBC One的结果显示，简单处理方式组的9个月的联合终点事件发生率显著降低。但所有事物均应一分为二，两个支架策略的积极意义在于丢失分支（分支血管闭塞）的机会很低，对分支血管很重要的真分叉病变，应计划采取两个支架策略。

2.计划一个支架与计划两个支架的选择　计划一个支架的优点包括效果可能更好（分支再狭窄率更低，SAT、TLR可能更低），适合于多数的患者，操作简单，更经济。其缺点包括分支血管闭塞，导引钢丝再通过困难，球囊、支架再通过困难。适合计划一个支架的情况包括分支开口无病变；分支血管细小、不重要；梗死相关血管；预扩张后残余狭窄轻；分支夹角小。（视频6.右冠后三叉分叉病变单支架置入技术）

当计划一个支架策略失败时，尚可采取的补救措施有"T"形支架、改良"T"形支架、"Y"形支架、反向挤压等。

计划两个支架的优点包括更完全的分支开口覆盖，分支血管闭塞率极低，再通过大多不难。但其缺点包括SAT、TLR可能更高，操作复杂（Crush、裙裤式），费用更高。具体的方案有"T"形支架、"Y"形支架、"V"形支架、支架挤压技术及这些技术的改良类型。（视频7.左冠前三叉分叉病变双支架DK Crush技术）

进行一个支架或两个支架策略制定时的一般原则为：①如为非真分叉病变，一般考虑采取一个支架策略；②对分支血管重要（如左主干前三叉病变）的真分叉病变，原则上采取两个支架策略；③对暂时未能确定者，先进行预扩张，根据预扩张的效果决定支架策略，如预扩张后分支受累没有明显加重者采取一个支架的策略，如预扩张后分支血管急性闭塞或濒临闭塞者采取两个支架的策略。

计划采用主干支架、分支必要时支架（provisional stenting）的策略时，必须考虑到分支血管支架进入是否会有困难，如属于下列情况，应先预先计划主支和分支血管均置入支架：①分支血管夹角大（"T"形分叉病变）；②分支血管较重要且开口有病变；③估计再通过进入分支血管困难；④预扩张后残余狭窄率高；⑤在预扩张过程中分支血管撕裂出现濒临闭塞时。如果最终两个支架难以避免，则一开始计划好的两个支架策略会带来减少并发症和减少手术时间的好处。

3.根据病变和解剖特点选择不同方式　应根据病变类型、分支夹角大小、分支开口是否有病变和分支的重要性决定治疗方式。

（三）分支血管的保护策略

分叉病变行PCI时，当球囊扩张或支架置入主支时，部分动脉粥样硬化斑块会被挤入分支，造成分支开口狭窄或闭塞。分支开口存在严重病变的情况下，更容易发生斑块移位，导致分支狭窄加重甚至闭塞。临床和血管内超声研究表明，病变部位粥样斑块的容积大小、分支开口是否受累及分支血管与主干成角大小可以在一定程度上预测分支闭塞的可能性。分支开口存在严重病变时，更容易发生分支闭塞。分支血管闭塞大多表现为良性预后，小样本观察资料显示其并不增加死亡率和心肌梗死发生率，但个别患者会因分支血管闭塞而出现小到中等范围的心肌梗死。在随访过程中，大多数闭塞的分支血管可以恢复前向血流。术前应对分支血管闭塞的风险进行评估（表17-1）。分支血管保护是指在分叉病变处理中，支架置入前将导引钢丝保留于分支血管，目的是防止分支血管闭塞。

表17-1 分支闭塞风险估计及保护策略

分支解剖特点	分支闭塞风险（%）	分支保护
分支无病变，开口接近靶病变	<1	一般不需要
分支无病变，开口起源于靶病变	2～10	需要，特别对于大分支
分支狭窄>50%，开口起源于靶病变	15～35	需要

决定对分支血管是否采取保护措施是分叉病变介入治疗的主要决策之一。保护与否主要取决于分支血管的重要性、直径大小、是否通过侧支循环供应其他血管及是否为梗死支等因素。血管直径大小是重要的决定性因素，个别情况下当解剖上的分支血管比主干直径还大时，应将分支血管视为主干，而将解剖上的主干视作分支。此时，应将支架置入分支。这种情况常见于左回旋支系统，偶见于前降支。以下情况应考虑进行分支保护：①Medina 1，1，1型病变、分支血管直径>2.0mm并且分支开口病变狭窄程度超过50%，这种情况下容易出现分支闭塞，并且难以挽救；②分支直径>2.0mm，虽然开口没有病变，但是由于分支较大，对心肌供血重要，需要双导引钢丝保护。

以下情况可以考虑不进行分支保护：①分支血管正常，起源不在主支血管的病变部位，很少引起分支闭塞；②分支血管直径<1.5mm；③分支供血的有活性的心肌范围很小；④单纯的小分支的病变不需要常规保护主支。

保护分支血管时采用双导引钢丝技术，将两根导引钢丝分别置于主干血管和分支血管。支架置入主干血管时，保护导引钢丝仍留在分支血管作为"关闭"导引钢丝。保护导引钢丝可起到如下作用：①减少主干血管与分支血管的夹角，便于主干血管支架释放后，重新将导引钢丝通过支架网孔再次进入分支血管；②减低主干支架释放后分支血管完全闭塞的可能性；③当分支血管被"关闭"致完全闭塞时，保护导引钢丝可以起路标的作用。

当采用双导引钢丝保护时，要注意避免两条导引钢丝相互纠缠。由于操纵导引钢丝进入成角较大的血管（主支或分支）时，需要较多的旋转动作，方可使导引钢丝进入目标血管，容易造成两条导引钢丝相互纠缠。因此，原则上第一条导引钢丝应进入成角较大的、较难进入的血管（一般是分支血管）。然后，再操纵第二条导引钢丝进入相对较易进入的血管。另外一个防止两条导引钢丝相互纠缠的措施为当两条导引钢丝分别进入主支和分支后，在体外将两条导引钢丝一左一右分开，两条导引钢丝在体外整个手术过程中不交叉，这样会大大减少相互纠缠的机会。

二、介入治疗前的准备和器械选择

患者术前2～3日使用阿司匹林100～300mg，氯吡格雷75mg，术中应用肝素100U/kg，使ACT在300秒以上。可采用经股动脉或桡动脉径路。

选择合适的投照角度将分叉处病变充分暴露清楚，对介入方案的制订和支架的准确定位极为重要。左前降支-对角支分叉病变常选择正头位或左前斜头位；左回旋支-钝缘支分叉处病变介入治疗时，往往选择右前斜足位或左前斜足位，有时前后足位可将病变暴露得更清楚；对于后三叉处病变，正头位10°、左前斜头位是常用的投照体位。

导引导管要有足够强的支撑力,以备球囊通过支架网眼及对吻球囊扩张之需。左冠状动脉病变,尤其是前降支-对角支分叉病变最好选择XB导引导管。左回旋支病变的导引导管选择主要根据左主干与回旋支分叉角度的大小、左主干的长短而定,左主干较短且成角较大者可选择Amplatz导引导管,左主干较长者可选择XB导引导管。大多数右冠状动脉的介入治疗可选JR4导引导管,如果血管比较弯曲而需要支撑力较好的导引导管,或右冠状动脉起始段呈"牧羊钩"样时,可选择AL导引导管。根据需要选择6~8F的导引导管,如果估计需要进行对吻扩张,最好选用7F导引导管;大多数情况下,可选用6F导引导管进行支架输送球囊和预扩张球囊进行对吻扩张,如失败则改为用2根新的球囊对吻;如计划采取标准挤压技术,则最好选用7~8F导引导管;但如采取分部挤压技术,也可选用6F导引导管。

分叉病变介入治疗时的导引钢丝的选择主要根据术者自己的经验,一般选择通过能力较强、支撑力较好的导引钢丝,如Runthrough、BMW。血管弯曲明显时,可选择头端塑料外套包被的亲水涂层导引钢丝,如PT2、Whisper、Fielder等,但要注意避免将这类钢丝置于分支血管作为"关闭"导引钢丝(jailed wire),即支架置入主干时,将导引钢丝钳夹于支架与血管壁之间。塑料外套包被亲水涂层的导引钢丝作为"关闭"导引钢丝时,在拔出时有可能出现包被脱落,而缠绕导引钢丝一般不会断裂。当分支血管非常弯曲需用PT时,最好在预扩张后换成BMW导引钢丝作为"关闭"导引钢丝。

球囊导管通常选择外径较小、通过能力强的导管。支架选择通常使用DES。至于何种DES更有优势,目前尚未明确。一般而言,开环类的支架网眼可以扩张至直径3.5mm,闭环类的支架网眼可以扩张至直径3mm。一些专门为分叉病变而设计的支架试图减少分支闭塞的机会及增加分支的再通过性,但其效果如何尚不肯定。

三、支架置入术式及选择策略

目前分叉病变支架置入的方式繁多,常用的类型包括必要时支架术、"T"形支架术、裙裤形支架术、"V"形支架术和Crush支架术,在上述各种类型支架置入方式的基础上,还有很多改良的方式。

1.必要时支架术(provisional stenting) 又称跨越性支架术、必要时T支架术,即首先在主干置入支架,再根据情况决定是否在分支内置入第二枚支架(图17-8)。当主干置入支架后,分支出现急性闭塞或濒临闭塞时,则分支置入支架,分支置入支架前先行把主干支架网孔打开,以便让分支支架通过。该类型支架术的优点是相对简单、避免不必要的分支支架、有较好的远期疗效和较低廉的费用;缺点为需要再通过,个别患者主干支架后分支闭塞,导引钢丝再通过失败,导致心肌梗死或将来有心绞痛发作。少数患者会出现球囊导管或支架再通过失败。该类型支架术主要用于分支开口未受累的非真分叉病变。

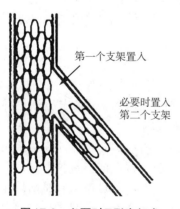

图17-8 必要时T形支架术

2. "T"形支架术　该处理方式的操作方法为首先置入分支内支架,再置入主支内支架,最后进行对吻扩张(图17-9)。这种处理方式主要用于真分叉病变(主支和分支均受累),主支与分支成角较大("T"形分叉)且分支血管极其重要时。

其优点为很适合分支开口和主血管成90°的情况,可很好地覆盖主血管;缺点为定位较困难,有可能不能充分覆盖分支开口。其技术要点是要进行分支支架精确定位,力求完全覆盖分支开口。

3. 裙裤形支架术　又称"Y"形支架术(图17-10),在主干和分支血管内分别置入支架,两支架近端相互重叠。具体操作为导引钢丝送进主干血管,先置入主干支架,第二根导引钢丝通过支架网孔,球囊导管把网孔打开,送进第二枚支架从主干跨到分支。抽出主干导引钢丝,释放第二枚支架,导引钢丝通过第二枚支架网孔到主干血管远端。球囊导管把网孔打开,最后进行高压后扩张和对吻球囊扩张。"Y"形支架术的优点是完全覆盖病变;缺点是操作复杂,技术要求较高,个别患者会出现再通过困难。裙裤形支架术适用于主干与分支夹角＜70°的分叉病变("Y"形分叉)。

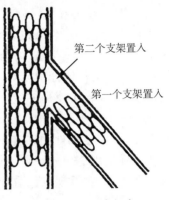

图17-9　T形支架术

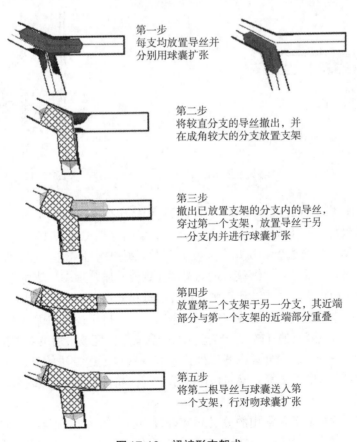

图17-10　裙裤形支架术

4. "V"形支架术 分支置入支架，然后主支置入支架，两支架相互贴靠形成近端突出；当近端突出5mm或更多时称作同步支架对吻技术（simultaneous kissing stent，SKS），又称对吻支架技术（stent kiss stent，SKS）（图17-11），技术操作为在分叉的主支远端和分支开口分别或同时置入两个支架（图17-12）。主要用于Lefevre 4c型病变，特别是当分支与分支后的主干血管直径和重要性相当，并存在以下情况时应用：主干近端与远端直径梯度较大（＞1mm）、主干近端病变较短、主干与分支的夹角较小。在这种情况下，其他的处理方式难以取得满意的疗效。如果支架置入后分叉近端的主支受到累及，则必要时在主支近端置入第三个支架。"V"形支架术的优点是技术操作较简单、病变完全覆盖；其缺点包括重造开口、再次介入有困难和远期疗效不明确等。

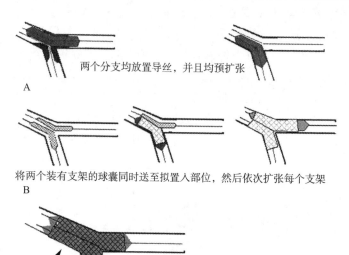

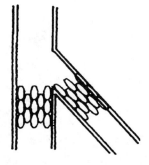

图17-11 对吻支架技术

图17-12 "V"形支架术

5. 支架挤压技术（Crush支架术） 标准的支架挤压技术具体操作为双导引钢丝技术，两个支架同时到位，主干支架近端应盖过分支支架的近端（图17-13）。首先释放分支支架，把主干支架压向血管壁，拉出分支支架释放系统和导引钢丝；然后释放主干支架，把分支支架压向血管壁，导引钢丝通过支架网孔到分支血管远端，球囊导管把网孔打开；最后，进行高压后扩张和对吻球囊扩张。最近的资料显示，如未能完成最后的对吻扩张，分支血管再狭窄率和晚期血栓形成率将明显增加。支架挤压技术的优点为完全覆盖病变；缺点为操作较复杂、器材消耗较多及有近20%的患者不能完成最后的对吻扩张。

除上述的5种分叉病变处理方式以外，还有一些对上述方法的改良，其中常用的处理方式有改良"T"形支架术、反向挤压技术、倒向挤压技术和分步挤压技术、分步对吻挤压技术等。

改良"T"形支架术是常用的分叉病变处理方式，并有取代标准"T"形支架术的趋势。此处理方式先放置分支支架并突出一小部分到主干，以便把分支开口完全覆盖，

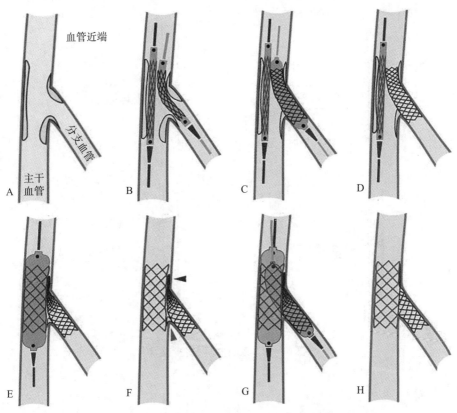

图17-13 支架挤压技术（Crush支架术）

再用预埋伏在主干的球囊把突出部分压回分支血管，然后再进行主干支架的置入。因此，此方法也称为改良"T"形支架合并挤压技术（modified T with Crush），也称为改良"T"形支架术（图17-14）或mini-Crush。具体操作为采取双导引钢丝技术，分支支架到位后，把一直径2.5～3.0mm的球囊导管预先放置在主干分叉部。分支支架定位在突出主干1mm，支架释放完毕后充盈主干球囊，把突出到主干的支架压回到分支开口。将分支导引钢丝拨出，置入主干支架。重过导引钢丝进入分支血管，打开支架网孔，最后进行高压后扩张和对吻球囊扩张。改良"T"形支架术的优点是分支开口完全覆盖，且又避免了支架挤压技术所导致的多层金属重叠的缺点。

反向挤压技术（reverse Crush，图17-15）主要用于计划采用一个支架，但效果欠佳时，分支支架被球囊压回血管壁。这种方式为计划采用一个支架但效果不好时的治疗提供补救的机会。此方法可通过6F导引导管完成，主要用于小夹角的分叉病变。具体操作

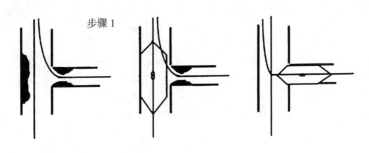

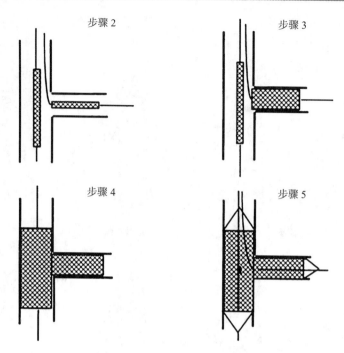

图17-14 改良"T"形支架术

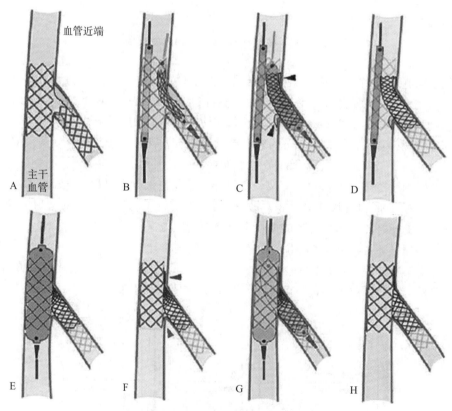

图17-15 反向挤压技术(reverse Crush)

为：①主干支架后重过导引钢丝到分支，经对吻后发现分支需要支架；②将分支支架突出到主干2～3mm，预埋伏球囊导管在主干；③释放支架，将球囊导管压向血管壁；④退出支架释放系统和分支导引钢丝，充盈主干球囊将分支支架压向血管壁；⑤重过导丝到分支，最后进行高压后扩张和对吻球囊扩张。

倒向挤压技术（inverted Crush）的操作方法与标准挤压技术相近，只是先置入主干支架，后置入分支支架。其优点是最后能完成对吻球囊扩张的可能性较大，原因是球囊再通过主干的网孔角度较小，相对容易；缺点是主干血管有两层支架网孔，远期效果尚不清楚。倒向挤压技术可用于主干与分支，其重要性相若、分支的成角有较大的分叉病变。倒向挤压技术更容易完成最后对吻，但要注意分支不能太小（应＞2.5mm），主干与分支直径梯度不宜太大（0.5mm以内）。

分步挤压技术（step Crush）的操作方法与标准挤压技术相近，分步挤压技术（图17-16）的主要优点是可以通过6F导引导管完成Crush技术。具体操作为：①双导引钢丝到达主干和分支血管，预扩张，分支支架突出主干2～3mm；②分支支架释放前预先设置球囊导管在主干血管；③释放分支支架，把主干球囊压向血管壁；④退出分支支架释放系统和导引钢丝，充盈主干球囊导管，把分支支架压向血管壁；⑤送进主干支架并释放；⑥导引钢丝再通过支架网孔到分支血管远端，球囊导管把网孔打开；⑦最后进行高压后扩张和对吻球囊扩张。

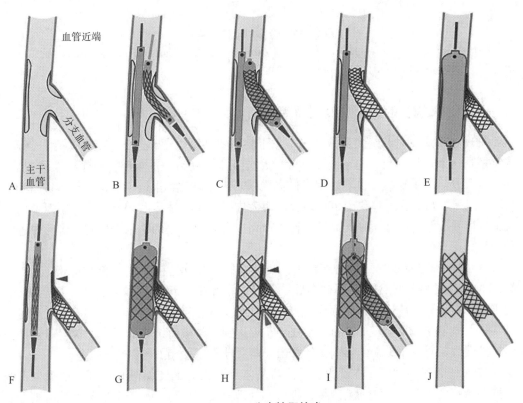

图17-16 分步挤压技术

分步对吻挤压技术（double kissing Crush，DK Crush，图17-17）是将标准挤压技术的步骤进行分解，可增加最后对吻的机会，缺点是操作较复杂，需要用至少2根球囊导管。具体操作为：①开始步骤与分步挤压技术①~④相同；②导引钢丝再通过支架网孔到分支血管远端，球囊导管把网孔打开；③对吻球囊扩张，拔出分支导引钢丝；④送进主干支架并释放；⑤导引钢丝再通过一层支架网孔到分支血管远端，球囊导管把网孔打开；⑥最后进行高压后扩张和对吻球囊扩张。

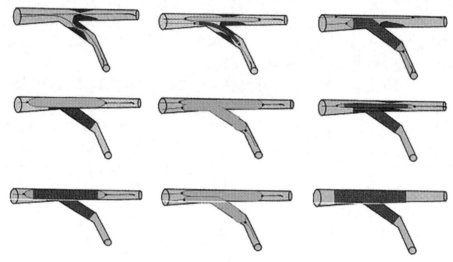

图17-17　分步对吻挤压技术

［摘自 Chen SL，Ye F，Zhang JJ，et al.DK crush technique：modified treatment of bifurcation lesions in coronary artery［J］.Chin Med J（Engl），2005，118（20）：1746-1750.］

四、分叉病变的介入疗效判断

处理分叉病变时，绝大多数情况下主干的重要性要远远超过分支的重要性。因此，大多数情况下可以奉行"追求主干的疗效，分支不闭就行"的策略。主干支架置入后，即便分支开口严重狭窄，也不一定有供血受限。最近有学者报道，对这类患者进行FFR检查，结果发现分支开口狭窄80%以上的患者中，仅38%的患者FFR＜75%。但如果分支血管闭塞或濒临闭塞，分支血管直径2.0mm以上且有缺血的临床表现时，应考虑进行补救性分支支架。

IVUS检查显示DES后的支架贴壁不良较常见，尤其是在分叉病变需要进行双支架置入时。双支架置入后除需要对吻后扩张外，常需要进行14~20atm的高压后扩张。必须注意在进行高压后扩张前，应先将关闭在分支的导引钢丝拔出。支架术后使用对吻球囊扩张技术是分叉病变PCI的关键技巧，可达到完善最后结果的目的。对吻球囊扩张时，球囊直径对主干近端的影响大约相当于两个球囊直径相加的2/3。

置入一个支架时，并不是所有的患者均需将分叉处的支架网孔打开，如果分支开口残余狭窄≤30%，TIMI血流3级，也可不处理分支。但对置入两个支架者，原则上要进行最后的对吻。部分患者由于血管弯曲，不能把两套球囊系统同时送到位进行对吻扩张。但如果通向分支血管的支架网孔被扩张后，可使支架变形，此时应送入气囊到主支血管进行最后的扩张，以改善支架变形状况。

对分叉处病变行PCI，治疗策略的正确制定比治疗技术的掌握更重要。因此，术者应掌握分叉病变和开口处病变的分类，以及各类型病变的治疗方式，再根据患者的具体情况制定出合理的治疗策略。对分叉病变行PCI治疗前，应对斑块移位有预见性，对重要的分支血管采取保护措施。PCI治疗前应做好相应的准备工作：选择合适的器械、选择合适的支架、选择合适的体位。对于支架的选择原则为选择DES及支撑力好的支架。最好使用对吻球囊扩张和高压后扩张，以完善最后的效果。

第十八章

老年患者慢性完全闭塞病变的介入治疗

冠状动脉慢性完全闭塞（chronic total occlusion，CTO）病变多指冠状动脉闭塞时间超过3个月的病变。闭塞时间可由冠状动脉造影证实，如缺乏既往造影资料则常根据临床事件推断，如急性心肌梗死、突发或加重的心绞痛症状等。闭塞程度包括前向血流TIMI 0级的绝对性闭塞和TIMI血流1级的功能性闭塞，因后者尽管有微量造影剂的前向性充盈，但管腔闭塞的微量灌注血流实际上缺乏供血功能。

一、CTO介入治疗的意义

CTO病变约占全部冠脉造影的1/3，但接受PCI者少于8%，占全部PCI病例的15%~30%。

CTO病变行PCI的意义在于成功的PCI可缓解患者心绞痛症状、改善心功能并减少CABG的需要。但是CTO病变PCI的成功率远低于其他病变，文献报道多在50%~80%，且其术后再狭窄和再闭塞的发生率高，因此被认为是目前PCI领域最大的障碍和挑战。

根据ESC心肌血运重建指南，结合随机对照研究的结果，欧洲CTO俱乐部建议，尽管存在最佳药物治疗，但在有症状的情况下应进行CTO再通；对于无症状患者，建议进行缺血负荷评估，如果有证据表明缺血负荷增加（≥左心室质量的10%），则建议进行CTO血运重建。

近期发表的DECISION-CTO研究结果再次佐证了上述推荐。该研究随访4年发现，CTO-PCI组和无CTO-PCI组在死亡、心肌梗死、脑卒中或血运重建的复合终点及生活质量方面没有差异。在多支血管病变介入治疗中，建议对CTO病变干预之前应考虑非CTO病变的血运重建，以及对局部缺血程度和患者症状进行重新评估。

二、CTO介入治疗的适应证和禁忌证

（一）适应证

CTO介入治疗的适应证包括药物难治性心绞痛；无创性检查提示有大面积的缺血心肌；冠状动脉造影显示血管和病变的形态适于介入治疗。闭塞血管通常存在不同程度的侧支循环，侧支仅能提供闭塞血管供血区10%的血液供应，在行运动试验及负荷试验检查时会发现心肌缺血。单支、远段及供血范围较小的血管闭塞的患者，多数心绞痛症状较轻，药物治疗可以控制心绞痛症状。供血范围较大及多支血管闭塞的患者，药物治疗常难以控制心绞痛发作，积极的血运重建治疗可以缓解心绞痛症状及改善预后。从冠状动脉造影结果看，拟干预的靶血管估测的CTO远端血管直径应当在2.5mm以上，

CTO远端血管长度应当＞3cm，因为直径较小或病变远端较短的血管供血范围相对小，即使能够开通血管，置入支架的可能性小，而闭塞血管的单纯PTCA治疗极易发生再闭塞。

（二）禁忌证

CTO的PCI没有绝对禁忌证，但需要对患者行PCI的获益及风险、手术的成功率、完全血运重建的可能性，以及患者的心脏功能、肾功能等进行综合评价。从冠状动脉造影结果看，闭塞血管的直径＜2.0 mm、长闭塞段合并重度钙化、闭塞远段血管无侧支循环及估测CTO开通的可能性较低等情况均不适合行PCI治疗。多支血管闭塞的患者首选CABG，对于有CABG禁忌证或患者不接受CABG时可试行PCI。

三、CTO介入治疗策略及器械选择

（一）CTO病变介入治疗策略

1. 患者的选择　临床或影像学检查具有存活心肌证据，是实施CTO病变PCI的先决条件。由于CTO病变实施PCI技术难度较大，成功率较低，应结合患者临床及造影特点，选择成功率高、获益明显的病例行PCI治疗。

2. 不同病变支数的干预策略的选择

（1）单支血管病变：如存在心绞痛且影像学提示成功概率较高者，可考虑行PCI；如临床存在心肌缺血导致的活动受限，即使影像学提示成功概率不高也可尝试行PCI。

（2）多支血管病变：PCI顺序应根据每支血管供血范围及侧支循环确定，原则如下：先处理供血范围大，接受侧支循环的闭塞支，后处理提供侧支循环支。如果先处理侧支循环支，当发生闭塞时可能会导致严重后果。如果为LAD合并LCX病变，一般首先开通LAD病变，以便尽快改善患者心功能。如为左主干合并LAD或LCX的CTO病变，则应根据左主干病变的性质和程度决定治疗顺序。分次及同台达到完全性血运重建应根据患者耐受情况、心肾功能、心肌缺血严重程度及术者的状态而决定。

（3）CTO病变PCI失败的分析：CTO病变手术的成功率取决于多方面因素，主要包括术者对手术适应证的把握、对手术策略和器械的选择技巧、术中操作技巧的应用及经验的积累。CTO病变PCI失败主要由于导引导丝不能通过闭塞段到达远端血管真腔，但这并不意味着所有的手术失败都是由于病变过于复杂、导引导丝不够坚硬或者术者操作技巧不够成熟所致。总的来说，CTO病变PCI失败的主要原因在于以下几个方面：对患者及病变的判断失误，手术策略选择不当，手术器械选择不当，手术技巧运用不当及经验不足。这需要通过不断的病例积累加以改善。

（二）CTO病变介入器械选择

1. 导引导管　原则上应选择强支撑力导引导管，如XB、Amplatz等，必要时选用双层套接导引导管（如5F导引导管套在6F或7F导引导管腔内的"子母型"导引导管）。

2. 导引导丝　关键的要求是要有一定硬度，易被术者精确操控，在阻塞病变中可被灵活旋转，不易进入内膜下，易穿过CTO病变两端的纤维帽。目前尚无任何一种用于CTO病变完美无缺的导丝，且不同的病变特征、手术步骤对导丝的需求可能不同。因此，PCI过程中可能需要更换几种导引导丝。大部分病例可首选Cross-IT 100～200和WHISPER，如CTO血管扭曲或钙化则宜选用PT2 MS、Pilot 50～200或Crosswire-NT等。普通的PTCA导丝通过失败后换用更硬或亲水滑导丝仍有30%～60%通过的概率。硬度更高的非亲水导丝可选用Cross-TT 300～400，以及日本生产的Conquest 9gf、Miracle 3～12gf等；硬度更高的亲水滑导丝可试用Conquest pro 9gf、Conquest pro 12gf、Sninobi及Sninobi plus等。上述市售导丝是综合性能较好的专用于CTO病变的PCI导引导丝，可根据术者的经验和习惯选择。但Miracle 3～6gf导丝是适应证最广、最常用的CTO病变PCI专用导丝。

3. 球囊　球囊的作用一是帮助导丝通过病变（可借助球囊快速交换导丝，改变导丝尖端形状，提高导丝硬度及在病变段内的操作能力，便于其跨越病变，并证实导丝在真腔），二是扩张病变。常选单标记、整体交换、直径1.25～1.5mm、外形小的球囊，如APEX、Maverick、Sprinter等。预计成功率高者可用2.0～2.5mm小外形快速交换球囊，如Maverick、Sprinter、Rujin、APEX等。

4. 支架　大量随机研究证实置入冠状动脉支架可防止CTO病变PTCA后的再狭窄和再闭塞（尤其是早期再闭塞），减少急性期、亚急性期及远期临床事件。数项临床研究表明，与BMS相比，DES能够显著降低CTO介入治疗后的长期再狭窄率和MACE发生率。SES在CTO病变中应用的最早统计报道来自RESEARCH研究中的CTO亚组分析。在该研究中置入SES的CTO病例共有56例，随访1年时没有患者出现死亡，和基线特征相似的BMS组的28名CTO患者相比较，SES组的无事件生存率更高（96.4% vs 82.8%，$P<0.05$），再狭窄率仅为9.1%，晚期管腔丢失为（0.13 ± 0.46）mm，第一次显示出SES在CTO病变中的优势。紫杉醇洗脱支架（PES）在降低主要观察指标（MACE）发生率方面也明显优于BMS（12.5% vs 47.9%，$P<0.001$），再次血管重建率也明显降低（6.3% vs 31.9%，$P<0.001$）。6个月后的造影随访获得的次要观察指标中，再狭窄率和再闭塞率的比较PES组也优于BMS组，晚期管腔丢失PES组较BMS组减少84%。但同时也要看到，上述这些临床研究还是以观察性的、探索性的研究为主，真正长期的、病例数更多的、更严格的随机对照研究还不多，DES置入后晚期血栓形成的危险性依然令人关注。目前AHA/ACC指南中将DES治疗CTO病变列为Ⅱb/C类证据，ESC指南将其列为Ⅱa/C类证据。随着人们对CTO病变认识的提高，以及涂层、药物和支架材料的改进，在更多新设备和新技术的支持下，DES有望在攻克CTO病变的过程中取得更大进步。

5. 微导管　是外径0.5～1 mm的导管。其主要用途是：①方便更换导丝；②加强导丝穿透病变的能力；③在主支血管CTO病变近端局部超选择性造影以明确病变特征；④在主支血管CTO病变远端造影以明确导丝是否在真腔内走行；⑤在直径较小的血管分支内行超选择性造影，以便提供更好的侧支循环。目前市售有Terumo公司的Finecross、Progreat，Cordis公司的Transit，Boston公司的Excelsior。ASAHI公司的Corsair微导管可应用于逆向技术，提高逆向导丝的开通率。它的优点是远端头部非常柔软，同时这种导管的推送和跟踪能力都很强，可以通过非常纡曲的间隔支。微导管的操作技巧及注意事项包括应在透视下将导丝及微导管送入目标血管；应在体外先将导丝插入微导管,其后将微导管推入导引导管。在推送过程中,应温柔地旋转推进导丝近端,微导管应紧随其后,交替推进二者,直到微导管到达病变近端;如遇到阻力,必须造影查明原因。如原因不明,回撤微导管,否则会导致血管损伤。如果液体无法通过微导管内腔或不能将微导管内的血液吸出,切勿用力冲洗,否则可能导致血管损伤。此时,应回撤微导管以了解其是否折损。

(三) CTO病变介入新器械的选择

1. Venture导丝控制导管(ST.Jude)　直径为6F,特点是头端可在术者操纵下灵活转向,最大达90°,具有良好的扭转力。PCI术中可通过此导管头端方向的转动为导丝提供精确定位和强支撑,适用于通过具有扭曲或成角特征的CTO病变等。

2. Tornus螺旋穿透导管(Terumo)　Tornus导管为OTW型金属细导管,分Tornus、Tornus 88 Flex和Tornus Pro三种。Tornus头端外径为0.61mm,内径为0.41mm,由8根直径0.12mm的细金属丝铰链制成,外表呈螺旋状,头端150mm逐渐变细,具有良好的操控性和扭矩力,可随导丝逆时针方向旋转而穿透坚硬致密的病变;Tornus 88 Flex头端外径为0.70mm,内径为0.41mm,由8根直径0.18mm的细金属丝铰链制成,头端130mm逐渐变细;Tornus Pro由10根细金属丝铰链制成,头端外径更细,具有更好的穿透力。Tornus导管在1.5mm直径球囊难以通过时,其辅助球囊通过的有效率在85%以上。

3. Safe Cross光学相干反射系统(intraluminal therapeutics)　由0.014in中等硬度导丝与光纤系统结合而成,采用光学相干反射(optical coherence reflectometry,OCR)技术,导丝前端光纤系统发射近红外激光,经过不同组织反射后返回不同强度的信号,并实时显示于监视器上。由于OCR技术可识别血管壁组织,因此当导丝接近血管壁0.4mm的距离时,该系统可通过图像和声音提示术者,避免导丝进入内膜下或导致穿孔。

4. Frontrunner导管系统(Lumend)　头端为钳状结构,直径为0.039in,可由术者控制钳状物的张开、闭合。PCI术中可在4.5F微导管支持下送入闭塞段,术者通过手柄控制头端张合,从而造成斑块钝性撕裂。Frontrunner导管通过闭塞段较快,穿孔的发生率约为0.9%,对普通导丝难以通过的CTO病变有50%~60%的通过率。Frontrunner导管最适于处理支架内再闭塞引起的CTO,因有支架限制而不易发生穿孔;但缺点是不适用于小血管病变,对纤曲病变效果不佳,且价格较昂贵。

5. GROSSER导管系统(Flowcardia)　由发生器、传感器、导管和踏板四部分组成。导管系统为直径1.1mm的单轨导管,可装载于0.014in导丝上,建议使用此系统时血管直径不小于2.5mm。有学者报道,首次PCI失败的CTO病变采用GROSSER系统的成功率可达56%。

6. 准分子激光导丝(Prima导丝,Spectranee-tics)　为直径0.018in的可塑形导丝,其内包绕12根直径45μm的光纤,尾部连接激光发生器。PCI术中按常规方法操作导丝到达闭塞段,导丝顶端的光纤发出激光以消蚀斑块,能量为60mJ/mm^2,脉冲频率为25~40Hz。随机设计的TOTAL研究表明,激光导丝通过CTO病变的成功率与常规导丝无显著差别,但住院期间MACE明显增多,远期结果亦不优于常规导丝,因此目前极少应用。

7. 管腔扩张导管(channeldilator)　其结构与Tornus导管相似,杆部呈辫状,但不是由金属材料制成，柔韧性更好，外形更小，"拧钻"效应比Tornus导管更强。主要用于帮助逆向导丝通过侧支循环，并从远端穿过CTO病变段。

四、CTO病变介入操作技巧

1. CTO介入治疗的条件及时机的选择　如果临床适应证合适、患者准备充分，医师在导引导丝有通过迹象时应坚持60～90分钟以使导引导丝有充分的通过病变的机会。医师要在体力和精力最佳状态并且时间充裕时完成CTO病变的PCI。器械必须齐备，具有支撑力良好的导引导管和大量可供选择的不同硬度、不同涂层的导引导丝、微导管、整体交换（over the wire，OTW）尖端超细小直径的球囊，具备对侧造影及斑块旋磨术的条件。备齐各种型号的支架（包括带膜支架）。

2. 穿刺方法　要求动脉穿刺安全、顺利。如病变复杂、手术过程又不需要置入大直径的器械时，通常用6F导引导管。需要行双侧冠状动脉造影时，可在同侧或对侧插入4～5F动脉鞘。对复杂CTO病变行PCI建议采用股动脉路径，对一般难度的病变可采用桡动脉途径。

3. 术前造影　下述信息对评价CTO病变的成功率十分必要：CTO是否位于血管近端，与最近的分支血管的关系，是否存在钙化，阻塞类型（渐细状或刀切状），阻塞长度，CTO病变近端是否存在高度纡曲，是否存在桥侧支等。血管造影机上的"放大（ZOOM）"功能对分析信息有帮助。对某些CTO病变行同步双侧冠状动脉造影是评价病变长度的最好方法。

4. 导引导丝尖端塑形的方法

（1）渐细和同心状的断端：做成约30°小"J"形弯曲以利于导引导丝通过CTO病变，"J"形头部分的长度接近参考血管直径。

（2）渐细和偏心的断端：增大"J"形角度（约50°）及长度（较参考血管直径长约1/3），有利于通过CTO病变。

（3）刀切状（齐头）的断端：需要30°小角度和较长的"J"形（较参考血管直径长1/4～1/3）。

5. 导引导丝通过CTO病变的方法　一般应首选头端硬度2～3gf的导丝，逐渐递增导引导丝的头端硬度。在保证导引导丝在真腔内行进的前提下，可小心加用球囊辅助以利于通过病变。可将快速交换球囊、微导管或OTW球囊其中之一送至CTO近端，以增加导引导丝支撑力，利于其通过病变近端纤维帽。但球囊辅助下应用硬导丝的技术可增高导丝穿透血管壁的危险，需要术者有丰富的经验及很强的控制远端导引导丝的技术。

导引导丝在CTO中段行进时，开始时顺时针和逆时针旋转的角度亦小（≤45°），可逐渐增大旋转角度，但应≤90°，同时缓慢向前推送导引导丝。如果CTO病变长、弯曲、超过3个月、含有钙化的混合性斑块，并有明显的负性血管重塑，则导引导丝通过的难度较大。触到动脉壁时可能阻力感减小，此时应将导引导丝退回至CTO近端换成另外的通路推进，或换为另一条导引导丝重新送入。如无近端纤维帽或时间较久的CTO，则可能存在远端纤维帽。此时导引导丝的选择同近端CTO，有时需要更换导引导丝。如通过困难，可以≤80°的角度旋转导引导丝，并最好做一次穿刺动作以设法使导引导丝通过远端纤维帽。

6. 检测远端导引导丝位置的方法　导引导丝穿过CTO全长之后，应当较易推进且进入远端真腔血管内。需用不同体位的造影检测导引导丝位置，并确定导引导丝不在分支。如不能确定导引导丝是否在真腔内，或球囊不能通过病变而必须用旋磨术，或应用加强型硬导引导丝（尤其是应用球囊支持）时，则必须经同侧微导管造影或OTW球囊中心腔造影来检测远端导引导丝的位置，以确保导引导丝在真腔内。其他判断导引导丝位于真腔内的方法还包括多体位投照；对侧造影；导引丝穿过闭塞段时的突破感；导引导丝推送顺畅、转向灵活且回撤后仍能按原路径前进（进入心包腔则走行无定路）；导引导丝尖端塑形存在（不变直）且可进入相应分支；球囊易通过病变等。

7. 球囊扩张过程　如果导引导管的支撑力良好，球囊扩张比较容易。先选择尖端超细的直径1.5～2.5mm的球囊。球囊可被扩张至"命名压"或以上。如CTO长度超过20mm，则最好应用长球囊。扩张之后原先消失的远端血流可被显示，但常较细小，系因缺乏长期灌流所致，需要冠状动脉内注射2～3次较大剂量的硝酸酯类药物以恢复远端血流。有时需要再次行球囊扩张，以使新开通后的血管变粗。

球囊通过失败时的处理措施如下：

（1）改善导引导管的支撑力。交换器械时可将第二根0.035in或0.014in的导引导丝置于导引导管内主动脉的部位，以加强导引导管的支撑力。

（2）多导丝斑块挤压（multi-wire plaque crushing）技术：用于导丝成功通过闭塞段而球囊通过失败时。保留原导丝在真腔内，沿原导丝再插入1～2根导丝，使斑块受到挤压。然后撤出其中1～2根导丝，保留1根导丝在真腔内，使CTO病变处导丝周围的缝隙变大，有利于球囊通过病变。该技术较为安全、效果好（成功率可达90%以上），且受血管本身条件限制少，对设备要求不高。对于多数CTO病变，在开通时使用的导丝数目常已≥2根，因此使用此方法通常不会明显增加患者的经济负担，是一项安全且效价比高的新技术。

（3）Tornus螺旋穿透导管：见"CTO病变介入新器械的选择"部分。

（4）检测导丝远端位置后应用旋磨术，需要送入较硬的旋磨专用导丝，直径1.25～1.5mm的磨头足以扩大血管腔并改善斑块的顺应性。

如球囊通过病变后扩张失败，可尝试用双导丝球囊、切割球囊、乳突球囊或耐高压（30atm）非顺应性球囊扩张，或采用旋磨术。

8. 支架置入过程　经球囊充分预扩张及大剂量硝酸酯类药物冠状动脉内注射之后，支架直径与参考血管直径的比例应为1：1。DES的长度应充分覆盖病变或近/远端撕裂。与BMS相比，重叠DES治疗超长CTO病变能显著降低支架内再狭窄率、靶血管再次血运重建率及严重心脏不良事件发生率。

9. 影响CTO介入治疗成功率的因素　CTO病变本身的病理和影像学特征可影响PCI成功率，如闭塞时间长、影像学特征为断端呈齐头、存在桥侧支、闭塞段起始部有分支血管、闭塞段长>15mm、中到重度的钙化和扭曲、病变位于血管开口处或远端等，均可能降低CTO介入治疗成功率。

此外，术者的经验、技术、体力和耐力，器械是否齐备，手术团队的配合等，亦是影响CTO介入治疗成功率的重要因素。

五、CTO病变的常用介入技术

当单导丝技术无法获得成功时，需要应用一些特殊的PCI技术，以提高手术成功率。目前常用的特殊PCI技术有以下几种：

1.平行导丝（parallel wire）或导丝互参照（seesaw wire）技术 平行导丝技术是指当导丝进入假腔后，保留导丝于假腔中作为路标，另行插入导丝，以假腔中的导丝为标志，尝试从其他方向进入真腔，避免再次进入假腔。导丝互参照技术与平行导丝技术原理相近，以第一根进入假腔的导丝作为路标，调整第二根导丝方向；如第二根导丝亦进入假腔，则以其为参照，退回第一根导丝重新调整尖端方向后再旋转推进。如此反复，两根导丝互为参照，直至进入真腔。

2.双导丝轨道（buddy wire）技术 在PCI过程中向CTO病变远端插入两根导丝，为球囊或支架顺利通过病变提供轨道；或向另一非CTO血管插入另一根导丝。与单导丝相比，双导丝能提供更强的支撑力，使导引导管更为稳定。向同一病变血管内插入双导丝可使纡曲或成角的血管变得略直，因而促进支架通过钙化、成角病变或近端的支架，在球囊扩张时还可防止球囊滑动以减少损伤。因此，buddy导丝技术适用于成角或纡曲病变、近端已经放置支架的病变、纤维化钙化病变及支架内再狭窄病变。

3.多导丝斑块挤压技术（Multi-wire plaque crushing） 首先选择非亲水涂层的较硬导丝（或非超滑导丝）刺穿CTO病变近端的纤维帽，通过病变，多角度冠状动脉造影判断导丝走行在远端的真腔后，推送球囊不能通过病变时，再选择第二条亲水涂层超滑较硬导丝，沿着第一条导丝的踪迹通过病变到达远端。之后，撤出一条导丝，推送1.25mm×15mm小球囊仍不能进入病变时，选择一条较软的导丝沿着第一条导丝的踪迹通过病变到达远端真腔，再插入第三条较硬的导丝以同样的方法通过病变到达远端。然后撤出二条较硬的导丝，保留较软的导丝。如此挤压病变，使通道变大，推送球囊多能通过病变，完成预扩张。

4.逆向导丝（retrograde wire）技术 适用于正向导丝通过病变困难且逆向侧支良好的病例。在微导管或球囊支持下由对侧冠状动脉插入导丝（多为亲水滑导丝），经逆向侧支循环到达闭塞段远端。此时可将逆向导丝作为路标，操控正向导丝，调整其方向从病变近端进入远端真腔，亦可采用逆向导丝穿过病变远端纤维帽到达病变近端，与正向导丝交会。特定条件下应用逆向导丝技术可提高CTO介入治疗的成功率，如某些CTO病变近端存在不利于介入治疗成功的形态学特点，或近端纤维帽较硬使导丝难以通过，而远端斑块可能较松软，可能利于导丝通过的情况下。逆向导丝技术的另一优势是，即使逆向导丝进入假腔（内膜下），因正向血流方向与逆向导丝行进的方向相反，故病变开通后血管壁受正向血流压力的影响，假腔容易自然闭合。而正向导丝一旦造成假腔，因冠状动脉血流与导丝行进方向一致，可使假腔不断扩大而致血管真腔闭塞。此外，部分CTO病变远端血管纡曲，推送前向导丝较为困难，此时逆向推送导丝通过这些纡曲的病变往往可将血管部分拉直，使前向导丝较易通过病变，此方法称为逆向真腔寻迹法。

近年来逆向技术的发展较为迅速，据日本丰桥心脏病医院在日本CTO研讨会2007会议上报告，该院近期全部CTO病变的PCI中有29%采用了逆向技术，使CTO-PCI的成功率提高了约10%。在2009年的纽约CTO峰会上，丰桥心脏病医院报告使用逆向导丝技术的患者手术成功率已达到84.7%。但是，虽然逆向导丝技术在特定条件下有较大的应用价值，但其技术难度大，增加X线暴露、手术时间和造影剂剂量，耗材多。此外，逆向导丝可能造成侧支血管损伤性并发症。最近有文献报道了逆向技术导致室间隔血肿及心肌梗死的病例，其安全性还有待进一步观察。因此，逆向导丝技术目前尚不宜作为CTO-PCI的首选策略，仅应作为正向开通CTO病变失败后的备选策略，在实际应用中应当严格掌握适应证。

5.内膜下寻径及重入真腔（subintimal tracking and reentry，STAR）技术 在球囊支持下操纵导丝（通常为亲水滑导丝）进入内膜下造成钝性撕裂，导丝在内膜下行进直至进入远端真腔，然后在内膜下空间行球囊扩张并置入支架。其优点是在常规技术失败后较快地经内膜下进入远端真腔，可提高成功率；其缺点是容易损伤远端分支、穿孔风险较大、再狭窄发生率高等。STAR技术适用于主要分支远离CTO的病变（如RCA病变），不适合用于分支较多的LAD病变，置入支架应尽量采用DES。近年来有病例报告称，在采用STAR技术成功开通CTO病变后发生支架内血栓。鉴于支架置入于完全没有内皮覆盖的内膜下且目前多数患者均接受DES治疗，因此对STAR技术的长期血栓风险还需认真评估。

6.控制性正向和逆向内膜下寻径（controlled antegrade and retrograde subintimal tracking，CART）技术 采用正向和逆向导丝在CTO病变局部人为造成一个局限的血管夹层，便于正向导丝进入远端真腔。具体操作过程为首先将正向导丝从近端血管真腔进入CTO，然后使其进入内膜下，有经验的CTO病变介入治疗医师可以从导丝头端的微细变形或导丝前进时阻力的减小判断导丝进入内膜下。然后从对侧冠状动脉在微导管或球囊支持下逆向插入导丝，经侧支循环到达CTO病变远端。将逆向导丝从远端真腔插入CTO，然后进入内膜下，随后用直径1.3～1.5mm的小球囊沿逆向导丝进入内膜下并扩张球囊。扩张后将球囊撤压，并留置于内膜下以维持内膜下通道开放。通过上述步骤，正向和逆向的内膜下空间很容易贯通，正向导丝得以循此通道进入远端真腔。CART技术的操作方法较复杂，与STAR技术相比，其优点在于可使内膜下撕裂仅限于闭塞段内，避免了损伤远端大分支的风险。与STAR及血管内超声（IVUS）指引导丝技术一样，此技术也需在闭塞远端的血管内膜下扩张球囊，有造成穿孔的危险，其长期疗效和安全性（再狭窄和血栓事件发生率）亦无定论，因此不宜作为常规手段，仅用于常规技术开通比较困难和解剖特点比较适合的病变。

7.IVUS指引下PCI导丝通过技术 在有分支的情况下，可用IVUS确定CTO病变的穿刺入口。PCI术中导丝进入内膜下假腔且尝试进入真腔失败时，可采用IVUS定位辅助导丝重新进入真腔，但需先用1.5mm直径的小球囊扩张假腔，IVUS导管才能进入内膜下。此方法可导致较长的夹层，可损伤大分支，并有引起穿孔的风险，仅作为常规方法失败后的紧急手段。

六、并发症的防治

CTO病变行PCI可出现任何的PCI并发症，但导丝或球囊进入假腔导致血管撕裂、远端侧支血流损害和心包穿孔是最常见且值得强调预防的并发症。如导丝已进入假腔，大多数情况下很难在错误的腔隙中找到另外的正确通路，最好停止手术，改用药物治疗。如药物及介入治疗方法不能成功处理血管破裂导致的心脏压塞，可根据患者状态及心肌梗死的危险性确定行紧急CABG。穿孔也可由导丝或球囊走行至血管壁内，误扩张分支血管，以及损伤了连接滋养血管的新生孔道等多种机制而造成。通常冠状动脉造影即可做出诊断，但其后需要迅速用球囊扩张近端以限制血流流向穿孔处假腔，必要时静脉注射鱼精蛋白中和肝素，根据穿孔的解剖部位考虑是否应置入带膜支架，根据临床病情决定是否行心包穿刺放血术及自体血液回输等。

根据笔者的体会，心包穿刺放血后向心包腔内局部注射鱼精蛋白可能比全身应用鱼精蛋白更有效。绝大多数穿孔，只要仅是导丝穿孔而未行球囊扩张，或患者接受的肝素剂量适当，均可通过药物治疗、应用球囊在穿孔处近端压迫止血、应用患者自体脂肪组织栓塞穿孔处、置入弹簧圈栓塞或带膜支架置入术封闭破口等介入治疗方法治愈。少数情况下，患者必须急送至手术室行心包切开引流术及CABG。

七、CTO介入治疗现状

在支架时代之前，CTO病变介入治疗的成功率很低。近年来由于技术进步、器械研发及术者经验的不断积累，许多经验丰富的中心报道CTO介入治疗的成功率可在70%～80%或以上。支架的应用显著降低了CTO介入治疗术后发生急性再闭塞的风险，但长期再狭窄率仍高达30%～50%。近年来DES在临床得到广泛应用，且已被证实能够降低"真实世界"PCI后的再狭窄率。新近发表的数个临床研究证明，DES能够显著降低CTO介入治疗后的长期再狭窄率和主要不良心脏事件的发生率。但上述研究多为回顾性分析，因此不能排除因技术进步或支架平台改善造成的疗效差异。DES治疗CTO病变的长期疗效和安全性还有待大规模、多中心、前瞻性的随机对照临床研究证实。

第十九章

老年患者钙化病变的介入诊疗及冠状动脉旋磨术

冠状动脉的钙化是粥样硬化的标志，钙化与冠状动脉的粥样硬化斑块负荷及心血管事件的发生明确相关。冠状动脉旋磨术是目前处理严重钙化病变的重要手段。

一、钙化病变的定义及临床意义

从冠状动脉粥样硬化的病理分型来看，钙化病变归属于Ⅴb型复合病变（美国心脏病协会分型），是动脉粥样硬化的晚期表现；病理上表现为在动脉粥样斑块内或斑块表面出现钙化结节，表面纤维帽缺失或被血栓覆盖，是造成斑块破裂、血栓形成的因素之一。血管造影可以在动态影像中显示血管钙化影，血管内超声（IVUS）是目前最为敏感和特异的检查方法（84%～94%的检出率），不仅可用于诊断，而且对PCI手术有指导意义。

钙化病变可以分为如下两型：

1. *血管内膜钙化* 可以是局限存在，也可呈环形，对PCI手术影响很大。如果狭窄严重，需要对此病变采用旋磨术。

2. *血管外膜或斑块基底部钙化* X线下表现明显，对PCI影响较小，在纡曲血管同样会导致球囊、支架等器械输送困难。

钙化病变并不是稳定的病变，从ACS的发病机制来说斑块纤维帽破裂是导致血栓形成的重要起因。这种情况占60%，还有40%的病理没有斑块的破裂，而只是表面糜烂（superficial erosion），其中一部分病变是钙化病变。

病理研究表明，钙化在各种病理状态下均可发生，它可以发生隐匿的斑块破裂或急性斑块破裂、斑块糜烂等病理状态，所以钙化斑块是不稳定的。临床研究表明，伴有钙化的病变更易引起病变不稳定和血栓形成，导致急性心肌梗死等急性冠状动脉事件。国内研究亦发现在急性心肌梗死相关血管病变中，33%伴有钙化。因此，钙化病变是急诊和择期PCI时的常见问题。

二、钙化病变的介入治疗策略

严重钙化病变是PCI手术的难点，有较高的失败率和并发症发生率，主要反映在以下几方面：①PCI的手术成功率低，主要是导丝、球囊、支架等输送时与血管壁钙化病变突起之间有较大的阻力，推送时出现"触礁"，易发生支架的脱载；②由于病变的硬度较高，不能有效地扩张病变，需要特殊的技术如旋磨、切割球囊等；③常需要更高的压力或更大的球囊扩张，血管夹层发生率较高，一旦支架置入失败常导致急性血管闭塞，也更易发生血管破裂；④病变不能充分扩张，置入支架时可造成支架贴壁不良，从而导致较高的MACE、急性血栓和再狭窄发生率。

对于钙化病变进行PCI时，术前就要给予充分的重视，仔细阅读血管造影，评估手术风险，选择器材。目前主要的PCI技术评价如下：①单纯的球囊扩张术（PTCA）：现已很少使用，仅用于预扩张，有较高的血管夹层和急性血管闭塞的发生率，一般仅用于局限的、直径＜2.5mm的小血管病变。②球囊＋支架术：是目前最为常用的技术，非顺应性球囊、切割球囊、双导丝球囊的应用大大改善了预扩张的效果，明显提高了支架置入的成功率，可有效地改善球囊扩张的结果，减少夹层和急性血管闭塞发生率，有较高的成功率。目前，尚没有DES对钙化病变的大型试验结果。③旋磨＋球囊＋支架术：旋磨可以有效地去除严重的钙化病变（94%），在有效的球囊扩张下置入支架可以明显提高近期和远期疗效。在一项110例中度和严重钙化病变旋磨＋SES研究中，随访14个月，TVR为3%，MACE为15%，这也反映了DES对钙化病变的疗效。其他的斑块消蚀技术不适用于钙化病变的介入治疗。

目前较为理想的钙化病变处理流程见表19-1。

表19-1　钙化病变处理流程

开口钙化病变	长钙化病变＞15mm	成角钙化病变＞60°
切割球囊，旋磨，支架	非顺应球囊，双导丝球囊，切割球囊旋磨，支架	切割球囊，双导丝球囊，支架

应用IVUS进行术前和术后评价有助于支架的选择和后扩张的应用，可以提高钙化病变PCI的近期和远期疗效。

三、冠状动脉旋磨术的适应证和禁忌证

冠状动脉旋磨术系采用呈橄榄形的带有钻石颗粒的旋磨头，根据"差异性切割"或选择性切割的原理选择性地去除纤维化或钙化的动脉粥样硬化斑块，而具有弹性的血管组织在高速旋转的旋磨头通过时会自然弹开，即旋磨头不切割有弹性的组织和正常的冠状动脉，是临床上应用较多的一种去除粥样硬化斑块的手段。

（一）适应证

1. 在血管内膜呈环形表浅严重钙化、导引钢丝已通过病变但球囊导管不能跨越，或者在支架置入前预扩张球囊不能对狭窄病变做充分的扩张时，可考虑使用旋磨术。
2. DES时，为了使支架均匀贴壁，对某些钙化病变可行冠状动脉旋磨术。
3. 严重狭窄病变或CTO病变，球囊导管不能通过病变。

（二）禁忌证

1. 血栓性病变或急性心肌梗死　有溃疡或血栓性病变，旋磨可加重血栓倾向，易发生慢血流或无复流。
2. 退行性变的大隐静脉桥病变　旋磨易发生血管栓塞或无复流。
3. 严重的成角病变（＞60°）　成角病变的旋磨可能会伤及深层管壁，甚至引起冠状动脉穿孔。

4.明显内膜撕裂的病变　内膜撕裂明显,尤其是螺旋型内膜撕裂,旋磨可使撕裂加重。

四、冠状动脉旋磨术的设备和器械

冠状动脉旋磨术的设备和器械包括固定的硬件设备及旋磨导管、导丝等。

1.操纵控制台　也称主机,可以驱动旋磨导管、监测和控制旋磨头的转速,为术者提供旋磨导管的工作状态的信息。

2.推进器　与操纵控制台相连,驱动和控制旋磨导管和旋磨头的移动。由五部分组成：旋磨头控制手柄；光线转速连接缆线；压缩气体连接软管；灌注孔（用于连接冲洗液）；导丝制动器（防止导丝的旋转和移动,在旋磨过程中保证导丝位置固定不变。推进器与旋磨导管相连）。

3.脚踏控制板　通过控制操纵器气压涡轮的启动与关闭来控制旋磨头的旋转与停止。在脚踏板的右侧有dynaglide开关,当dynaglide处于启动状态时,旋磨头以50 000～90 000r/min低速运转,用于后退旋磨导管。

4.高压气体罐　所需气体为压缩空气或氮气。同时应备有90～110psi（1psi＝6.895kPa）,最小140L/min的气体罐调节装置。

5.旋磨导管　包括旋磨头、导管和鞘管。旋磨头呈橄榄形,远端部分带有20～30μm大小的人造钻石颗粒。旋磨头与柔软的螺旋形的导管体部（驱动轴）相连接。导管的中心腔直径为0.010in,可以通过旋磨导丝。在导管的外部为4F（1.4mm）聚四氟乙烯材料的外鞘管,此鞘管具有多种作用：①避免驱动轴对血管的损伤,起到保护血管壁的作用；②在旋磨时可以通过外套管输注生理盐水,减小摩擦损伤和热损伤；③可以随时将旋磨下来的颗粒冲洗掉,以免造成血管栓塞。

6.旋磨导丝　为不锈钢材料构成,长度为325cm,导丝主干直径为0.009in,而成螺旋型缠绕的尖端柔软部分直径为0.014in,使旋磨头不能超越导丝头端。柔软型旋磨导丝具有较好的可控性和柔软性,但支撑力较差；而超支撑型旋磨导丝的体部具有较好的支撑力。

五、冠状动脉旋磨术的操作流程及注意事项（视频8.冠状动脉旋磨及支架置入术）

（一）患者准备

1.术前一日及术日晨起给予阿司匹林300mg。因旋磨患者在旋磨后可能需要置入支架,应在术前开始给患者加服氯吡格雷。

2.为减少冠状动脉痉挛,可在术前酌情给予钙拮抗剂。

3.可适当补充液体,保证有效和足够的血容量,以避免术中使用血管扩张剂时发生低血压并发症。

4.如病情允许,可在术日晨起停用β受体阻滞剂或减量,以避免低血压和心动过缓等并发症。

（二）器械准备

1. 导引导管的选择 一般情况下，直径≤1.5mm的旋磨头可以选择6F的导引导管，1.5～2.15mm的旋磨头需要选择7F的导引导管，2.15～2.5mm的旋磨头则需要8F的导引导管。

2. 导引钢丝的选择 旋磨所用钢丝与PTCA导丝不同，它的直径为0.009in，长度为325cm，为单根不锈钢钢丝构成，导丝的尖端为呈弹簧状缠绕的铂金构成。这种结构一方面可以减少对血管的损伤，另一方面可以增加导丝在X线下的可见性。

3. 旋磨头的选择 旋磨头的大小直接影响旋磨效果和并发症；应从小的旋磨头开始（磨头/动脉为0.5～0.6），酌情增大旋磨头，最大比例为0.7～0.8，这样可以减少微栓塞和内膜撕裂、急性闭塞的发生。在选择旋磨头时应考虑到患者血管的直径、病变的形态、远端血管床情况、左心室功能及其他血管的状态。下列情况应从小的旋磨头开始：小血管或分叉病变、病变成角较大、严重的钙化病变、CTO、长节段病变及导丝发生偏移时。一般选择的第一个旋磨头应较最终所需旋磨头小0.5mm。

（三）术中用药和保驾措施

1. 术中用药 与PTCA相似，手术开始给予肝素100 000U，以后每小时追加1000～2000U，维持ACT＞350秒。联合血小板GP Ⅱb/Ⅲa受体拮抗剂时，酌情减少肝素用量。在旋磨前后酌情给予硝酸甘油50～200μg，必要时可给予维拉帕米（100～200μg，总量1.0～1.5mg）或地尔硫䓬（0.5～2.5mg，总量可达5～10mg）以预防或治疗冠状动脉痉挛等并发症。

2. 冲洗液（加压灌注液袋）的准备 生理盐水中单纯加入肝素10～20U/ml，亦可同时加入硝酸甘油（4μg/ml）和（或）维拉帕米（10μg/ml）。在旋磨时持续经冠状动脉给予血管扩张剂以减少慢血流和无血流现象的发生。

3. 预置临时起搏导管 如病变在优势型右冠、优势型LCX或LAD开口及使用2.25mm以上旋磨头时易发生心动过缓和传导阻滞，应预置起搏导管。心动过缓常发生在旋磨头向前推进时，一般在旋磨停止后5～60秒或咳嗽后可恢复。

4. 其他 对于左心室功能明显减退或病变血管提供较大范围供血的患者施行旋磨术时，为保证血流动力学稳定可以考虑行肺动脉压监测或置入IABP。

（四）手术过程

（1）置入导引导管。

（2）经导管将旋磨导丝送至病变血管远端。如旋磨导丝不能通过，可用普通PTCA导丝通过，然后用OTW球囊或微导管交换。

（3）准备旋磨头及推进器。

（4）体外测试：一般直径≤2.0mm的旋磨头，转速在180 000～200 000r/min；直径2.15mm的旋磨头转速稍慢些，在160 000～180 000r/min。

（5）将旋磨导管沿导丝经导管送至距靶病变1～2cm的正常血管段处，松开控制手柄的调节锁，在X线透视下，将旋磨头向后回撤以解除旋磨导管驱动轴的张力，然后踩踏脚闸，确认转速后，缓慢推进控制手柄，"慢进"与"快撤"交替进行，每次旋磨时间控制在15～30秒，间隔时间为30秒至2分钟。

（6）旋磨满意后，开启dynaslide模式，将转速降至7000r/min后缓慢退出旋磨头。

（五）结果评价

（1）造影确定旋磨效果：硬化斑块去除情况；球囊试扩张病变能否完全打开，预计支架能完全释放。

（2）造影了解有无并发症：血管痉挛、慢血流/无血流、内膜撕裂、冠状动脉穿孔。

（3）必要时IVUS评价。

（六）注意事项

1. 导引导管的选择　对于严重钙化病变应选用支撑力强的导引导管，如左冠状动脉用XB、EBU、Amplatz等，右冠状动脉可以选用MAC、RBU、Amplatz等；如考虑使用旋磨，应选择7F以上的导引导管，6F导管可以深插以提高支撑力和同轴性。

2. 导丝的选择　具有亲水涂层的导丝更容易通过钙化和纤曲的病变，如Whisper、Pilot50、Choice PT，良好操控性能的Balance、ATW、Runthrough也是很好的选择，支撑力较强的导丝对器械的输送是有益的。

3. 球囊预扩张的充分性和困难　目前市售的球囊都具有很好的通过性能，应常规对钙化病变进行充分的预扩张。对于钙化不严重的病变，预扩张与常规PCI相同；对于中、重度的钙化病变应进行充分预扩张。考虑到需要更高的压力，通常球囊直径应小于血管直径0.5mm。当球囊压力达到12atm而病变没有被扩张时，应改用非顺应性球囊扩张，可以达到16～18atm；仍不能扩张时可改用切割球囊，以8～10atm常能扩张病变，但其通过性较差。双导丝球囊通过性优于切割球囊，适合远端和边支血管，它们的扩张效果优于普通球囊，所需要压力也较低。但应注意，当球囊与血管直径为1：1时可能会增加血管破裂、夹层等并发症的发生率。

对于非顺应性球囊于16atm以上仍不能充分预扩张的病变，应考虑使用旋磨技术，以避免过度的高压扩张对血管造成的并发症。

4. 支架的选择　开环和模块设计的支架有良好的血管追踪性能，可以较容易地通过纤曲的病变，但它的结构也易与钙化斑块抵触而不易通过；闭环支架由于其结构较紧凑，反而抵触较轻而较易通过病变。前者在扩张后由于网眼较大，钙化片可以突入支架内，造成血管狭窄和急性血栓，也由于支架的径向支撑力较弱，支架易出现塌陷；而闭环支架由于良好的径向支撑力和较小的支架网眼不易发生病变突入支架和塌陷，可以保证更为理想的管腔直径、较低的血栓和再狭窄发生率。

钙化病变支架置入困难主要出现于支架的输送过程中。由于钙化斑块和支架极易发生抵触，此时可以使用伴行导丝技术（buddy wire technique），方法是在靶病变血管中再放入一根导丝，使支架输送沿第二根导丝滑行以减少阻力，在支架定位后撤出第二根导丝，再释放支架。此技术的益处是第二根导丝提供了滑轨作用，避免了球囊、支架在血管内的"触礁"；导丝支撑力增加可改变血管走行，减轻血管纤曲，同时可以明显增加导引导管的支撑力和同轴性。

支架的直径最好略小于血管直径，以便用高压力释放支架（如16～18atm）。需要注意的是，不能对未完全扩张的病变置入支架，如果预扩张时12atm不能使病变扩张充分，此时置入支架即便用更高的压力也常不能使支架完全膨胀，更高压力的后扩张也常不能有效扩张，有极高的血栓发生率、再狭窄发生率。旋磨对此情况的效果也不好，对此应高度重视，避免其发生。

5. 支架后扩张　最好使用非顺应性球囊，可按1:1的比例选择球囊与血管的直径，进行高压扩张，球囊长度应短于支架的长度。扩张应在支架内进行，以免支架远端、近端撕裂造成夹层。我们所在的导管室常使用10～12mm的非顺应性球囊进行后扩张。短的球囊不仅有更好的扩张性能，还能对长钙化病变的血管曲度进行修饰，增加血管的通过性能。如果使用半顺应球囊扩张，则必须按厂家提供的压力顺应表控制球囊的直径，其球囊发生破裂的概率高于非顺应球囊。有研究表明在IVUS的指引下进行后扩张，不论是长支架置入还是点状支架置入，均明显提高支架置入的近期和远期疗效，减少血栓和再狭窄发生的概率。

如果在预扩张或后扩张中出现血管破裂引起心脏压塞可危及生命，应尽快使用与血管直径相当的球囊低压力扩张以封闭破口，同时准备心包穿刺引流。在导管室备有覆膜支架是明智的选择，需使用7F导引导管，高压（16atm）释放覆膜支架，大多可以封闭破口；如无效，则应尽快送外科手术。

6. 术后的处理　由于钙化病变的病理特性，支架的贴壁不良发生率高，术后的抗凝和抗血小板治疗更加重要，特别对近端开口、分叉处病变，应术后应用低分子肝素3～4天，必要时加服氯吡格雷150mg/d，1～3个月后75mg/d，持续1年。

六、冠状动脉旋磨并发症的预防及处理

（一）冠状动脉痉挛

（1）术前给患者口服钙拮抗剂。
（2）旋磨头从较小的开始，旋磨头与血管的比例≤0.75。
（3）每次旋磨的时间不宜过长，一般短于30秒。
（4）旋磨前及每次旋磨后酌情冠状动脉内给予硝酸甘油50～200μg。
（5）在加压灌注液袋的生理盐水中加入维拉帕米和（或）硝酸甘油。
（6）旋磨后辅以球囊低压扩张。
（7）如硝酸甘油不能缓解冠状动脉痉挛，必要时可经静脉或冠状动脉给予维拉帕米或地尔硫䓬。但需要监测患者的血压及心率，避免发生低血压。

（二）无血流/慢血流的处理

（1）左心室功能明显减退及远端血管床较差的患者，不宜行旋磨术。
（2）多支血管病变者，如果"罪犯"血管是唯一开放的冠状动脉或其供血范围较大，对患者血流动力学影响较大者，不宜选用旋磨术。
（3）从较小的旋磨头开始，逐渐增大，旋磨头与血管的比例≤0.75。
（4）缓慢推进旋磨导管，以避免转速跌落、血管热损伤及产生较大的微颗粒；复

杂病变及长节段病变的旋磨中，每次的旋磨时间不宜过长；在旋磨时不要一直推进旋磨头，而宜采用"进三退一"的手法，即向前推进旋磨头数秒钟后，向后稍退一点，然后再前进。

（5）旋磨过程中间断注射少量造影剂，一方面可有助于微粒的冲刷，另一方面可及早地发现无血流/慢血流现象。

（6）无血流/慢血流现象发生时采取如下方法处理：①冠状动脉内给予硝酸甘油或其他血管扩张剂（钙离子拮抗剂或腺苷类药物）；②从病变血管远端开始低压力短时间球囊扩张；③从导引导管中加压推注血液；④必要时应置入主动脉内气囊反搏泵（IABP）；⑤在整个治疗过程中均应维持有效的冠状动脉灌注压。

第二十章

老年患者静脉桥血管病变的介入治疗

静脉桥血管病变是指CABG后的大隐静脉桥血管（saphenous vein graft，SVG）由于显著的动脉粥样硬化导致管腔狭窄超过50%，引起供血范围心肌缺血。

一、静脉桥血管病变的特征及临床意义

静脉桥血管病变具有独特的病理特征：①内膜增生；②血栓形成；③显著的动脉粥样硬化，并且动脉粥样硬化斑块松软易碎。静脉桥血管移植术后1年即开始发生动脉粥样硬化，术后3～5年动脉粥样硬化明显，其远期开通率显著低于内乳动脉桥血管。静脉桥血管1年的狭窄或血栓栓塞发生率为8%，5年为38%，10年为75%。

由于上述病理特征，静脉桥血管病变介入治疗（PCI）过程中远端血栓栓塞所致的心肌梗死（MI）、死亡等MACE发生率显著增加，患者的远期预后不良。更困难的是，根据常规的静脉桥血管造影很难准确预测静脉桥血管病变的血栓负荷。由于常低估静脉桥血管病变的血栓负荷，介入治疗过程中远端血栓栓塞的相关防治措施不足，并且患者多合并高龄、多支病变、既往心肌梗死等高危临床特征，一旦发生上述并发症，常导致心肌梗死、死亡等严重后果。因此，静脉桥血管病变属于高危病变。

二、静脉桥血管病变的再次血运重建策略

（一）静脉桥血管病变再次血运重建的一般原则及策略

（1）由于静脉桥血管病变介入治疗具有较高的并发症风险，当目标血管是桥龄较长的退化静脉桥血管时尤其如此，所以，如有可能，尽量考虑对自身冠状动脉进行介入治疗以获得更好的远期疗效（Ⅱa类推荐，证据水平C）。

（2）总的来说，CABG术后接受PCI患者的院内疗效（死亡、心肌梗死等MACE）及住院费用均显著优于接受再次CABG的患者，如CABG后3个月出现缺血，可行静脉桥血管PCI（Ⅰ类推荐，证据水平A）。

（3）因静脉桥血管孤立病变导致CABG后1～3年后出现缺血症状或有相关缺血证据，行静脉桥血管PCI（Ⅱa类推荐，证据水平C）。

（4）由于供应前降支的静脉桥血管常决定患者的远期预后，所以，当目标血管是供应前降支的退化静脉桥血管时，如内乳动脉桥血管可用、外科CABG风险可接受，此时应考虑再次以内乳动脉桥血管的外科CABG治疗来获得更满意的远期疗效，尽管再次CABG的风险是首次CABG的2～4倍。

（5）影响静脉桥血管病变介入治疗远期预后的主要因素是心功能（LVEF）、年龄、糖尿病、CABG手术时间（或桥龄）。尤其是糖尿病患者静脉桥血管病变介入治疗的5年生存率及无事件生存率均显著低于非糖尿病患者。在CABG术后再次选择血运重建治疗

策略时，应注意综合考虑。

（6）慢性闭塞静脉桥血管，不推荐行PCI（Ⅲ类推荐，证据水平B）。

（7）CABG后多支血管病变伴多支静脉桥血管严重狭窄，不推荐行静脉桥血管PCI（Ⅲ类推荐，证据水平B）。

（二）常见的几种特殊情况下的静脉桥血管病变介入治疗策略

1. **CABG术后急性心肌梗死** 年发生率约为3%。由于患者常合并多支病变、既往心肌梗死及高龄等高危因素，以及静脉桥血管富含血栓的特点，急诊介入治疗的并发症及院内死亡率较自身冠状动脉的急诊介入治疗明显增高。强调应该联合应用远端血栓保护装置（Ⅰ类推荐，证据水平A）及血小板糖蛋白Ⅱb/Ⅲa受体拮抗剂（Ⅱ类推荐，证据水平B）以降低无复流及其所致的心肌梗死和死亡等严重并发症的发生率。

2. **静脉桥血管慢性完全闭塞病变** ACC/AHA指南将其列为Ⅲ类适应证（证据水平B）。主要原因为静脉桥血管慢性完全闭塞的介入治疗成功率低，并发症较高，远期效果不良（再狭窄率及再闭塞发生率均较高）。而药物洗脱支架（DES）及远端血栓保护装置在SVG慢性完全闭塞病变中的疗效及安全性均有待临床研究证实。

3. **静脉桥血管支架置入术后再狭窄** 静脉桥血管支架置入术后支架内再狭窄的血运重建通常较安全，无复流，且其所致的心肌梗死等并发症的发生率显著低于静脉桥血管病变的介入治疗。因此，无须常规应用血栓旋切术或远端血栓保护装置。尽管单纯球囊扩张术治疗静脉桥血管普通金属裸支架置入术后再狭窄较为安全，但复发率较高。血管内放射疗法可用于治疗静脉桥血管支架内再狭窄，但可能影响血管内皮修复，增加潜在的血栓形成风险。再次置入DES治疗再狭窄的治疗策略被证实在自身冠状动脉有效（Ⅱa类推荐，证据水平B），但其对静脉桥血管支架内再狭窄的远期疗效尚有待临床研究证实。

三、静脉桥血管病变的介入治疗技术

静脉桥血管病变的主要介入治疗技术与自身冠状动脉介入治疗技术类似。

（一）导引导管选择

选择支撑力强的导引导管至关重要。导引导管的选择取决于静脉桥血管在主动脉起源的位置，而导引导管的大小取决于主动脉的直径。静脉桥血管的常见起源位置及导引导管的选择如下（图20-1）。

（1）SVG至RCA：通常首选Multipurpose、AL，次

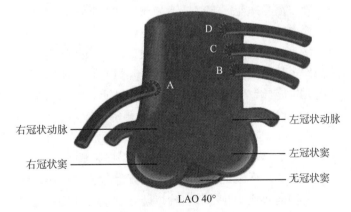

A. 静脉桥血管至RCA或回旋支（左优势型冠状动脉）
B. SVG至前降支
C. SVG至对角支
D. SVG至钝缘支或中间支

图20-1 静脉桥血管的常见起源位置及导引导管的选择

（摘自Safian RD，Freed MS.The Manual of Interventional Cardiology，2001）

选JR、AL；如SVG前向起源，则首选AL，次选Multipurpose、JR、Hockey Stick。

（2）SVG至左冠状动脉：通常首选JR、Hockey Stick，次选AL、Left Bypass、Multipurpose。如SVG前向起源，则首选AL、Hockey Stick，次选JR、Left Bypass、Multipurpose。

注意：静脉桥血管病变介入治疗前需认真、充分地了解患者CABG的相关病史、手术经过及静脉桥血管的种类及其位置。满意的介入治疗术前造影和导引导管的正确选择是手术成功重要的第一步。

（二）静脉桥血管病变的主要介入治疗技术

1.血栓保护装置的应用　已有充分的循证医学研究证实，在静脉桥血管病变的介入治疗中，远端血栓保护装置的应用可显著减少无复流、改善心肌灌注及减少30天MACE的发生率（尤其是心肌梗死的发生）。2005年美国ACC关于PCI指南及2009年中国《经皮冠状动脉介入治疗指南》均将远端血栓保护装置的应用列为静脉桥血管病变介入治疗的Ⅰ类适应证（证据水平A）。血栓保护装置包括近端及远端保护装置。

2.远端血栓保护　远端血栓保护装置是将血栓保护装置在病变远端释放，通过完全阻断前向血流或滤过、回收介入治疗过程中脱落的血栓，以防止远端血栓栓塞及其所致的无复流或慢血流发生。远端血栓保护装置在静脉桥血管病变介入治疗中的循证医学研究证据最为充分确凿，分为远端球囊阻滞装置（以Percusurge Guardwire为代表）和血栓滤过保护装置（以Filter Wire为代表）。

远端球囊阻滞装置适于近段或中段病变，尤其是血栓负荷较大的病变，其优点为：①保护装置易于通过病变；②可用于预防较大的血栓负荷；③保护装置可回收大的或小的血栓，装置的回收也较容易。其缺点为：①远端球囊阻滞装置应用时需阻断前向血流，操作中无法进行影像学的判断；②前向血流阻断时可能导致心肌缺血，5%～8%的患者无法耐受；③球囊可能导致血管损伤；④装置导丝的操控性不如PTCA导丝；⑤装置需在距病变远端较长（20mm）的"停泊"距离。

而血栓滤过装置适用于对缺血耐受性较差的"仅存"单支静脉桥血管或开口病变的介入治疗，其优点为：①操作简便；②无须阻断前向血流，因而不影响血管影像的判断及操作。其缺点为：①因滤过网袋容量有限，所以回收负荷大的血栓时较困难；②输送装置时可能导致栓塞；③装置回收时可能导致远端血栓栓塞的发生。

PercuSurge Guardwire远端球囊阻滞装置与Filter Wire血栓滤过装置在静脉桥血管病变介入治疗中预防无复流及其MACE方面的疗效并无显著差异。可根据病变的具体特征选择以Filter Wire为代表的血栓滤过保护装置。

3.近端血栓保护装置　是将球囊阻滞装置在血栓病变部位的近端释放，通过球囊完全阻断前向血流，并回收血栓以防止远端血栓栓塞。该装置适用于远端复杂病变、相对较直的血管，尤其是远端接近静脉桥血管与自身冠状动脉吻合口部位的病变。其优点为：①在导丝通过病变过程中，即可保护主要血管及其分支；②不影响血管显影；③装置无须远端血管"停泊"距离；④适用于血栓负荷较大的病变。其缺点为：①阻断前向血流可致心肌缺血；②较Filter Wire操作复杂；③无法应用于开口病变。

PROXIMAL研究证实，近端血栓保护装置与远端血栓保护装置在降低30天MACE

的疗效方面无显著差异。

注意：①分析自身冠状动脉与静脉桥血管造影的特点，结合病变不同部位、弯曲程度与血栓负荷大小选择各种血栓保护装置：静脉桥血管近段或中段病变选择远端血栓保护装置；而远段病变尤其是接近静脉桥血管与自身冠状动脉吻合口处的病变选择近端血栓保护装置；②单支"仅存"静脉桥血管病变、对完全阻断前向血流耐受性较差者，则选择血栓滤过保护装置如Filter Wire等；血栓负荷大、对缺血相对耐受者，可选择远端球囊阻滞装置，如Percusurge Guardwire等。

4. 血栓抽吸术　当血栓负荷较大时，应用机械血栓抽吸装置AngioJet、X-sizer等进行冠状动脉血栓抽吸术有助于减少心肌梗死、无复流等的发生率。

5. 冠状动脉斑块旋磨术　是静脉桥血管病变介入治疗的禁忌证（Ⅲ类推荐），因其可导致远端血栓栓塞、无复流、急性血管闭塞和心肌梗死等并发症的发生。

6. 药物洗脱支架（DES）　普通金属裸支架在静脉桥血管病变的远期疗效并不理想，再狭窄率高达37%～65%。目前，关于DES对静脉桥血管病变的有效性及安全性的研究有限。现有资料多为单中心、小规模或回顾性及注册研究，随访时间较短，研究结果不一，尚难确定DES在静脉桥血管病变介入治疗的远期疗效。目前有研究证实，DES在静脉桥血管可以显著降低再狭窄及其MACE的发生率；但也有RCT研究（RRISC研究）显示，西罗莫司药物洗脱支架远期（32个月）死亡率较BMS增加。而对于TVR而言，两者无显著差异。总之，静脉桥血管病变中DES的有效性仍缺乏足够的循证医学证据。需要大规模、随访时间更长的RCT研究评价与比较DES与BMS在静脉桥血管病变介入治疗的远期疗效及晚期血栓发生等安全性问题。

选择支架时需注意：①DES在静脉桥血管病变PCI后的晚期或极晚期支架内血栓形成可能是其TVR等MACE增加的主要原因。②置入DES需延长双联抗血小板治疗至少1年；只有患者耐受双联抗血小板治疗的情况下才考虑置入DES，任何原因限制双联抗血小板治疗1年时不推荐DES。③选择何种DES更具优势尚有待临床研究验证。

四、并发症的预防及处理

（一）无复流

由于特殊的病理特征，静脉桥血管病变介入治疗过程中远端血栓栓塞的发生率可高达15%～30%，导致无复流或慢血流，尤其常见于移植3年以上退化的静脉桥血管。无复流的病因尚未完全明了，可能的主要原因为微血管栓塞与痉挛。需注意的一个"陷阱"为静脉桥血管造影可无明显血栓或溃疡影的血栓典型征象。静脉桥血管病变PCI过程中远端血栓栓塞的独立预测因子为桥血管弥漫退化（桥龄超过3年）和斑块负荷过重。

处理方法：无复流的防治策略重在预防。根据2005年美国ACC关于PCI的指南及2009年中国《经皮冠状动脉介入治疗指南》，静脉桥血管病变介入治疗均应在血栓保护装置的保护下进行（Ⅰ类适应证，证据水平A）。一旦发生无复流或慢血流，各种补救措施如溶栓治疗、PTCA或CABG等均收效甚微。冠脉内注射100～300μg地尔硫䓬、100～200μg维拉帕米、100～200mg尼卡地平或10～30μg腺苷有助于部分恢复冠状动脉血流及改善灌注。

注意：上述药物可能导致房室传导阻滞或低血压，应注意给药剂量及术中监测。

（二）血管穿孔

血管穿孔常与球囊扩张、支架释放压力过高有关。已有证据表明：支架释放压力＞16atm可导致更高的晚期丢失（late loss）。支架过度膨胀超过血管参考直径无益于降低TVR，并可能导致更高的心肌梗死发生率。因此，静脉桥血管病变的支架置入技术主张更合理的支架直径与血管参考直径匹配，避免过度高压释放或后扩张，减少血管穿孔的发生。一旦发生血管穿孔，处理原则与自身冠状动脉穿孔相同。

第二十一章

老年患者冠状动脉临界病变的介入治疗

冠状动脉临界病变通常是指冠状动脉造影（CAG）显示冠状动脉管腔直径狭窄≥40%且≤70%的病变。如何评价和处理临界病变仍然是心血管科医师必须面对的一个挑战。在目前的药物洗脱支架（DES）时代，经皮冠状动脉血管成形术已经成为一种手术成功率高、并发症发生率低及远期血管开通率高的治疗方法。因此使用药物洗脱支架治疗所有可疑病变具有很强的诱惑力。然而，冠状动脉介入治疗仍然存在一定比例的并发症，再狭窄和晚期支架内血栓的风险依旧难以避免，而且介入治疗费用昂贵，增加了患者的经济负担。因此，如何处理临界病变必须做充分的风险、成本与效益分析。

一、临界病变的评价及临床意义

冠心病是目前世界上多数国家人群主要的致死原因。急性冠脉综合征（ACS），包括不稳定型心绞痛、急性心肌梗死（AMI）和猝死型冠心病，是导致冠心病患者死亡的主要原因，其主要发病机制是易损斑块发生破裂并继发血栓形成，使冠状动脉狭窄加重或完全阻塞管腔。然而，传统CAG是冠状动脉管腔二维投影图像，只能通过比较病变部位和近端参照血管的直径狭窄比例间接评价狭窄程度，它并不能反映斑块的真实体积和结构，无法预测哪些斑块会发生破裂并继发血栓形成导致ACS。组织病理学显示血管的外弹力膜（EEM）会随着斑块的生长而扩张，即所谓正性重构。但是这种代偿性的扩张似乎是有限度的，当斑块面积超过外弹力板面积的40%～50%时，斑块开始向管腔内生长，只有到此时CAG才会显示管腔狭窄。因此，虽然GAG显示为临界病变，但是可能斑块负荷已经很重。许多研究显示，容易发生急性心血管事件的病变是那些纤维帽薄（<65μm）、脂质核心大和纤维帽内巨噬细胞浸润多的斑块，即所谓的易损斑块。有研究显示，发生正性重构的病变多数是易损斑块。回顾20世纪80年代末期一系列具有里程碑意义的CAG研究发现，约2/3的心肌梗死发生在不明显影响血流的临界病变。理解了冠状动脉粥样硬化的发生、发展过程，以及ACS的发病机制，就不难理解这些实验结果了。

二、临界病变的介入治疗策略

在进行GAG检查时经常可以发现临界病变，对于此类患者进行严格的改善生活方式、去除易患因素、β受体阻滞剂和ACEI治疗、积极抗血小板和强化调脂治疗至关重要。如何把握临界病变介入治疗适应证常具有挑战性，心血管科医师应该对心肌缺血的客观证据、影像学检查和冠状动脉生理功能作出综合评价，严格掌握介入治疗指征。

1. **存在心肌缺血的症状及客观依据** 如果患者有比较典型的心绞痛症状，尤其是不稳定型心绞痛症状，经积极药物治疗不能缓解且继续加重，或虽无典型心绞痛症状，但心电图或动态心电图、运动试验、核素等辅助检查证实有明确心肌缺血客观依据者，多提示冠状动脉"罪犯"血管的实际狭窄程度比较严重。对这类患者选择介入治疗常能达到迅速缓解症状，防止发生心肌梗死及猝死等效果。

2. **IVUS和OCT的诊断价值** IVUS不受投照位置的影响，能够提供管腔和管壁的横截面图像，精确定量地测定狭窄程度，并能识别CAG上所见的临界性病变的狭窄程度和斑块性质，尤其是能清楚显示CAG难以显示的开口处和分叉处病变的特征。对于CAG发现的临界病变，如血管内超声显示的斑块面积狭窄＞70%，且有较大的脂池（脂池/斑块面积＞20%），纤维帽较薄（＜0.7mm），且为偏心性，提示为易损斑块，应当给予积极的介入治疗，以防止斑块破裂导致急性心肌梗死等一系列严重心脏事件，同时应积极实施调脂药物治疗。近年来，OCT技术在冠状动脉成像检查中得到迅猛发展。OCT的成像介质采用波长1300nm近红外光，利用近红外光的低相干技术，获得高分辨率的断层扫描图像，可以获得4～16μm的空间分辨率，穿透深度可以达到2～3mm。在易损斑块识别中，OCT对病变纤维帽的厚度和脂质核心大小的识别具有重要的临床价值。

使用40MHz超声波频率的IVUS所能达到的空间分辨率为130μm，对薄纤维帽和细小破口的识别远不及OCT准确。斑块不稳定因素除了纤维帽薄、富含脂质外，还有纤维帽内巨噬细胞浸润增多。有研究显示，OCT有可能在体观察病变内巨噬细胞的聚集情况。

3. **血流多普勒测定的价值** 在所有的多普勒血流测值中，冠状动脉血流储备（coronary flow reserve，CFR）对于评价临界病变最有价值。CFR定义为充血状态与基础状态下的血流速度之比，当心外膜血管存在限制血流的狭窄病变时，远端的微血管扩张以维持静息状态下的基础血流。但当最大充血状态下的血流受到狭窄影响时，CFR会降低。有人认为，CFR值＞2为正常。如CFR值＜2，尤其＜1.7，提示心外膜血管存在功能上及生理上有意义的阻塞性病变，可作为介入治疗的适应证。尤其在多支或同支多处血管病变而无心电图改变的心绞痛患者，CFR常能识别"罪犯"血管，提高介入治疗的质量。

然而，CFR数值既受心包脏层下冠状动脉阻力影响，也受微血管阻力影响。糖尿病、心室肥厚和年龄都会影响CFR数值。为了克服CFR的缺陷，相对CFR的概念被引入。相对CFR是用病变血管的CFR除以相邻正常血管的CFR得到的比值。因此，计算相对CFR需要测量另外一条血管的CFR。由于CFR和相对CFR的缺陷，两种技术没有被广泛接受，现已被心肌血流储备（functional flow reserve，FFR）所取代。

4. **冠状动脉内压力测定** 冠状动脉狭窄远端的压力能经导引导管通过0.014in的压力导丝测定，冠状动脉近端的平均压通过测定同一导引导管顶端的压力得到，可采用冠状动脉扩张药物腺苷或罂粟碱诱导最大充血反应，测定心肌血流储备分数（FFRmyo）。FFR的定义是当狭窄存在时可获得的最大血流，以该冠状动脉不存在狭窄时预期可达到的正常最大血流值的分数（或百分比）来表示。与CFR相比较，FFR不依赖于压力的改变和其他一些影响因素，既能用于单支病变，也能应用于无正常冠状动脉存在的三支血管病变，且操作简便。在诊断性研究中，0.75的界限值能区分狭窄是否引起心肌缺血，当FFR＞0.75，可认为狭窄没有临床意义，FFR＜0.75与运动试验阳性结果相关良好，可作为病变需再通的指标，且介入治疗后患者症状改善，运动试验结果转阴性。有些学者的研究发现，FFR＞0.75的临界病变不需介入治疗而症状常会自发缓解。因FFR＞0.75预示病变局部无压力阶差，病变远端血流无明显受阻，因此即使实施介入治疗，患者的症状及预后可能不会获得明显改善。一项前瞻性的、根据FFR决定对中等程度狭窄治疗方案的研究（DEFER研究）入选了325例患者，185例（57%）的靶病变FFR≥0.75，FFR≥0.75和FFR＜0.75的患者病变直径狭窄类似［（48±9）% vs（57±12）%］。FFR＜0.75者接受介入治疗，FFR≥0.75者（4例退出研究）随机分成介入治疗（$n=91$）和推迟介入治疗（$n=90$）两组。介入治疗后，FFR≥0.75者加拿大心绞痛分级改善不明显（平均降低：介入组，0.5±0.3；无介入组，0.8±0.4），而FFR＜0.75组介入治疗后明显降低（平均降低1.1±0.5）。在8个月的随访期内，FFR＜0.75组的事件发生率为16%，FFR≥0.75介入组事件发生率为9%，而推迟介入组事件发生率只有3%。这一研究提示：FFR＜0.75者应推荐患者接受介入治疗，因其可明显改善患者的；而FFR≥0.75的患者从介入治疗中获益不多，与不行介入治疗者相比还有增加事件发生率的趋势。

5. DES的应用　DES的临床普及应用对临界病变的处理策略提出了挑战，但至今关于DES在临界病变中应用的安全性和有效性的报道非常少。一项小样本研究连续入选20名患者，对23处定量冠状动脉造影（quantitative coronary angiography，QCA）显示狭窄＜50%的病变置入西罗莫司洗脱支架，平均随访399天，95%的患者没有发生MACE事件。一项荟萃研究回顾分析了SIRIUS、TAXUS-W、FURTURE-Ⅰ和Ⅱ研究，2478例患者中167例（6.7%）经QCA分析直径狭窄＜50%（平均44%）为临界病变。观察终点为住院期间、30天和1年的MACE事件，包括心源性死亡、心肌梗死、靶血管重建、支架内血栓和造影随访再狭窄。研究结果显示，DES组和BMS组30天MACE事件发生率都很低（1.1% vs 4.0%，$P=0.22$）；1年随访，DES组和BMS组心源性死亡（0 vs 2.7%，$P=0.11$）和心肌梗死（3.4% vs 5.4%，$P=0.49$）的发生率相似，但是在靶血管重建（3.4% vs 20.3%，$P=0.0004$）、MACE（5.6% vs 25.4%，$P=0.0003$）和造影再狭窄（1.8% vs 34.0%，$P＜0.0001$）方面DES组显著低于BMS组。因此认为，与BMS相比，DES用于临界病变是安全的，其可显著降低临床和造影再狭窄，提示在DES时代目前处理临界病变的策略需要重新评价。

三、临界病变的介入注意事项

（1）目前对临界病变的定义尚未统一，通常认为临界病变是冠状动脉管腔直径狭窄≥40%且≤70%的病变。

（2）传统的冠状动脉造影对于临界病变的评价具有明显的局限性。

（3）对于无心绞痛发作且无创检查未显示心肌缺血客观证据的临界病变患者，应该进行严格的改善生活方式、去除易患因素，可应用β受体阻滞剂和ACEI、积极抗血小板和强化调脂治疗，并进行严格随访。

（4）对于有心绞痛并且临床具有客观心肌缺血证据的患者，应该进一步进行IVUS、OCT或FFR检查。如果影像学检查显示病变为易损斑块，或斑块有不稳定表现，或FFR

检查提示冠状动脉生理功能异常的患者，目前有限的证据支持给予DES介入治疗干预。

（5）对于上述高危患者给予至少1周的强化抗凝、抗血小板、调脂治疗，再给予动态心电图或运动负荷试验检查，如果仍然具有心肌缺血的客观证据，则给予DES介入治疗，否则给予药物治疗的同时进行临床随访，必要时进行造影随访。在目前循证医学证据尚不是很充分的情况下，应该采取更加审慎恰当的处理策略。

第二十二章

老年患者冠状动脉弥漫病变和长病变的介入治疗

弥漫病变和长病变属于复杂冠状动脉病变范畴，是老年冠心病的血管主要病变形式之一。自PCI应用以来，弥漫病变和长病变的治疗成功率不高，并发症多，术后易出现再狭窄。弥漫病变和长病变一度被认为是冠状动脉介入治疗的棘手领域，大部分患者选择了CABG和药物治疗。自从DES问世以来，已有多项大型临床试验证明，应用DES处理弥漫病变和长病变，再狭窄发生率较单纯PTCA和BMS显著减少，长期随访临床结果良好。

一、弥漫病变和长病变的定义和特征

根据病变的长度，可将病变分为三种类型：①局限型（discrete）病变（长度＜10mm）；②管状型（tubular）病变（长度10～20mm）；③弥漫型（diffuse）病变（长度＞20mm）。

对病变长度的测量尤为关键，根据病变所在的不同血管、部位，选择充分暴露病变的投照体位，不能选择缩短病变长度的体位。

需要指出的是，对于长病变的定义有不同的标准，在不同临床试验中对于长病变长度的定义不尽一致。根据1988年美国ACC/AHA冠状动脉病变形态学分类标准，靶病变长度10mm为长病变，20mm为弥漫性长病变。弥漫性冠状动脉疾病的定义为至少1/3的血管长度存在三处或三处以上＞50%的狭窄。

冠状动脉弥漫病变和长病变的特征：①多见于糖尿病和老年患者；②常伴有血管成角、扭曲、钙化、累及侧支等，增加手术操作的难度及并发症的发生率，而且增加冠状动脉切应力，降低血管顺应性，从而影响术后血管内膜的修复，增加血小板黏附、亚急性血栓形成的概率；③常伴有较大斑块，且斑块负荷重，常易导致撕裂、夹层，增加术后再狭窄率；④血管直径逐渐变细，选择球囊和支架比较困难；⑤由于病变长，近、远端血管直径相差大，远端管径较细，不是CABG理想适应证。

二、弥漫病变和长病变的临床意义

弥漫病变和长病变多发生在老年和（或）合并严重的糖尿病、高血压、高脂血症的患者，往往为多支血管病变，且多为小血管、弯曲成角、累及侧支、严重钙化病变。病变长度影响冠状动脉的血流量，根据Poisseuilles血流动力学定律，冠状动脉血流量与狭窄处直径成正比，与狭窄长度成反比。静息状态下50%的局限性狭窄一般不引起心肌缺血，但当病变长度明显增加时，则可能与70%以上的局限狭窄缺血程度相同。所以，对弥漫病变和长病变的处理不能单纯依据造影所示的病变狭窄程度，而要综合考虑临床症状和相关辅助检查，必要时行血管内超声和压力导丝辅助评估狭窄程度。

随着介入器械的发展和手术医师经验的丰富，PCI成功率日益增高，但与"简单局限"的病变相比，进行弥漫长病变介入治疗时仍存在并发症高、术后再狭窄率高、远期疗效差等特点。ACC/AHA按照有无C型病变，将病变分为高危（至少1处C型病变）和非高危（C型病变的诊断标准见表22-1）。DES的置入可以明显降低冠状动脉弥漫病变的再狭窄率。如何正确判断病变和合理选择介入方法以达到改善远期预后的目的，已经成为我们面临的首要问题。目前循证医学已广泛用于临床实践，应参照相关临床试验的结果，结合自己的临床经验和实际条件，探索适合患者自身的"最佳方案"。

表22-1　高危[*]病变（C型病变）特征

长度与走形	主支闭塞与桥侧支病变
弥漫，长度>20mm	>3个月的CTO病变和（或）桥侧支形成
近段极度扭曲	无法保护的重要侧支
极度成角，角度>90°	退化的静脉桥伴脆弱病变

[*]高危指易导致技术上失败或再狭窄

随着介入患者基数的增大和介入器械的不断改进，介入治疗病例中弥漫病变和长病变所占的比例有所上升。该类病变介入治疗的策略需要考虑到是否存在血栓、钙化及血管的大小。在BMS时代，主要为球囊成形术＋合理化支架术；在DES时代，则要求完全覆盖病变至正常参照血管。

弥漫病变和长病变的介入治疗需要注意：①合理选择PCI的靶血管，对于不愿接受CABG治疗或病变特征不适合CABG的患者尤为重要；②合理选择器械，包括导引导管、导丝、球囊和支架，特别强调导引导管的良好支撑力；③治疗过程当中，要进行仔细的影像学评估。对于支架内或支架重叠区域，如果扩张不满意，要用高压球囊进行高压后扩张；但对于钙化严重并且局压扩张效果不满意的，不能盲目增加压力，因为过高压扩张会导致血管壁破裂。对于直径偏小的长病变，IVUS可以对支架释放后的情况进行评估，为后扩张的压力选择提供依据。对于弥漫病变和长病变的介入治疗，术前、术中、术后使用IVUS评估病变及疗效，有益于改善预后。在日本，冠心病弥漫病变和长病变IVUS的使用可达50%左右，在我国只有10%～20%。

弥漫病变和长病变血管置入DES后，使用阿司匹林和噻吩吡啶类药物双重抗血小板治疗的时间，目前指南规定一般至少1年，但要对患者进行严密观察来确定具体的用药时间。

建议患者要定期复查冠状动脉造影，部分患者如经IVUS，现存在支架贴壁不良，则要考虑再扩张或延长双重抗血小板的治疗时间。

三、弥漫病变和长病变的处理方法

（一）相关评价

在单纯球囊扩张时代，手术成功率在80%左右。术后急性再闭塞等并发症发生率较高，病变长度与成功率呈负相关，与并发症发生率呈正相关。当时普遍采用了长球囊技术，尽量避免用短球囊交替和重复多次扩张病变血管，从而使冠状动脉夹层和斑块移位等现象有所减少。但是，长球囊在高压状态下尤其扩张钙化病变时容易发生破裂，其两端在加压过程中与中段受力不均，形成马鞍样扩张，容易在两端引起血管夹层。除急性并发症外，PTCA治疗弥漫病变或长病变的远期再狭窄率也较高。M-HEART研究显示，随着病变长度的增加（0.3～2.9mm、3.0～4.6mm、4.7～7.0mm、7.1～28mm），再狭窄率也相应增加（分别为32%、33%、42%、49%）。

在BMS时代，支架置入可较PTCA再狭窄率降低；但对弥漫病变和长病变，PCI虽然即刻效果较好，但再狭窄率高达50%。多个循证医学研究结果表明，BMS长度是术后支架内再狭窄的独立危险因素，因此，曾有学者推荐在IVUS指导下的"点状支架置入（Spot Stenting）"。

DES时代的多项临床试验（SIRUS、C-SIRUS、TAXUSL、TAXUSW、RESEARCH等）结果证实，在弥漫病变和长病变置入DES安全有效，与BMS比较能显著降低再狭窄率。目前认为，该类病变应置入长DES或多个DES，而减少置入BMS的概率。

激光旋切可应用于斑块负荷较重的弥漫病变和长病变。但有研究认为，与PTCA相比，激光旋切的手术成功率、早期心血管事件发生率、6个月再狭窄率二者无显著差异。也有研究认为激光旋切是预测长病变手术失败最重要的因素，其冠状动脉穿孔率达1.2%，再狭窄率为59%。

冠状动脉旋磨术适用于合并内膜钙化的弥漫病变和长病变，其优点包括：①增加病变顺应性；②减少内膜撕裂和血管急性闭塞；③增加管腔大小；④防止长支架的非充分扩张；⑤提高成功率。其缺点主要是增加无复流现象的发生。尤其在斑块负荷较重、血管直径小或远端分支少及应用较大旋磨器的情况下，更容易发生，延长旋磨间歇可能会有帮助。

（二）介入技巧和器械选择

1.导引导管

（1）所选择的导引导管应提供较好的支撑力和同轴性，以保证长球囊和长支架顺利通过弥漫病变和长病变。

（2）7F导引导管因其导管硬度适中，可提供较稳定的被动支持。

（3）6F导引导管可通过深插导管尖端，以获得主动支持。

（4）当深插导管送入长球囊或支架后，应立即回撤导管，以防止主干长时间血流受阻。

（5）推荐导管系列：Amplatz Ⅱ、XB、EBU等。

2.导引导丝

（1）所选择的导丝应为长球囊和支架的置入提供良好的支持力，因此需要推送杆的支持力较好。

（2）导丝尖端不宜过硬，以免操纵性差并容易损伤弥漫病变和长病变的血管内膜。

（3）大弥漫病变和长病变多合并钙化病变，因此表面有亲水涂层的导丝更易通过。

（4）推荐导丝系列：Stabilizer supersoft、Stabilizer supersoft plus、Extrasurpport、ATW、

BMW等，必要时使用双导丝增加支撑力。

3.球囊

（1）长球囊：长病变应用长球囊行血管成形术的成功率和并发症发生率与局限病变采用标准球囊扩张是相同的。DES前时代提倡在弥漫病变和长病变应用长球囊，可减少标准球囊的操作时间，也能减少内膜撕裂及血管闭塞的概率。其缺点是不易通过长病变、钙化病变不易充分扩张，需更换标准球囊时会增加医疗费用。DES时代已很少使用。

（2）标准球囊：标准球囊扩张病变需定位准确，避免损伤正常内膜组织，有利于保证DES置入时完全覆盖病变血管段。

（3）逐渐变细的球囊（tapered balloon）：扩张逐渐变细的血管病变时采用逐渐变细的球囊（球囊远段直径较近段小0.5mm），理论上能使球囊和血管的大小相匹配，减少血管夹层的发生率。

（4）推荐使用的球囊：建议使用半顺应性、外径小、跟踪性好、推送杆同轴性及支撑力好的球囊进行预扩张，如Maverick、Sprinter、Kongou等。

因支架球囊表面没有亲水涂层，对正常血管内膜损伤大，因此建议尽量不要使用长支架的球囊进行预扩张。

4.支架 由于弥漫病变和长病变支架再狭窄率发生较高，因此应提倡"合理化支架置入"，即根据病变的解剖特征和球囊扩张结果决定是否置入支架。参考建议如下：

（1）对于小血管、弥漫病变和长病变，如扩张后残余狭窄＜30%且远端血流较好，一般不置入支架。

（2）对于血管直径＞3.0mm，残余狭窄＞30%或长段内膜撕裂，需置入完全覆盖病变的长支架。

（3）弥漫病变和长病变应尽量置入DES，在中国《经皮冠状动脉介入治疗指南（2009）》中，关于长病变（病变长度＞30mm）选用DES的指征推荐级别为Ⅱa，证据水平为B级。需要完全覆盖病变至正常参照血管。如果需要置入多个支架时，两支架间至少有1～2mm的重叠，重叠原则是由远端向近端放置；当涉及左主干或直径较大的分支开口时，为了使支架不影响分支开口，也可由近端向远端放置。并且必要时两支架间进行后扩张，目的是支架与支架间的贴壁更好，减少无效腔导致的血栓事件的发生。在弥漫病变和长病变的治疗中，支架重叠属于基本的操作技巧，但是重叠区域选择要根据病变的形态、直径大小区别对待。

（4）弥漫病变和长病变近、远端血管直径相差1mm以上，如果经济条件允许，尽可能放置2个支架。应先置入病变远端，再置入近端支架。

（5）当选用1个长支架，可用10～12atm的压力先释放支架，将支架球囊回撤至支架内，以高于14atm的压力扩张后，使支架近端直径与血管直径相匹配，避免近端支架与血管之间形成缝隙，造成"涡流"。

（6）支架的选择建议：推荐外径小、连接桥较少而柔软性能好的管状支架。

（7）推荐支架系列：TAXUSElement、Cypher、Coroflex Please、Firebird、Excel支架等。

（三）介入途径

经股动脉途径应该有一定的优势，可以提供大腔导管进行分支保护和球囊"对吻"

成形。从现有经验看，经桡动脉途径对弥漫病变和长病变行介入治疗是可行的、安全的，即刻与远期疗效与经股动脉途径应该是一样的。6F导引导管双球囊"对吻"成形没有任何障碍，如要进行多个球囊"对吻"成形，可采用双侧桡动脉穿刺双导引导管技术来实现。当然小腔导引导管的局限性肯定是存在的，但关键是操作时要沉稳、认真、细心。事先设计手术策略，根据策略选择器械。手术成功的关键是器材的选择和手术技巧的合理使用。要注意一些细节问题，要考虑周全。

（四）并发症及处理

1. **血管夹层** 弥漫病变和长病变经球囊扩张后形成撕裂夹层，通常需要置入支架覆盖裂片和夹层。置入支架后应多体位投影仔细观察支架两端是否存在撕裂夹层，必要时补充支架以完全覆盖夹层，避免术后出现血管并发症。

2. **血管破裂** 球囊扩张时由于球囊尺寸过大、顺应性过大、扩张压力过高、病变处血管脆弱、弯曲成角等，可导致冠状动脉破裂。置入支架时亦可能出现冠状动脉破裂，支架应避免顶住过分弯曲的血管。轻度血管破裂表现为造影剂滞留在血管外，并不消散，可观察，减少或停用肝素。严重的血管破裂表现为造影剂消散于血管外，心包内很快出现造影剂影像，患者血流动力学迅速恶化，务必迅速处理。可选用带膜支架或球囊封堵，同时行心包穿刺引流。必要时，使用鱼精蛋白中和肝素，使用IABP或药物稳定血流动力学。

3. **支架贴壁不良** 通常可酌情选用高压球囊后扩张，后扩张球囊必须短于支架并在支架内扩张，IVUS有助于指导支架后扩张。

4. **分支闭塞** 最主要原因是斑块移行，夹层、痉挛、栓塞也可引起分支闭塞。双球囊对吻扩张技术是防止斑块移行的有效方法，支架置入仍是治疗分支闭塞的最好方法。

四、弥漫病变和长病变的介入注意事项

（1）对于弥漫病变和长病变，尤其位于前降支、回旋支的病变，多累及边支血管，发生分支闭塞、夹层、支架内血栓形成及操作失败的可能性较高，治疗要讲求策略。

（2）必要时可使用IVUS判定弥漫病变和长病变的长度和直径，指导球囊和支架大小的选择。

（3）术中操作要规范，尽量避免并发症发生。

（4）术后建议患者定期冠状动脉造影随访，必要时行再次介入治疗并指导用药，减少MACE的发生率。

第二十三章

老年患者血栓性病变的介入治疗

冠状动脉内血栓多见于ACS患者和静脉桥血管病变。通过冠状动脉造影发现，ACS患者血栓发生率为40%，血管镜发现率为90%。与非血栓性病变相比，血栓性病变进行介入治疗时，急性闭塞、CABG、心肌梗死和死亡的危险增加。同样，PCI后管腔内新出现的充盈缺损未及时处理，可显著增加血管急性闭塞、急诊CABG和严重心脏不良事件的危险。冠状动脉内血栓性病变对介入医师来说，始终是棘手的问题。

一、冠状动脉内血栓性病变的定义和检测

冠状动脉内血栓至今尚无统一的血管造影定义。不同的研究结果之间，冠状动脉内血栓的发生率有很大差异。目前，冠状动脉内血栓最严格的血管造影标准是指多个投照角度显示冠状动脉腔内存在球形充盈缺损。若血管完全闭塞，则显示圆拱状造影剂边缘（造影剂滞留形成圆拱状边缘），并且持续数个心动周期。应用严格的血栓定义时，冠状动脉造影检测冠状动脉内血栓的特异度可达100%，但敏感度较低（低至19%）。由于夹层、斑块破裂而导致的充盈缺损不易与血栓区别，因此在介入治疗后，冠状动脉造影判断血栓的准确性更低。冠状动脉内血管镜是血管内血栓最可靠的检查方法。冠状动脉造影发现的充盈缺损，通常和血管镜中发现的红色血栓相一致，但磨玻璃样病变可能是白血栓、内膜中断或光滑的斑块。此外，IVUS也是检测冠状动脉内血栓的方法，但有时血栓和软斑块的超声密度相似，因此也不能做出可靠鉴别。尽管不断有新的影像技术出现，血管造影仍然是检测冠状动脉内血栓使用最广泛的方法。

二、冠状动脉内血栓的常见原因和发病机制

冠状动脉内血栓性病变大多是由血管内膜及内膜下出血或血管内膜斑块破裂导致血栓形成。冠状动脉痉挛是诱发因素之一。在有动脉粥样硬化斑块的血管段出现血管痉挛可以引起斑块破裂，破裂位置常位于正常血管与斑块交界处。造影可见内膜夹层的螺旋或曲线性充盈缺损，血流减慢并在局部形成湍流，易于形成血栓，并可发现血栓进行性增大。其次，球囊扩张引起的血管内膜和中膜夹层也是诱发急性血栓形成的重要因素。置入支架时，支架的直径过大、高压球囊扩张、支架未完全覆盖斑块等，都可以在支架的近端或远端边缘引起夹层，且继发冠状动脉血栓的发生率高。此外，球囊扩张或支架置入时，由于"奶酪碾压"效应，动脉粥样硬化病灶处脂质斑块和血栓脱落可造成远端微血管栓塞。支架置入比单纯球囊扩张更易形成远端微血管栓塞，并可能引起无复流现象。

三、冠状动脉内血栓性病变的药物治疗

（一）口服抗血小板药物

抗血小板药物是PCI的关键辅助药物之一。PCI治疗在解决冠状动脉狭窄的同时，会导致局部血管内皮受损，内皮下胶原暴露，进而局部血小板黏附、聚集、激活，血管内血栓形成。因此，抗血小板药物治疗在PCI围术期至关重要。对于DES置入，足量的阿司匹林和氯吡格雷两联抗血小板治疗尤为重要。

（二）血小板糖蛋白Ⅱb/Ⅲa受体拮抗剂

活化的糖蛋白Ⅱb/Ⅲa受体通过受体部位的纤维蛋白键使血小板聚集。这些受体被各种激动剂激活，如血栓烷A_2（TXA$_2$）、血清素、二磷酸腺苷和胶原等。纤维蛋白原和其他的黏附蛋白通过糖蛋白Ⅱb/Ⅲa受体与毗邻的血小板结合，成为血小板-血栓形成的"最后共同通道"。它可以被糖蛋白Ⅱb/Ⅲa受体拮抗剂有效地阻断。目前已有三种静脉制剂：阿昔单抗、替罗非班和小分子多肽类药物依替巴肽被批准用于ACS和PCI治疗。目前，国内注册临床使用的主要是替罗非班（欣维宁）。迄今众多研究结果显示，血栓病变接受PCI的患者应考虑使用糖蛋白Ⅱb/Ⅲa受体拮抗剂，而ACS患者能从围术期糖蛋白Ⅱb/Ⅲa受体拮抗剂中得到最大益处。由于冠状动脉造影本身不能准确判断血栓病变，因此对于血栓高危患者如ACS、静脉桥血管、糖尿病弥漫病变等，支架置入前常规使用糖蛋白Ⅱb/Ⅲa受体拮抗剂能显著减少PCI后血栓的发生。替罗非班使用时可依据厂家提供的剂量参考表，根据患者的体重和肾功能调整剂量，一般建议静脉给药。虽然目前没有循证医学证据，国内也有术者采用冠状动脉内给药方式，使用剂量与静脉给药应该相似。

（三）抗凝治疗

冠状动脉介入治疗术前常规静脉注射普通肝素，可以防止动脉损伤部位及导丝和导管表面凝血块的形成，通过检测ACT可以指导普通肝素用量以达到肝素化标准。与普通肝素相比，低分子肝素有使用方便、减少出血并发症和不需要监测ACT的优点。然而，低分子肝素在PCI中的使用还存在争议。普通肝素既能灭活Xa又能灭活Ⅱa因子，而低分子肝素灭活Ⅱa因子的能力明显低于普通肝素，一般只有普通肝素的20%～50%，而磺达肝癸钠基本没有灭活Ⅱa因子的能力。Ⅱa因子又称接触因子，在PCI时导丝和导管表面血栓形成过程中起重要作用。因此，在已经使用低分子肝素或磺达肝癸钠的患者行PCI治疗时，还应酌情给予普通肝素。

（四）溶栓治疗

对不稳定型心绞痛和非ST段抬高型心肌梗死（NSTEMI）进行溶栓治疗已经证实无效。临床研究证实，对于PCI过程中新发血栓，无论静脉溶栓还是冠状动脉内溶栓亦无明显效果，而使用糖蛋白Ⅱb/Ⅲa受体拮抗剂更能获益。

四、冠状动脉内血栓性病变的介入治疗

（一）经皮冠状动脉腔内成形术（PTCA）

血栓性病变进行单纯球囊扩张有时能改善血管造影的表现，但易于发生末梢血管的微栓塞、无复流等并发症，无法改善患者的预后。而且反复球囊扩张容易引起血管损伤加重，诱发血栓进一步形成。

（二）定向旋切术（DCA）

早期研究表明，与非血栓病变患者相比，血栓性病变使用DCA的手术成功率较高，并发症发生率较低。最近较多的资料显示，血栓病变、不稳定型心绞痛和近期心肌梗死患者使用DCA，出现术后缺血并发症和急诊CABG的危险性增高。因此，对血栓性病变一般避免使用DCA。

（三）旋磨术

由于旋磨术可增加远段栓塞和无复流发生的风险，因此，血栓性病变被视为旋磨血管成形术的禁忌证。

（四）准分子激光血管成形术（ELCA）

在动物模型中没有发现激光具有促进血栓形成的作用，而使用激光治疗血栓性病变的患者例数较少。在一项准分子激光冠状动脉血管成形术的注册研究中发现，血栓性病变的手术成功率为81%，而简单病变的手术成功率为90%。多变量分析发现，出现血栓是手术失败最重要的决定因素。另外一些研究则报道，血栓性病变患者准分子激光血管成形术的手术成功率相当高。然而，近年来准分子激光的应用已显著减少。

（五）冠状动脉内支架置入术

目前，血栓性病变不再被视为支架置入的禁忌证。与单纯球囊成形术相比，于多数急性闭塞性冠状动脉血栓性病变中置入支架不仅可以提高冠状动脉再通率，降低急性和亚急性血管再闭塞发生率，而且使治疗的安全性大大提高。许多观察研究和多中心随机试验已经确认了在急性心肌梗死和不稳定型心绞痛患者中置入支架的安全性和有效性。

急性心肌梗死患者若造影发现TIMI血流2级以上的血栓性病变，应尽可能首先使用阿司匹林、氯吡格雷和低分子肝素等进行积极的抗栓治疗1～2周后，行择期冠状动脉内支架术。

急性ST段抬高型心肌梗死（STEMI）患者行直接PCI时，支架置入前常规使用血小板糖蛋白Ⅱb/Ⅲa受体拮抗剂可明显减少缺血性并发症的发生。当血栓含量大时，支架置入前酌情使用血栓抽吸装置和血管远端保护装置也可明显减少支架置入后栓塞的发生率。

对于球囊扩张后或支架置入后出现的冠状动脉夹层引发的血栓，应尽早置入支架，以保证血管通畅。

近年来，DES的临床应用范围日益广泛。大规模临床试验证实，与BMS相比，DES能够明显降低再狭窄率，改善预后。在急性STEMI患者中直接置入DES与置入BMS相比并不增加支架内血栓形成的风险，但临床效果可能会更好。西罗莫司药物洗脱支架与紫杉醇洗脱支架相比，两者具有相同的安全性和临床疗效。

（六）冠状动脉内机械取栓装置在血栓性病变中的应用

1. 超声血栓消融　血管超声技术的迅速发展及超声导管性能的逐步改进，为血管内超声波消融技术治疗血栓性病变提供了全新而可靠的途径。血管内超声消融血栓的超声频率为19～45kHz，是一种高强度、低频率的超声波。这种超声波能导致载波探头纵向高振幅运动（20～150μm），产生机械消融光，可选择性地消融血栓和纤维钙化斑块，而不损伤血管壁。因冠状动脉直径细，走向弯曲，对导管直径及顺应性要求较高。左前降支和右冠状动脉较粗大，是超声消融治疗血栓的首选血管。研究表明，血管内超声消融治疗冠状动脉血栓安全、可行。对于新鲜血栓（＜24小时）及陈旧血栓（7天）有同样的消融作用。但其确切疗效仍需大规模前瞻性研究证实。

2. 血栓抽吸装置　大多用于支架置入前的辅助治疗，许多临床研究提示采用血栓抽吸能明显降低无复流及远端微栓塞的发生率，改善靶血管的血流状况，但对心血管事件发生率无明显改善。最近，TAPAS研究结果表明在急性心肌梗死直接PCI中，血栓抽吸能改善临床预后，提示支架置入前血栓抽吸可能是处理血栓病变一种有发展前景的治疗策略。常见的血栓抽吸导管有X-Sizer血栓抽吸装置、Diver CE血栓抽吸导管、AngioJet血栓抽吸装置、Export导管、Pronto导管和Rio抽吸导管等。

（七）冠状动脉远端保护装置在血栓性病变的应用

远端保护装置最早用于颈动脉介入治疗，目前颈动脉支架置入术中都要常规应用远端保护装置。同时，远端保护装置也已成为静脉桥血管病变的标准治疗。然而，远端保护装置在ACS患者PCI中的应用结果令人失望，可能是由于ACS患者血栓性质与静脉桥血管血栓不同所致。根据远端保护的机制不同，远端保护装置主要分为两大类：一是保护球囊+抽吸导管系统，使用经验最多的是PercuSurge GuideWire，此外还有Parodi Anti-Emboli、TriActiv和GuardDOG等；另一类是采用滤网的过滤系统，常用的滤器保护装置有FilterWire EX/EZ和AngioGurard，此外还有Neuroshield、AccuNet、SPIDER、Medtronic AVE、Microvena TRAP、Interceptor装置和Rubicon Embolic Filter等。

血栓去除方法的选择要依据靶血管病变特点而定：①如果血栓距离血管分叉或远端吻合口（静脉桥血管病变）＜3cm，只能选择抽吸装置，因为放置远端保护装置的空间不足；②如果血栓位于冠状动脉开口，不适合选择血栓抽吸装置和远端保护装置，因为有血栓脱落到主动脉的风险，可采用导引导管深插和抽吸；③如果不属于上述两种情况，不论血栓抽吸还是远端保护装置，或是两种方法联合使用均可。若存在大量可移动血栓，则试图将远端保护装置（滤网型）撤出时，可能使血栓回收不全，形成远端栓子，应使用血栓抽吸装置。对于完全闭塞血管判定病变远端血管情况对制定血栓处理及PCI的策略至关重要，原因是导丝可能不在真腔内，任何血栓抽吸及PCI处理均会引起严重冠状动脉夹层甚至冠状动脉破裂；血栓去除策略的选择需依据远端血管形态。通常导丝通过病变时血流会部分恢复，否则使用小球囊扩张可恢复部分血流，判断闭塞段远端血管的情况。

五、血栓性病变介入治疗的注意事项

总之，冠状动脉血栓性病变介入治疗时急性血栓性闭塞、远端栓塞、急诊CABG、心肌梗死和死亡的发生率高。对血栓性病变的治疗应注意以下几点：

（1）充分的抗凝和抗血小板治疗是预防血栓形成最主要的措施。

（2）对明确的血栓病变，应首先进行充分的抗凝和抗血小板治疗，并择期行PCI治疗。

（3）对血管内膜夹层形成的血栓病变，应立即置入支架。

（4）PCI过程中新发血栓，应首先考虑使用血小板糖蛋白Ⅱb/Ⅲa受体拮抗剂。

（5）对于急性心肌梗死急诊造影显示TIMI 2级以上血流的"罪犯病变"，无论是否有明确的血栓征象，均应择期行PCI治疗。

（6）对于ACS患者，如果血栓负荷较大，可选择行使用血栓抽吸装置或远端保护装置。

第二十四章

再狭窄病变机制与防治

PCI术后再狭窄分为支架内再狭窄和病变内再狭窄,病变内再狭窄除包括支架节段再狭窄外,还包括支架近端和远端5mm内的再狭窄。

再狭窄大多数发生在PCI术后6个月内,少数患者在术后1个月即经冠状动脉造影证实有再狭窄。经皮腔内冠状动脉扩张术(PTCA)后1个月再狭窄发生率为15%,1～3个月为35%～45%,3～6个月仅少数发生再狭窄。

一、再狭窄病变的定义与发病机制

(一)再狭窄病变的定义

造影定义的PCI后冠状动脉再狭窄是指PCI后的冠状动脉节段在冠状动脉造影上显示其血管内径再次狭窄≥50%,可以伴或不伴临床症状、不良心血管事件(指死亡、心肌梗死、再次冠状动脉血运重建等)。之所以采用这一标准,是因为当动脉管腔直径减少≥50%时,冠状动脉血流储备减少,从而导致临床症状和(或)不良心血管事件的发生。这一定义最为经典,使用也最为广泛,但是其不足之处是并不能反映管腔直径的恶化程度,也不能反映血管对损伤的反应。

晚期管腔丢失,即用术后最小管腔直径减去造影随访时的最小管腔直径,也是反映再狭窄的一个指标,多用于BMS和DES的临床研究中。该指标更为精细,在对支架节段进行测量时,该指标可以反映新生内膜的增生情况(因为支架置入部位的再狭窄主要是由于新生内膜的增生所致,而血管弹性回缩和血管负性重构可以忽略不计)。该指标的缺陷在于对器械和操作的要求较高,花费较高,难于在临床实践中普遍开展;而且该指标也存在其方法学上的缺陷,即术后即刻和造影随访时测量的血管节段可能不同,从而导致数据欠准确。

由于冠状动脉支架的广泛应用,支架内再狭窄已经成为一个突出的临床问题。不同研究报告的支架内再狭窄发生率的差别很大。在BMS时代,造影发现的支架内再狭窄率达22%～40%,临床靶病变再次血运重建率达8.7%～17%;而在DES时代,造影发现的再狭窄率<10%。

大多数与再狭窄相关的临床缺血事件都发生在PCI术后3～9个月,晚于再狭窄发生的生物学过程。近50%的患者发生再狭窄时,可能没有临床症状。运动心电图试验对于检出无症状性再狭窄的价值有限。联合使用心肌核素显像、负荷超声心动图,可以提高再狭窄诊断的敏感度和特异度。有近1/3的患者再狭窄表现为ACS,尤其是左主干PCI术后的再狭窄有发生心脏猝死的风险,因此无保护左主干病变PCI术后建议6个月时常规行造影复查。

（二）再狭窄病变的发病机制

再狭窄病变在组织病理学上不同于最初的动脉粥样硬化病变，多种机制参与了再狭窄的病理过程。目前认为，冠状动脉PCI术后再狭窄是局部血管对机械性损伤的一种过度修复反应，其发生机制包括多个方面，其中主要是早期弹性回缩、新生内膜增生和血管重构。目前认为，无论在BMS和DES时代，新生内膜的增生是再狭窄的主要机制，DES正是由于有效抑制新生内膜过度增生而使再狭窄率大大降低。

1. 弹性回缩　冠状动脉为肌性动脉，内弹力膜和外弹力膜均含有弹力纤维，当球囊过度扩张后常伴有弹性回缩。PTCA后早期再狭窄在很大程度上是由于弹性回缩所致，这可以发生于球囊扩张后数秒至数分钟，最大可造成管腔面积减少40%。有研究发现，PTCA后1天14%以上的患者发生再狭窄，尤其在偏心病变、球囊过度扩张时较为明显。冠状动脉内支架置入术显著减轻了早期弹性回缩。

2. 内膜增生　目前认为这是支架置入术后发生再狭窄的主要机制。新生内膜增生本质上是一种损伤-修复反应。血小板聚集、炎细胞浸润、生长因子释放、中层平滑肌细胞增殖和迁移、蛋白多糖沉积及细胞外基质重构是这一反应出现的重要标志。血管成形术引起血管机械性扩张，使内弹力层和中膜断裂，内皮的损伤使血管壁暴露于血液循环中，这一过程的即刻后果是激活血小板和凝血过程，随之而来的是血小板黏附和炎性细胞迁移至受损部位附近，以及中膜的平滑肌细胞增生、蛋白多糖沉积、细胞外基质重构。无论是创伤性血管损伤还是继发的炎症反应，都能导致新生内膜细胞的增生。血管壁中的支架金属丝对于血管来说是一种持续的刺激，这种刺激增强了血管内膜的增生反应。由动物模型研究和病理研究发现，平滑肌细胞的增生和肌成纤维细胞的增生，以及由它们合成的细胞外基质是造成再狭窄的主要成分。细胞周期的不同时相是细胞分裂增殖的重要环节，DES上所携带的药物无论是免疫抑制剂或抗肿瘤药物，均是针对细胞周期的某一环节而抑制细胞的增生，从而起到预防和治疗再狭窄的作用。

然而，DES并不能完全预防再狭窄的发生，其再狭窄有独特的生物学特点，新生内膜成分可以平滑肌细胞为主，也可以T淋巴细胞为主；或是少细胞的组织，以纤维素、血浆样组织和蛋白多糖为主。这些改变提示DES后的再狭窄机制变化多样，其中炎症反应在再狭窄形成过程中的作用值得重视。在血管损伤部位线性排列的内皮细胞被剥离，血小板和纤维素沉积，在这些部位很早就可以见到白细胞聚集和浸润。目前尚不清楚是何种临床因素、解剖因素或局部血管因素主要控制着DES置入后独特的血管反应，也不清楚是不是这些不同的生物学特点导致了不同的临床结果。

3. 血管负性重构　是PTCA时代导致再狭窄的重要机制。有研究表明，PTCA术后血管负性重构对管腔的晚期丢失有重要作用。PTCA术后冠状动脉再狭窄仅32%是由内膜增生所致，而血管负性重构引起的整个冠状动脉横截面积下降达75%。血管负性重构也是多种介入治疗术后再狭窄的最主要机制，包括PTCA、旋切、旋磨、激光血管成形术等，但在支架术后再狭窄中所起作用较小，这是由于支架丝的支撑作用可以防止血管负性重构。

二、再狭窄病变的相关危险因素

（一）临床因素

目前较为公认的与再狭窄相关的临床因素为糖尿病。糖尿病对再狭窄的影响可能继发于胰岛素对平滑肌细胞增殖的影响。几乎所有的2型糖尿病都有胰岛素抵抗，同时伴有高胰岛素血症。胰岛素本身是一种生长因子，可诱导动脉壁中的细胞成分增殖，刺激动脉内膜平滑肌细胞内外脂质沉积，引起内皮结构和功能异常。在置入支架后，由于导管的机械性刺激更加重内皮的损伤和炎症反应，平滑肌细胞增殖和迁移能力增强，血小板聚集进一步加强，内皮素释放，凝血酶和纤维蛋白原合成增加，凝血功能增强，以上种种被认为是糖尿病患者再狭窄发生率增高的可能机制。另外，高龄、吸烟、高血压病史等也会导致较高的再狭窄发生率。

（二）病变因素

病变的某些解剖学特点被证实与再狭窄相关，如大隐静脉桥血管病变、小血管病变、长病变、开口病变、分叉病变、慢性完全闭塞病变、再狭窄病变等，这些病变有着较高的再狭窄发生率。

（三）操作因素

术后有明显残余狭窄、术后即刻管腔直径较小、支架未充分释放、重叠支架置入和支架丝断裂等也是导致再狭窄发生率高的因素。

三、再狭窄病变的类型

再狭窄的分型主要用于支架内再狭窄，有几种不同的分类方法，最常用的一种是由Menran提出的，即①局限性。长度≤10mm，在支架内或在支架边缘的局部。②弥漫性。长度＞10mm，不超出支架的边缘。③弥漫增生性。长度＞10mm，并且超出支架的边缘。④完全闭塞。支架内完全闭塞，TIMI血流0级。

BMS和DES的再狭窄发生形式有所不同。BMS时代的再狭窄有42%为局限性再狭窄，有21%为弥漫性支架内再狭窄，有30%为弥漫增生性再狭窄，有7%为完全闭塞。西罗莫司洗脱支架的再狭窄类型主要是局限性的（＞90%），而且通常位于支架的边缘，而紫杉醇洗脱支架的再狭窄病例中有近50%是弥漫性增生性或完全闭塞性。简单病变的再狭窄通常是局限性的，多见于支架边缘或两个支架的缝隙处。更为弥漫的支架内再狭窄病变多见于复杂病变和复杂患者，如静脉桥血管病变、糖尿病患者。Menran等的研究发现，再狭窄复发率和支架内再狭窄的形式有关：1年时靶病变血运重建率在局限性支架内再狭窄的患者是19%，在支架内弥漫性再狭窄的患者是35%，在增生性支架内再狭窄的患者是50%，在完全闭塞的患者是83%。其他研究也得出了类似的结论。

四、再狭窄病变的治疗

由于冠状动脉支架的广泛使用，单纯PTCA所导致的再狭窄在临床上已经不常见，而支架内再狭窄已经成为临床工作中的一个突出问题。目前支架内再狭窄的防治已成为当今冠状动脉介入治疗领域中的主要难题，也是备受关注和研究的热点。本文所提到的对于再狭窄的治疗方法也主要是针对支架内再狭窄的治疗，主要方法有球囊扩张（包括切割球囊）、斑块旋切/旋磨、准分子激光冠状动脉成形术、近距离血管内放疗、DES置入等。对于再狭窄的治疗首选要判断再狭窄的程度，如果仅是轻度再狭窄（如管腔直径减少50%～60%）且无明显临床症状（无缺血症状复发、无心血管不良事件发生），不需再次血运重建治疗。如果是中重度再狭窄病变（如管腔直径减少≥70%）或伴有与再狭窄有关的临床表现（如心绞痛复发、心肌梗死等），应考虑进行血运重建治疗。目前较为公认的办法是再次置入DES；但是，如果多次发生再狭窄或是较严重的增生性再狭窄病变，应考虑外科旁路移植治疗。下面就几种方法进行详细介绍。

（一）球囊扩张术

用PTCA治疗支架内再狭窄的过程中，管腔扩大的62%是由于斑块被压缩，38%是由于进一步使支架扩张。PTCA可以使最初支架置入术后的85%的最小管腔横截面积得到恢复，但是支架内残余新生内膜组织仍很明显，残余狭窄也相当的高（18%左右）。因此，对于局限性支架内再狭窄使用再次球囊成形术虽然安全、易行，但是长期效果并不理想。对于局限性支架内再狭窄的患者，球囊扩张术的再狭窄率为22%，而弥漫性支架内再狭窄的患者用球囊扩张术治疗后，6个月再狭窄率高达54%。

切割球囊的外形与普通球囊相似，不同的是其表面有3～4个金属刀片。扩张时，这些刀片会沿血管纵轴方向呈辐射状切开3～4个切口，由内到外依次切开内膜、斑块纤维帽、弹力纤维和平滑肌，使螺旋形和其他各种不规则形状的内膜撕裂减少，进而减少血管弹性回缩，局部的炎症反应，内膜的增生反应，血管平滑肌细胞的激活、转化、迁移与异常增生，最终减少再狭窄的发生。与普通球囊相比，切割球囊可以获得较大的即刻管腔内径，手术成功率高达90%以上。失败的原因主要是血管扭曲及严重钙化，再狭窄率也高达30%。

（二）斑块旋磨术

冠状动脉旋磨术是采用超高速旋磨头将动脉粥样硬化斑块旋磨成很多细小的碎片而达到解除管腔阻塞、扩大管腔的目的。血管内超声已经证实，旋磨不但可以去除钙化的冠状动脉病变，而且可以去除无钙化的软斑块、纤维性斑块，但也会清除狭窄邻近的内膜，因此旋磨时会出现痉挛。

斑块旋磨对于支架内再狭窄的治疗是安全的，但是晚期效果不确定。小样本量的研究发现单纯旋磨治疗的患者有28%发生了再次支架内再狭窄，有26%进行靶血管血运重建。旋磨术＋PTCA比单纯球囊成形术的再次血运重建率要低（19% vs 46%）。

(三) 定向冠状动脉旋切术

在一个小规模的研究中发现，定向冠状动脉旋切术＋球囊成形术的靶病变血运重建率是28%。只有很少的患者没有发生再狭窄。此方法在支架内再狭窄中的应用较少，即刻成功率可高达100%，但有发生支架损害和切出导丝碎片的报道。

(四) 准分子激光冠状动脉血管成形术

此法治疗支架内再狭窄的效果并不理想，围术期心肌梗死发生率高达11%，再狭窄率60%以上，靶血管血运重建率高达41%。

(五) 血管内短程放疗

这是目前被证实对BMS再狭窄有临床疗效的治疗方法。目前已经研制了两种放射源用于治疗支架内再狭窄：①β射线，释放后形成电子，在靶病变组织几毫米内被吸收；②Gama射线，由光子释放，能穿透得更深，需对患者和医务人员进行保护。这两种射线被认为可以抑制细胞的有丝分裂，因为它可以诱导双链DNA的断裂从而抑制血管平滑肌细胞的分裂和复制，这是新生内膜形成的一个关键步骤。SCRIPPS试验和START试验应用γ射线或β射线治疗支架内再狭窄，再狭窄率和靶血管血运重建率明显低于对照组。并且在START试验中的亚组分析中发现，无论是小血管和大血管、长病变、有无糖尿病，此种治疗方法均有益处。但是，血管内短程放疗用于临床也有问题。靶血管血栓形成和支架边缘再狭窄是其中的两个，而且动物模型已经证实了亚治疗剂量的冠状动脉内放疗反而可以刺激内膜的增生。

(六) 药物洗脱支架

与BMS相比，DES可以显著降低支架内再狭窄的发生（BMS约为30%，DES不足10%），置入DES本身可以预防再狭窄的发生。而一旦发生再狭窄，置入DES也是一种治疗方法。近年来的研究表明，DES在预防再狭窄中有独特的应用价值，因为其一方面可以减少球囊扩张后的冠状动脉弹性回缩，另一方面可对病变局部提供缓慢和长期高浓度的药物释放，抑制细胞过度增生和抗血管负性重构。但是对DES的再狭窄问题尚未找到最好的治疗策略，对于DES再狭窄病变再次行PCI后的再次再狭窄率达51%。再次再狭窄的发生与再狭窄的类型有关，弥漫性再狭窄的患者发生再次再狭窄的概率最高。

在多年的研究、实践中，有多种涂层支架曾经用于临床，如碳涂层支架、金涂层支架、磷酰胆碱涂层支架、肝素涂层支架、激素涂层支架等。这些类型的支架在临床和动物实验中的结果并不理想。虽然生物相容性好或是有一定的防止支架内血栓形成的作用，但是临床再狭窄率或者主要心血管不良事件的发生率并不低。这使得这些种类支架的应用受到了限制。而西罗莫司洗脱支架和紫杉醇洗脱支架的结果却十分可喜，这使得这两种支架在临床中的地位迅速提高，以至于由于两者的出现使得目前介入心脏病学进入了第三个快速发展的时代——DES时代。

1.西罗莫司洗脱支架　西罗莫司是一种疏水性大环内酯类抗生素，水中溶解度很低。其脂溶性特征使西罗莫司较易穿透细胞膜，在动脉壁内扩散和滞留。此外，细胞也可以通过受体（FKBP12）摄取西罗莫司，增加其在组织中的浓度。西罗莫司有较强的抗血管平滑肌细胞增生的作用。西罗莫司能抑制细胞增生，使细胞静止于细胞周期的早期阶段（G1晚期），细胞分裂停止。最近的研究还发现，西罗莫司还可以选择性地抑制血管平滑肌细胞的迁移和增生，抑制内膜过度增生，抑制DNA合成。

西罗莫司洗脱支架是用甲基丙烯酸酯共聚体作为控释介质，控制药物的释放。药物涂层表面再覆盖一层多聚体基膜，使药物的释放过程延长。缓慢释放型西罗莫司涂层支架其药物的释放过程可维持28天。以支架为载体的局部药物释放具有明显的优点，这使得血液循环中的药物浓度极低，几乎不会对全身产生任何影响。而在冠状动脉局部的药物浓度较高，可以起到有效的抑制平滑肌细胞增殖、迁移和新生内膜增生的作用，从而起到预防和治疗再狭窄的作用。此外，西罗莫司在置入冠状动脉的局部还有较强的抗炎作用，但是并不影响内皮的修复，故较少形成血栓。

第一个将DES用于临床的试验，就是使用西罗莫司涂层的Cypher支架。其结果显示DES的短期、长期益处均显著优于BMS，能有效防止再狭窄，而且主要不良心脏事件的发生率也很低，无血管瘤、假性血管瘤、血管穿孔或其他副作用。

REVAL试验进一步评价了西罗莫司洗脱支架的临床疗效。这是一项多中心、随机、双盲、前瞻性的临床研究，共入选了238例患者，随机接受西罗莫司涂层支架或BMS，术后各应用氯吡格雷或噻氯匹定8周。随访1年发现，西罗莫司涂层支架组MACE发生率（5.8%）较BMS组（28.8%）明显降低，两组MACE发生率的差异主要与靶病变再次血运重建有关。6个月造影随访证明，两组主要终点（管腔晚期丢失）有显著性差异。西罗莫司涂层支架组的再狭窄发生率为0，BMS组为26.6%。西罗莫司涂层支架组无支架边缘再狭窄或晚期支架内血栓形成。

SIRIUS试验研究了西罗莫司涂层支架在再狭窄高危患者中的作用，共入选1058例患者，各例冠状动脉狭窄节段管腔长度为15～30mm，其中47.7%是多支血管病变，大多数为B2或C型病变，糖尿病占24%。8个月时造影随访结果显示，西罗莫司涂层支架组的支架内再狭窄率为3.2%，而BMS组为35.4%，这表明西罗莫司涂层支架对于支架内再狭窄有很好的预防作用；同时其副作用很低，支架内血栓形成2例，动脉瘤2例，住院期间总MACE发生率为2.4%。

目前，西罗莫司涂层支架用于治疗支架内再狭窄的小样本研究表明，其用于治疗支架内再狭窄的结果是有效的、安全的。

2.紫杉醇洗脱支架　紫杉醇是一种抗肿瘤药物，抑制细胞的微管系统，后者调节再狭窄形成中的许多炎症和增生过程。该药也对细胞周期的M期产生作用，阻断细胞的有丝分裂，使细胞死亡。该药具有较强的抗细胞增生、迁移和信号转录作用。体内外研究证明，该药能减低血管细胞增生和迁移。紫杉醇涂层支架是将紫杉醇与碳氢化合物为基础的多聚体结合，使药物控制性释放，到达周围组织，从而抑制内膜的增生，而血液中的药物浓度极低，对全身无影响。

TAXUS Ⅰ试验首先研究了紫杉醇涂层支架的安全性。结果表明支架置入后1年无支架内血栓形成和靶病变血运重建，30天内无MACE发生，6个月时再狭窄率为0，晚期管腔丢失为0.36mm，初步证明了紫杉醇支架的安全性和有效性。

TAXUS Ⅱ试验进一步证实了紫杉醇支架在预防支架内再狭窄方面的有效性和安全

性。TAXUS Ⅲ试验研究了紫杉醇涂层支架在治疗支架内再狭窄方面的作用。虽然样本量较小（28例），但是其结果是令人鼓舞的，初步证明了紫杉醇涂层支架治疗支架内再狭窄是安全和有效的。

TAXUS Ⅳ试验是一个大规模的随机、双盲、对照研究，共入选了1326例患者，与BMS相比，紫杉醇涂层支架组的MACE和靶病变血运重建率均显著低于对照组，而其中的650例支架内再狭窄的患者使用紫杉醇涂层支架进行治疗，同样有明显低的MACE和靶病变血运重建率。这证明紫杉醇洗脱支架对于介入治疗后的再狭窄有很好的预防和治疗作用，而且具有较好的安全性。

在DES时代的再狭窄绝大多数是局限性的。一旦发生，可以考虑再次行DES置入术进行治疗，可以选择同种DES置入或选用其他种类的DES；经多项研究证实，DES置入治疗再狭窄的结果令人满意。血管内放疗也可以作为一种治疗手段进行选择。

第二十五章

老年患者PCI并发症及处理原则

在冠状动脉造影和介入治疗时，老年患者可因临床情况复杂、存在多种合并症、插管操作及老化的冠状动脉病变本身等原因，更易产生并发症，严重者可导致死亡。选择正确的介入诊疗策略、采取适当的预防措施、及时的识别和治疗，是减少并发症和改善疗效的关键。

一、急性冠状动脉闭塞

急性冠状动脉闭塞是指冠状动脉介入诊疗时或介入诊疗后靶血管呈现TIMI 0～2级的血流，为心血管疾病介入诊疗最严重的并发症和死亡原因。急性冠状动脉闭塞常由冠状动脉夹层、血栓形成所致。某些临床情况、冠状动脉解剖和PCI操作技术因素增加急性冠状动脉夹层发生的危险性。尤其在左冠状动脉主干或右冠状动脉开口处存在严重狭窄或不稳定软斑块时，当造影导管或导引导管进入冠状动脉开口或用力推注造影剂时，引起斑块撕裂、血栓形成。某些不正确操作也增加冠状动脉撕裂和急性闭塞的危险性，例如，在冠状动脉造影时，术者不是首先将导管置于升主动脉，待一切准备工作完成后再将导管慢慢插入冠状动脉，而是一开始就盲目地将导管插入冠状动脉，损伤血管；导管插入冠状动脉过深，且顶端与冠状动脉上壁紧密接触（即导管与冠状动脉不同轴）；使用Amplatz导管行冠状动脉造影，操作不当可导致冠状动脉撕裂和急性闭塞。PCI时，在导管与冠状动脉不同轴时，将导引钢丝（尤其是顶端较硬）快速插入，容易损伤冠状动脉；为了使球囊导管跨越狭窄或阻塞病变或支架置入时，有时需要将导引导管深插以获得较佳的后助力，此时，需注意导管损伤冠状动脉，产生夹层撕裂，造成冠状动脉急性闭塞。

明确潜在的冠状动脉夹层存在、及时应用支架置入术，建立或恢复冠状动脉血流，通常是处理急性冠状动脉闭塞的关键。为了防止急性冠状动脉闭塞的发生，介入性诊治术前应对患者的临床情况做整体的评估，特别是心绞痛症状、心电图表现和冠状动脉CTA的发现等。术中应保持导管与冠状动脉同轴，同时操作器材时做到轻柔、顺畅。应该指出，对所有在PCI术中使用导管深插技术而置入支架的患者，在完成介入操作和拔除导引钢丝、导管前，必须重复行冠状动脉造影，以排除近端冠状动脉夹层撕裂的存在。高危患者（病变）PCI前和术中应用血小板Ⅱb/Ⅲa受体拮抗剂，有助于急性冠状动脉闭塞的预防。

二、慢复流或无复流

冠状动脉慢复流（slow reflow）或无复流（no reflow），是指PCI时心外膜冠状动脉血管已解除狭窄，但远端前向血流明显减慢（TIMI 2级，慢血流）或丧失（TIMI 0～

级，无复流），心肌细胞灌注不能维持的一种现象，与临床情况、冠状动脉病变和介入操作有关。以往的研究指出，冠状动脉慢复流或无复流多见于ACS急诊PCI时（包括急性心肌梗死直接介入治疗）；旋磨术引起冠状动脉痉挛和微动脉栓塞，导致无复流产生；对血栓性病变行机械性血运重建术时，无复流现象较为常见。退行性大隐静脉旁路血管PCI或将空气误推入冠状动脉，也常发生慢复流或无复流。冠状动脉直接支架术时，无复流发生率略低于球囊预扩张后支架术。

冠状动脉无复流通常产生即刻不良心脏事件（包括心肌梗死或死亡）；同时，无复流时有侧支循环功能障碍，其不良后果较急性冠状动脉闭塞更加严重。冠状动脉无复流也是远期预后的独立预测因素。冠状动脉无复流的临床表现与其支配的心肌范围、基础心功能和其他血管病变情况有关，严重时出现血压下降、心肌梗死、心源性休克，甚至死亡。PCI时无复流现象是一个复杂和多因素的病理生理过程，其确切机制尚未清楚。而且，每个患者发生无复流的特异性机制可不同。例如，退行性静脉桥血管病变介入治疗或在行机械性斑块旋磨术时，无复流主要由于血栓或斑块碎片栓塞远端微血管引起。但在广泛前壁心肌梗死延迟再灌注时，典型表现为严重心肌坏死和再灌注损伤的作用，导致间质和心肌细胞水肿（可能同时伴出血）。后者使心肌内压力增高、毛细血管塌陷、外源性阻力增大，局部微血管灌注障碍，无复流形成。显然，这些患者的微血管无复流可能由于血栓或斑块组织远端栓塞所致。而每一种情况下无复流发生的解剖和病理生理机制差异，决定了对治疗反应的不同。

PCI技术的发展降低了无复流的发生率。介入治疗前及术中使用药物辅助（阿司匹林、氯吡格雷、肝素、血小板糖蛋白Ⅱb/Ⅲa受体拮抗剂等）可能对减少无复流现象的发生有一定的作用。临床试验证明，急性心肌梗死直接PCI时应用血小板Ⅱb/Ⅲa受体拮抗剂或血栓抽吸导管，能降低无复流发生率。急性心肌梗死伴心源性休克时，必要的循环支持（包括多巴胺和主动脉内气囊泵反搏）有助于维持血流动力学稳定，恢复冠状动脉血供，减少无复流的发生。在冠状动脉斑块旋磨时，应用某些药物或在对静脉桥血管病变行介入治疗时应用远端保护装置，也可降低无复流的发生率。许多药物已被用于无复流的治疗，包括冠状动脉内注射硝酸甘油（200μg）、维拉帕米（100～500μg）、地尔硫䓬（2.5～3.5mg）、腺苷［（12.1±3.4）mg］、罂粟碱（10mg/10s）和血小板糖蛋白Ⅱb/Ⅲa受体拮抗剂。但在某些患者中，严重无复流可持续存在。对这些难治性无复流可用冠状动脉内注射硝普钠（根据血压调整剂量）或肾上腺素（50～200μg），后者通过激活$β_2$受体而具明显扩张冠状动脉的作用，同时可增快心率和增加心肌收缩性。以往的研究指出，在无复流经其他常规药物治疗无效时，冠状动脉内注射肾上腺素常能改善冠状动脉血流，完全消除无复流现象。特别是无复流伴低血压患者，冠状动脉内注射肾上腺素更能使血压升高，冠状动脉血流恢复。若为气栓所致，则自导引导管内注入动脉血，以增快微气栓的清除。

对慢血流或无复流的处理原则应是预防重于治疗。

三、冠状动脉穿孔

冠状动脉穿孔是指造影剂或血液经冠状动脉撕裂口流出至血管外，严重时产生心包积血、心脏压塞，是PCI时一个少见但严重的并发症。冠状动脉穿孔时，可表现为对比剂限制性外漏或呈蘑菇状向管腔外突出（限制性穿孔），或造影剂持续外漏至心包腔内（自由性穿孔）。老年女性、合并糖尿病、有心力衰竭病史等，是冠状动脉穿孔的临床危险因素。慢性完全阻塞性病变PCI时，使用中硬度导引钢丝或亲水涂层导引钢丝；钙化病变旋磨术或支架术置入后高压扩张；球囊（支架）直径与血管大小不匹配，增加冠状动脉穿孔、破裂的危险性。术者经验欠缺及技术应用不当，也是冠状动脉穿孔的原因之一。

为了预防冠状动脉穿孔的发生，术前需对患者的总体临床情况做适当的评估。PCI时，使用中等硬度以上的导引钢丝时，动作要轻柔、准确（尤其是在慢性完全性阻塞PCI时）。导引钢丝的顶端应该平滑地推送以跨越病变，并保持方向的可调控性。一旦导引钢丝顶端塑形消失或变形、扭曲、转动受限或推进困难（提示导引钢丝在内膜下行走），则应回撤重新放置导引钢丝。应用对侧造影，通过侧支显影阻塞血管远端情况，或用OTW球囊导管注入造影剂做同侧血管造影，以明确导引钢丝在冠状动脉"真腔"的位置，有助于避免导引钢丝穿破冠状动脉。在扩张钙化病变时，选择高压球囊作高压扩张，减少球囊破裂和冠状动脉穿孔的可能。在行斑块旋磨术时，磨头直径/血管直径＞0.8易导致冠状动脉穿孔。因此在处理这类病变时，磨头直径应逐渐增大，以减低冠状动脉穿孔发生率。

一旦发生冠状动脉穿孔，先用与血管内径相似的球囊长时间扩张以封堵破口，必要时应用适量鱼精蛋白中和肝素，这些对堵闭小穿孔常有效。但必须指出，对慢性完全阻塞病变行PCI时，不应用血小板糖蛋白Ⅱb/Ⅲa拮抗剂，因为此时即使很小的冠状动脉穿孔，也较难止血，常需输注血小板治疗。对破口大、出血快、心脏压塞者，应立即行心包穿刺引流，置入冠状动脉带膜支架（大血管）或栓塞剂（小血管或血管末梢）。必要时，行紧急外科手术。

四、支架血栓形成

支架血栓形成为一种少见但严重的并发症，常伴心肌梗死或死亡。美国学术研究联合会（Academic Research Consortium，ARC）建议对支架血栓形成采用新的定义。

1. 肯定的（definite/confirmed）支架血栓形成 即ACS并经血管造影证实存在血流受阻的血栓形成，或病理证实的血栓形成。

2. 可能的（probable）支架血栓形成 PCI后30天内不能解释的死亡，或未经血管造影证实靶血管重建区域的心肌梗死。

3. 不能排除的支架血栓形成（possible） PCI术后30天后不能解释的死亡。

同时，根据支架血栓形成发生的时间分为四类：①急性：发生于PCI术后24小时内；②亚急性：发生于PCI术后24小时至30天；③晚期：发生于PCI后30天至1年；④极晚期：发生于1年以上。30天内者又称早期支架血栓形成。

支架血栓形成可能与临床情况、冠状动脉病变和介入治疗操作等因素有关。ACS、合并糖尿病、肾功能减退、心功能不全或凝血功能亢进及血小板活性增高患者，支架血栓形成的危险性增高。弥漫性病变、小血管病变、分叉病变、严重坏死或富含脂质斑块靶病变，是支架血栓形成的危险因素。PCI时，支架扩张不充分、支架贴壁不良或明显残余狭窄，导致血流对支架及血管壁造成的剪切力可能是造成支架血栓形成的原因。

PCI后持续夹层及药物洗脱支架长期抑制内膜修复，使晚期和极晚期支架血栓形成的发生率增高，早期的报告指出，药物洗脱支架术后1～2年支架血栓形成的危险性并不较金属裸支架增加，但前者2年后仍存在支架血栓形成的危险。ESTROFA注册研究显示，药物洗脱支架术后3年的累积支架血栓形成发生率为2%。早期与晚期支架血栓形成的患者谱不同。发生支架血栓形成的近期预后不佳，尤其在不能恢复正常血流时，预后更差。

一旦发生支架血栓形成，应立即行冠状动脉造影，对血栓负荷大者，可用血栓抽吸导管做负压抽吸。PCI治疗时，常选用软头导引钢丝跨越血栓性阻塞病变，并行球囊扩张至残余狭窄＜20%，必要时可再次置入支架。通常在PCI的同时静脉应用血小板Ⅱb/Ⅲa受体拮抗剂，例如，替罗非班，首先5分钟内弹丸注射10μg/kg，继以0.15μg/（kg·min）静脉输注36小时。对反复、难治性支架血栓形成者，则需外科手术治疗。

支架血栓形成的预防包括控制临床情况（如控制血糖，纠正肾功能和心功能不全）、充分抗血小板和抗凝治疗，除阿司匹林和肝素外，对高危患者（如ACS）、复杂病变（尤其是左主干病变）PCI术前、术中或术后应用血小板Ⅱb/Ⅲa受体拮抗剂（如替罗非班）。某些血栓负荷增高病变PCI后可皮下注射低分子肝素治疗。PCI时选择合适的支架，覆盖全部病变节段，避免和处理好夹层撕裂。同时，应用支架充分扩张、贴壁良好；在避免夹层撕裂的情况下，减低残余狭窄。必要时在IVUS指导下行冠状动脉内药物洗脱支架置入术。长期和有效的双联抗血小板治疗对预防药物洗脱支架术后晚期和极晚期支架血栓形成十分重要。

五、支架脱落

支架脱落是较少发生的并发症，但在病变未经充分预扩张（或直接支架术）；近端血管扭曲（或已置入支架）情况下较易发生；另外，支架跨越狭窄或钙化病变阻力过大且推送支架过于强力时，也易发生；支架置入失败，回撤支架至导引导管时，因管腔内径小、支架与导引导管同轴性不佳、支架与球囊装载不牢，亦可导致支架脱落。仔细选择器械和严格操作规范，可预防支架脱落。一旦发生支架脱落，可使用圈套器操作取出，但需防止原位冠状动脉撕裂。也可用小直径球囊将脱落支架原位扩张或用另一支架将其在原位贴壁。

六、周围血管并发症

（一）经股动脉途径介入并发症

1. **血栓形成或栓塞** 导引钢丝或导管损伤血管内膜或斑块脱落，可引起动脉血栓栓塞。压迫动脉穿刺部位方法不当，可导致股动脉血栓形成。为了预防股动脉血栓形成，对仅行冠状动脉造影和术中未使用肝素的患者，应在术后早期拔除鞘管。PCI后，局部压迫止血时也应适度（尤其是老年患者），保持同侧足背动脉可扪及状态。

2. **出血和血肿形成** 由于许多高危冠心病和复杂冠状动脉病变患者接受PCI治疗时，通常联合应用多种抗栓剂，使PCI术后出血并发症增多。出血、贫血和输血均对患者的预后产生严重不良影响。ACS早期出血并发症增加死亡、心肌梗死和脑卒中的发生率。PCI 后出血使住院时间延长，费用增加。

PCI 后严重出血与某些临床和介入操作因素相关，包括高龄、女性、肾功能不全、糖尿病、心力衰竭、应用多种抗栓药物及其剂量不当、溶栓疗法、介入治疗策略、机械性再灌注或血运重建等。

出血使预后不佳的机制是多方面的，包括血流动力学障碍、失血和低血压引起肾上腺素高反应状态所致的心肌缺血加重、炎症反应加剧。出血也使抗栓治疗过早停用，产生血栓形成的危险。同时，荟萃分析发现，需要输血的 ACS 患者 30 天死亡的危险性较非输血者增加 3～4 倍。出血引起的贫血也可预测缺血的危险性。贫血使心肌供氧减低、心率增快（心肌需氧增加），加重病情的发展。

预防出血与预防缺血一样重要。出血与缺血的危险因素有明显的重叠，因此对这些患者进行危险分层和治疗选择时应做同样仔细的考虑（尤其是双联或三联抗栓治疗及其剂量），特别是老年或肾功能不全患者。某些危险积分系统可将经股动脉途径的 PCI 操作和特定的选择人群进行危险分层，总体评价不同危险因素对发生严重出血并发症的作用。该系统可用于检出 PCI 后出血的极高危人群，有利于 PCI 术后对其密切和长期的观察。

少量出血或小血肿且无症状时，可不予处理。出血过多、血肿大且血压下降时，应加压止血，并适当补液或输血。应该指出，PCI 后短时内发生低血压（伴或不伴腹痛、局部血肿形成），应怀疑腹膜后出血，必要时行超声或 CT 检查，并及时补充血容量。这种情况在老年患者（尤其是女性）更应引起注意。

3. 假性动脉瘤　多普勒超声检查可明确诊断，通常局部加压包扎，减少患肢活动，动脉瘤即可闭合。对不能压迫治愈的较大的假性动脉瘤，可行超声指导下瘤体内注射小剂量凝血酶原或立止血治疗。少数需外科手术治疗。

4. 动-静脉瘘　表现为局部连续性杂音、搏动性包块。可自行闭合，也可行局部压迫，但常需外科修补术。为了防止动-静脉瘘发生，关键是穿刺血管时应该注意（尤其是用较粗大的导管作插管时）。例如，在行二尖瓣球囊扩张时，应避免导管穿透动脉进入静脉。

（二）经桡动脉途径介入并发症

1. 桡动脉闭塞　PCI 后桡动脉闭塞的发生率为 2%～10%，但约 40% 在 30 天内自发性开通。术前常规行 Allen 试验检查桡动脉与尺动脉之间的交通循环情况（必要时行超声、血流多普勒、体积描记法），术中充分抗凝，术后及时解除包扎，可预防桡动脉血栓性闭塞和 PCI 术后手部缺血的发生。

2. 桡动脉痉挛　是最常见的并发症。女性、糖尿病患者、吸烟者容易发生；桡动脉粥样硬化、扭曲、细小；PCI 时麻醉不充分、器械粗硬或操作时进入分支，可增加痉挛的发生。严重桡动脉痉挛时，切忌强行拔出导管，而应经动脉鞘内注入硝酸甘油 200～400μg、维拉帕米 200～400μg、硝酸异山梨酯 2.5mg 等（必要时反复给药），直至痉挛解除。

3. 前臂血肿　常因导引钢丝误入桡动脉分支血管引发穿孔所致。亲水涂层导引钢丝更易进入小的残余动脉，此时如强行送入导引导管可使血管撕脱，导致前臂出血、血肿。桡动脉纡曲或使用血小板Ⅱb/Ⅲa受体阻滞剂时，前臂血肿发生率增高。预防的方法是，在透视下推送导引钢丝或导管；如遇到阻力时，不能强行推送，必要时应做桡动脉造影。前臂血肿的识别至关重要，处理包括用弹力绷带或血压计袖带进行压迫止血、患肢抬高、冰袋外敷。

4.局部出血　经桡动脉途径PCI局部出血并发症较股动脉途径明显降低。桡动脉表浅且穿刺点位于桡骨茎突处，容易压迫止血。但当术后压迫止血不牢、止血器应用不当或围术期应用大量抗凝剂时，可导致局部出血、皮下淤血，严重时可引起局部血肿，但通常无严重出血并发症。由于桡动脉穿刺点远端有来自掌弓侧支循环的逆向供血，因此桡动脉止血时应对穿刺点近端和远端进行压迫止血。一旦发生少量出血，即可调整压迫位置，并适当延长压迫时间，一般疗效良好。

5.骨筋膜室综合征　为严重并发症，但较少发生。当前臂血肿快速进展引起骨筋膜室压力增高至一定程度时，常会导致桡、尺动脉受压，进而引发手部缺血、坏死。因此，一旦发生本症，应尽快行外科手术治疗。

参考文献

视 频 目 录

（扫描二维码观看视频）

1.冠状动脉左主干及前降支钙化

2.前降支近中段心肌桥

3.右冠状动脉痉挛

4．急性心肌梗死血栓抽吸

5.左主干支架置入

6.右冠后三叉分叉病变单支架置入技术

7.左冠前三叉分叉病变双支架DK Crush技术

8.冠状动脉旋磨及支架置入术